流行病学案例与解析

U0284269

主 编 徐望红

主 审 何 纳 徐 飚

编 者（按姓氏笔画排序）

丁盈盈	（复旦大学）
邓 伟	（复旦大学）
刘 星	（复旦大学）
孙江伟	（瑞典卡罗林斯卡医学院）
李 雪	（浙江大学）
杨 娟	（复旦大学）
杨万水	（安徽医科大学）
何美安	（华中科技大学）
余勇夫	（复旦大学）
张 涛	（山东医科大学）
张 薇	（上海交通大学医学院附属仁济医院）
张若昕	（复旦大学）
张娟娟	（复旦大学）
林春青	（国家癌症中心）
周艺彪	（复旦大学）
郑 琰	（复旦大学）
赵 健	（上海交通大学医学院附属新华医院）
徐望红	（复旦大学）
黄俊杰	（香港中文大学）
鲍萍萍	（上海交通大学医学院附属第六人民医院）
戴江红	（新疆医科大学）
Maryam Zaid	（复旦大学）

秘 书 姚伟元 （复旦大学）

人民卫生出版社
·北 京·

图书在版编目（CIP）数据

流行病学案例与解析 / 徐望红主编. — 北京：人民卫生出版社，2023.6
ISBN 978-7-117-34994-9

Ⅰ.①流…　Ⅱ.①徐…　Ⅲ.①流行病学－病案　Ⅳ.①R181

中国国家版本馆 CIP 数据核字（2023）第 114115 号

人卫智网　www.ipmph.com	医学教育、学术、考试、健康，购书智慧智能综合服务平台	
人卫官网　www.pmph.com	人卫官方资讯发布平台	

流行病学案例与解析
Liuxingbingxue Anli yu Jiexi

主　　编：徐望红
出版发行：人民卫生出版社（中继线 010-59780011）
地　　址：北京市朝阳区潘家园南里 19 号
邮　　编：100021
E - mail：pmph @ pmph.com
购书热线：010-59787592　010-59787584　010-65264830
印　　刷：人卫印务（北京）有限公司
经　　销：新华书店
开　　本：787×1092　1/16　印张：19
字　　数：426 千字
版　　次：2023 年 6 月第 1 版
印　　次：2023 年 8 月第 1 次印刷
标准书号：ISBN 978-7-117-34994-9
定　　价：82.00 元

打击盗版举报电话：010-59787491　E-mail：WQ @ pmph.com
质量问题联系电话：010-59787234　E-mail：zhiliang @ pmph.com
数字融合服务电话：4001118166　　E-mail：zengzhi @ pmph.com

前言

《流行病学案例与解析》一书依托《现代流行病学（第四版）》（*Modern Epidemiology*）的核心内容，紧密结合我国公共卫生专业研究生流行病学原理及方法相关理论，针对重点、难点和疑点，采用案例分析和实践操作相结合的方法予以解析，是一本融理论性、实践性与创新性于一体的高质量案例教材，主要供公共卫生专业研究生，尤其是博士研究生使用，亦可为其他专业人士参考之用。

本书共25章，分基本原理篇（第1～5章）、研究设计篇（第6～13章）、数据分析篇（第14～19章）和应用篇（第20～25章），既侧重对流行病学原理和方法共性知识的深入理解和解析，又关注流行病学若干分支学科的个性特征。各章节分别梳理了相关的重要理论知识点，汇集了精心选择的典型案例和场景，供学生进行课堂学习、分析和讨论；同时，本书提供了案例解析，对各案例分别进行了详细而深入的剖析和讲解，旨在加深学生对流行病学理论和方法及其适用条件的理解。本书的主要目的在于培养公共卫生专业研究生的独立思考能力、知识创新能力和实际问题解决能力，使他们在复杂的公共卫生实践中能灵活地应用流行病学理论和方法，保障人群健康。

本书的编者来自国内外多所著名高校和研究院，大多是优秀的80后青年学者，正活跃在流行病学和卫生统计学科研和教学第一线。他们渊博的知识、广阔的视野、丰富的教学经验和杰出的科研能力是保障本书科学性、前沿性和创新性的基石。本书的编撰过程中，我国历经了新冠病毒感染的流行高峰，病毒的肆虐及造成的危害使我们更深刻认识到公共卫生专业人员肩负的使命与责任。衷心感谢各位小伙伴在这一特殊时期克服种种困难，在本书编撰过程中付出的智慧和心血！

本书的编写得到了何纳教授与徐飚教授的精心指导，特别感谢两位教授对本书的宝贵建议及严格审核。本书的出版得到了复旦大学公共卫生学院的大力支持和资助，在此表示衷心的感谢！

徐望红

2023年1月

目录

第一篇 基本原理篇

第一章
病因模型

【目的】

1. 理解四种病因模型的原理及用途。

2. 了解四种病因模型各自的优缺点。

3. 学会应用四种病因模型分析流行病学研究中暴露与疾病关联的意义。

【基本概念】

1. **病因** 能使人群发病概率升高的因素就是病因。某病的病因可定义为当其他因素或条件满足且固定不变时，导致该病在某一特定时间里发生的必要因素、特征或事件。

2. **必要病因** 是一个疾病发生必需的组分病因，是该疾病所有充分病因都需要的组分病因；若该病因不存在，疾病就不会发生，因此，所有患者都具有该病因。如结核分枝杆菌是结核病的必要病因。

3. **充分病因** 由一个或多个组分构成，是疾病发生所需要的最低条件或需要的组分病因的最少组合。一种疾病的发生可通过多种不同的充分病因实现。充分病因的形成就意味着疾病发生。充分病因中任何一个组分病因缺失，疾病就不会发生。

4. **组分病因** 是充分病因的组成成分或亚单位。通常所说的病因（如吸烟）都是组分病因。

5. **互补病因** 同一充分病因里的组分病因互为互补组分病因；同一疾病的所有充分病因互为互补充分病因。特定人群中某一危险因素的致病效应取决于其互补病因在该人群中的分布情况。

6. **有向无环图**（directed acyclic graph，DAG） 由一条或多条路径组成，路径由变量（或节点）及其相应的连接符号（→）组成，箭头方向代表时序，由一个箭头连接在一起的两个变量为母子关系，母变量对子变量存在直接的因果关系。不同路径之间可共享某些变量。DAG 是识别冲撞变量的有效工具。

7. **冲撞变量** 在 DAG 中某一特定路径上，如果该路径的一个变量存在着两个或以上的母变量或祖先变量，则该变量为该路径上的冲撞变量。

8. **冲撞分层偏倚** 对两个变量的共同效应进行不恰当的调整，引起两变量间出现虚假关联而导致的系统误差。

9. **后门路径** 在 DAG 中，如果存在混杂变量，那么除了暴露→结局的因果路径外，还存在由混杂因素介导的暴露→结局的另一条开放路径，即后门路径，代表暴露到结局的非因果关联，影响因果推断。

【重点和难点解析】

本章四种病因模型分别为潜在结果模型（potential-outcome models）、因果图模型（graphical causal models）、充分 - 组分病因模型（sufficient-component cause models）和结构方程模型（structural-equations models）。这四种病因模型的原理和应用总结如表 1-1 所列。

表 1-1　四种常用流行病学病因模型的基本原理和特征

病因模型	原理	用途	优点	局限性
潜在结果模型	一个或多个处理在个体上产生的预期效果称为潜在结果。同一个体接受和不接受干预的结果差异即为干预相对于不干预的效果。然而，对同一个体不能既观察干预结果又观察不干预结果。对接受干预者，不接受干预时的状态是一种"反事实"状态，对不接受干预者，接受干预时的状态也是一种"反事实"状态，因此该模型又被称为反事实框架	潜在结果模型是因果推断的理论基础。从个体因果关系的测量向群体转变，产生了随机分组、匹配、倾向性评分等控制混杂因素的方法	是因果推理的重要判断标准和参照，也是衡量因果推断科学性和有效性的准则；据此产生随机分组、匹配、倾向性评分等控制混杂因素的方法，实现因果推断	有应用条件：①任何个体的潜在结果不受其他个体所接受处理的影响；②每个个体接受的处理水平唯一，导致的潜在结果也唯一。当不符合条件①无干扰假设或条件②无多个处理假设时，对暴露效应的估计具有不确定性
因果图模型	一种用图形表示因果结构的统计模型，是观察性研究开展因果推断的图示工具，可直观揭示变量间的因果效应、混杂效应、修饰效应、中介效应、对撞效应等依赖关系。最常用的因果图模型是有向无环图（DAG），通常基于专业知识、文献信息和专家经验等先验知识揭示变量关系，通过拓扑图定性探讨变量间的因果关系	在研究设计和分析阶段，利用DAG可识别控制混杂的最小充分调整集，探索、理清并直观揭示研究变量之间的关系	DAG通过简单的图形规则，将研究的暴露、结局、冲撞变量、混杂变量等相关变量之间的因果关系表示在图上，形成一个因果网，可简洁直观揭示全分析变量之间可能的因果路径及障碍路径，确定最小充分调整集以控制混杂，避开未被测量和缺失变量的可能混杂，提高统计效能	由于因果关系的复杂性，很难构建完全正确的DAG。不必要的调整可能引入冲撞分层偏倚，降低研究精度，甚至增大原有偏倚幅度，产生因果悖论；此外，DAG仅能定性揭示暴露变量与结局变量间的因果关系，推断过程不涉及参数计算和统计分析，变量间的因果关系强度未知

病因模型	原理	用途	优点	局限性
充分-组分病因模型	任何一种疾病都是在多种病因的共同作用下发生的,如果某几个因素组合在一起总是能导致某疾病的发生,则这几个因素就共同组成该疾病的一个充分病因,其中每一个组成因素均为组分病因	是理解交互作用的基础,充分病因的共同参与是产生交互作用的生物学基础,阻断充分病因中任一组分病因,可预防该充分病因导致的所有病例	对病因概念的分析是理解交互作用和效应强度内涵的基石,常以图示方式用于教学目的,而非研究设计或分析	该模型忽视群体内个体间的相互关联及关联方式,认为人群中暴露因素的致病效应是其对个体致病效应的线性叠加。应用该模型的前提条件是人群中个体发病现象相互独立,不存在相互影响
结构方程模型	是由一系列方程和独立假设构成的因果关系网或网络,每个方程均显示单个响应变量如何随其直接原因变量(母变量)的变化而变化。该模型整合了因子分析和路径分析思想,在图论基础上探索或验证变量间的作用方向、作用强度及依赖关系,可视为因果图模型的代数系统	通过路径系数定量揭示因素间的关系强度,计算某一暴露变量对结局变量的直接效应、间接效应和总效应	发展了潜变量的概念,可从已知观测变量中提取潜变量,将观测变量与潜变量一起纳入模型,拟合变量间复杂的结构方程病因模型,同时处理多组变量之间的关系,进行探索性和验证分析	结构方程模型的分析通常基于线性、正态和无处不在的混杂控制等假设,适用于产生假设;对数据的完整性和样本量要求较高

【案例】

案例 1-1

根据潜在结果模型,比较同一受试者同时接受和不接受某种处理之后的状态可以确定病因。有研究者采用前后对照研究设计,在新冠疫情暴发学校关闭期间和学校重新开放后分别调查了某地 3 所初中和 3 所高中所有在读学生的睡眠情况。结果显示,学校关闭期间中学生的总睡眠时间为 8.9 小时 / 天,学校重新开放后为 7.8 小时 / 天,缩短了 1.1（95%CI：$-1.2 \sim -1.0$；$P<0.001$）小时 / 天；睡眠不足者的比例也从学校关闭期间的 21.1% 急剧上升至学校开放后的 63.9%,差别有统计学意义。根据该研究结果,能否得出新冠疫情导致的居家学习是这些中学生睡眠时间延长和睡眠充足率提高的原因? 如是,请解释为什么;如不是,请说明如何才能获得更确切的结论?

案例 1-2

图 1-1 所示是某人群宫颈癌的所有 4 个充分病因示意图。

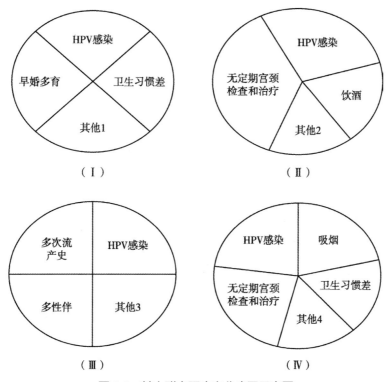

图 1-1　某人群宫颈癌充分病因示意图

1. 该案例中，宫颈癌的必要病因、充分病因和组分病因分别是什么？如何解释这些类型的病因在宫颈癌发生中的作用？

2. 假设充分病因 I 占疾病病因的 50%，II 占 20%，III 和 IV 分别占 15%。各组分病因的病因分值（人群归因危险度）分别是多少？预防宫颈癌的发生，最佳策略应针对哪个组分病因？

3. 案例人群中，居住在东部地区的女性 HPV 感染率不高，且大多数定期进行宫颈检查和治疗；而居住在西部地区的女性则相反，HPV 感染率很高，但仅少数妇女有定期宫颈检查和治疗的机会。这两类人群中，HPV 感染、定期宫颈检查和治疗这两个因素的效应强度如何？

4. 基于本案例，解释为什么衡量某因素效应强度的相对危险度指标仅能用以表达该因素的公共卫生学意义，而缺乏疾病病因学的生物学内涵？

案例 1-3

美国医师 Herbst 选择 l966—1969 年在波士顿确诊的 8 例年轻女性阴道腺癌病例，每例病例配 4 个非该病患者做对照，对病例、对照以及她们的母亲进行调查。研究结果显示，母亲在妊娠早期服用己烯雌酚使当时尚在子宫中的女儿后期发生阴道腺癌的危险增加。如何使用充分 - 组分病因模型解释阴道腺癌的这种超长潜伏期？

案例 1-4

老王在本年度职工体检中发现自己的空腹血糖为 6.8mmol/L。医生告诉他这是糖尿病前期的血糖水平，需要采取预防措施，采用运动、控制膳食等改善生活方式的方法干预，必要时还需服用二甲双胍等进行预防性药物治疗，防止 2 型糖尿病发生。请用充分 - 组分病因模型对这种干预的潜在效果进行解释。

案例 1-5

流行病学研究中，经常出现某暴露因素与某疾病的关联结果在不同人群中不一致的现象。以肝细胞肝癌为例，我国开展的流行病学调查发现，乙肝病毒（HBV）感染及黄曲霉毒素暴露是肝癌的主要危险因素；在日本人群中未发现 HBV 感染率与肝癌有关，而是认为丙肝病毒（HCV）感染可能是肝癌的主要危险因素；在美国人群中，肝细胞肝癌病例多由非酒精性脂肪肝导致的肝硬化引起；而血色病引起肝硬化和肝癌的报道多见于澳大利亚。试用充分 - 组分病因模型解释这种不同人群研究结果的差异及其对疾病防控的意义？

案例 1-6

大量流行病学研究显示，与非吸烟者相比，吸烟者患肺癌的相对危险度 RR 或比值比 OR 在西方成年男性人群中高达 10.0 及以上，而在中国成年男性人群中通常低于 5.0。试用充分 - 组分病因模型对此进行解释。

案例 1-7

采用充分 - 组分病因模型探讨疾病病因的前提条件是什么？请分别以 2 型糖尿病和新冠肺炎为例，分别说明充分 - 组分病因模型在评估暴露与疾病关联中存在的局限性及解决方案。

案例 1-8

图 1-2 为肝癌病因 DAG 图。分析饮酒与肝癌发病风险的关联时，可能存在的中介变量和混杂因素分别是哪些？在数据分析时分别应如何处理？

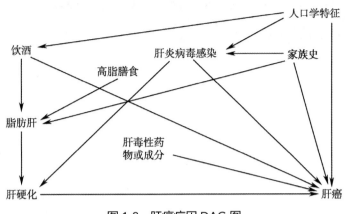

图 1-2　肝癌病因 DAG 图

案例 1-9

图 1-3 为艾滋病病因 DAG 图，当分析吸毒与艾滋病风险的关联时，可能存在的所有中介变量和混杂因素分别是什么？

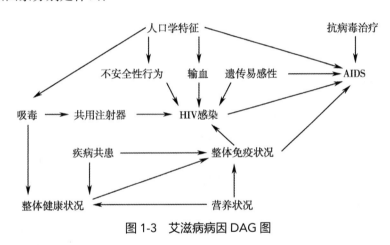

图 1-3　艾滋病病因 DAG 图

【思考题】

请使用充分 - 组分病因模型对 Koch 病因推断三原则及 Hill's 因果推断原则进行剖析。

附 案例解析与思考题答案

案例解析

案例 1-1 分析

根据潜在结果模型，比较同一受试者同时接受和不接受某种处理之后的状态可以确定病因。由于同一受试者不能同时既接受又不接受某种处理，因此，将个体因果关系测量向群体转变，采用设置对照组的方法，对比处理组和对照组的结果，确定病因。案例中，虽然是对研究对象在学校关闭和开放两种不同状态下进行了调查，但所采用的是前后对比，而未设置同期对照。两次调查的差别可能是由其他原因如考试引起。假定有重要的线上考试，即使是在学校关闭期间，学生也会有较短的睡眠时间和较高比例的睡眠不足者。

如欲获得更确切的结果，须设置同期无学校关闭对照组或同期无学校重新开放对照组，采用随机分配、匹配、倾向性评分等控制混杂因素的方法使两组的基本特征相同。比较两组两个时段睡眠时间和睡眠不足率变化的差异，评估学校关闭居家学习对中学生睡眠的影响。

案例 1-2 分析

1. HPV 感染是该案例人群宫颈癌所有 4 个充分病因中共同且不可或缺的组分病因，即必要病因。没有 HPV 感染，宫颈癌就不可能在该人群中发生。

案例人群宫颈癌的充分病因是如图 1-1 所示的 4 个充分病因，人群中发生的所有病例均由这 4 个充分病因导致。4 个充分病因中所列所有因素均为组分病因，这些组分病因在同一充分病因中互为互补病因。

2. 假设充分病因 I 占疾病病因的 50%，II 占 20%，III 和 IV 分别占 15%，那么各组分病因的病因分值计算如附表 1-1 所示。可见，HPV 感染的病因分值最高，达 100%。预防宫颈癌的发生，最佳策略应针对 HPV 感染，采取接种 HPV 疫苗或减少感染机会的方法预防宫颈癌；此外，卫生习惯差的病因分值也较高，对目标人群进行卫生宣教，改善卫生习惯也是降低该人群宫颈癌发生的有效措施。

附表 1-1　案例人群中宫颈癌组分病因的病因分值计算

充分病因	组分病因	占比 /%	病因分值 /%
I	HPV 感染	50	50+20+15+15=100
	早婚多育	50	50
	卫生习惯差	50	50+15+65

充分病因	组分病因	占比 /%	病因分值 /%
	其他 1	50	50
Ⅱ	HPV 感染	20	
	无定期宫颈检查和治疗	20	20+15=35
	饮酒	20	20
	其他 2	20	20
Ⅲ	HPV 感染	15	
	多性伴	15	15
	多次流产史	15	15
	其他 3	15	15
Ⅳ	HPV 感染	15	
	吸烟	15	15
	无定期宫颈检查和治疗	15	
	卫生习惯差	15	
	其他 4	15	15

3. 本案例人群的充分病因（Ⅱ）和（Ⅳ）中"HPV 感染率"和"定期进行宫颈检查和治疗"均为组分病因，两者互为互补病因，在充分病因（Ⅱ）和（Ⅳ）中存在交互作用。根据充分 - 组分病因模型，疾病危险因素的强度取决于同一充分病因中该因素互补病因的发生率。东部地区女性 HPV 感染率不高，且定期进行宫颈检查和治疗，此时，"HPV 感染"的效应强度取决于该人群"宫颈检查和治疗"的比例，比例高，则效应强；"宫颈检查和治疗"的效应取决于该人群 HPV 感染率，感染率不高，因此效应强度弱。相反，西部地区妇女 HPV 感染率很高，但定期宫颈检查和治疗比例较低，此人群中"HPV 感染"的效应强度低而"宫颈检查和治疗"的效应强度高。

4. 根据充分 - 组分病因模型，充分病因中组分病因的效应强度取决于互补病因在人群中的分布，而非该因素导致的生物学效应大小。上一题中"HPV 感染"是案例人群宫颈癌发生的必要病因，HPV 感染后如何促进宫颈上皮细胞瘤变的生物学机制也已非常明确。然而在西部地区妇女中，"HPV 感染"的效应因互补病因"定期宫颈检查和治疗"比例低而强度弱。可见，衡量某因素效应强度的相对危险度 RR 或比值比 OR 仅用以表达该因素的公共卫生学意义，而缺乏疾病病因学的生物学内涵。

案例 1-3 分析

当一个充分病因的某个组分病因开始起作用时，其他组分病因并不是现成的，而是随着时间的推移而相继具备，直到充分病因起作用，这个累积的时间间隔即潜伏期。母亲在怀孕早期使用己烯雌酚，通过子宫胎盘屏障进入胎儿体内。己烯雌酚与甾体雌激素不同，不能在胎儿体内被代谢，因而会影响女性胎儿阴道的发育，使胎儿阴道输卵管内膜型上皮面积增大，增加了与不明原因辅致癌物质作用的机会。这些女婴生长发育至青春期后，体内雌激素水平升高，作为启动因子促使癌的发生。一旦完成充分病因的积累，疾病即显露出来。大多数阴道腺癌病例需要 10 ~ 20 年的时间进行充分病因的积累，因而有如此超长的潜伏期。

案例 1-4 分析

根据充分 - 组分病因模型，充分病因的形成意味着疾病的发生，而充分病因中任何一个组分病因缺失，疾病就不会发生。老王的空腹血糖水平 6.8mmol/L 已达到临床前期水平，充分病因即将形成。此时采用生活方式干预或预防性药物干预，去除充分病因中的 1 个或多个组分病因，可延迟或阻断充分病因的形成，延缓或预防疾病的发生。

案例 1-5 分析

根据充分 - 组分病因模型，组分病因是充分病因的组成成分或亚单位。中国人群中相当比例肝细胞肝癌的发生与 HBV 感染及黄曲霉毒素暴露有关，即 HBV 感染和黄曲霉毒素暴露分别是该人群肝细胞肝癌充分病因的一个组分病因。然而日本人群中 HCV 感染可能是肝癌的主要危险因素，美国人群中肝细胞肝癌病例多由非酒精性脂肪肝导致的肝硬化引起，澳大利亚人群中肝癌与血色病引起的肝硬化有关。在这些人群中，HBV 感染及黄曲霉毒素暴露并非肝细胞肝癌任何一个充分病因的组分病因。可见，不同人群同一疾病的组分病因并不相同，在不同人群中对同一因素开展流行病学调查会得到不同的研究结果。

充分 - 组分病因模型提示，去除充分病因中任何一个组分病因即可预防该充分病因导致的疾病。HBV 感染和黄曲霉毒素暴露是中国人群的重要组分病因，而 HCV 感染、非酒精性脂肪肝和血色病分别是日本、美国和澳大利亚人群的重要组分病因，在四个人群中分别针对各自的组分病因采取措施，均可达到阻断充分病因形成，预防肝细胞肝癌发生的目的。

案例 1-6 分析

依据充分 - 组分病因模型，特定人群中某一危险因素的致病效应取决于其互补病因在该人群中的分布情况。如果某一危险因素需要与其他发生率低的组分病因组成充分病因，则这一危险因素的致病效应强度较弱，反之则较强。吸烟这一危险因素在西方成年男性人群中致病效应强度较强，提示其互补病因如"遗传易感性"在人群中有较高的比例，而在中国成年男性人群中比例较低。

案例 1-7 分析

充分 - 组分病因模型将人群中疾病发生的频率和现象单纯地理解为人群中各个体发病情况的简单累加和合计,而忽视群体内个体之间的相互关联和关联方式,人群中暴露因素的致病效应是其对个体致病效应的线性叠加。因此,采用充分 - 组分病因模型探讨疾病病因的前提条件是人群中个体发病现象相互独立,不存在相互影响。

2 型糖尿病是一种慢性非传染性疾病,由遗传和环境因素共同导致。个体发病相互独立,不存在相互传播和影响,适合采用充分 - 组分病因模型探讨该病病因。而新冠肺炎是一种急性传染性疾病,疾病的发生不仅受病因在个体水平的致病效应影响,还受人群中各个体之间的相互关联及动态变化在群体水平的影响。因此,新冠肺炎不适合采用充分 - 组分病因模型探讨病因,而需采用更复杂的人群系统流行病学病因模型,全面揭示个体和群体水平的病因及其效应。

案例 1-8 分析

DAG 图可以直观地识别研究中存在的混杂因素,其判断标准为:①暴露因素与研究结局之间存在开放的后门路径;或②暴露因素与研究结局存在共同的母变量或祖先变量。满足以上任何一条即可判断存在混杂因素。

根据图 1-2 所示肝癌病因 DAG 图,暴露因素饮酒(E)与研究结局肝癌(O)之间有 3 条开放路径,即一条直接因果路径:E → O,一条间接因果路径:E → 脂肪肝 → 肝硬化 → O,和一条混杂路径:E ← 人口学特征 → O。

混杂路径中,暴露因素 E(饮酒)与结局变量 O(肝癌)存在共同的母变量(人口学特征),或者说饮酒与肝癌之间存在开放的后门路径 E ← 人口学特征 → O。因此,该研究中人口学特征是混杂因素,需在数据分析中进行调整,获得正确的 E → O 总效应。

间接因果路径中,暴露因素 E(饮酒)与结局变量 O(肝癌)因果关联还可由脂肪肝 → 肝硬化介导,饮酒通过引起脂肪肝,进一步发展成肝硬化而发生肝癌,存在间接效应或中介效应。在数据分析中不能将这些变量作为混杂因素进行调整,而需采用中介分析方法定量评估饮酒与肝癌发病风险的直接和间接关联。

案例 1-9 分析

根据图 1-3 所示艾滋病病因 DAG 图,暴露因素吸毒(E)与研究结局艾滋病(O)之间有 3 条开放路径,即 2 条间接因果路径:E → 共用注射器 → HIV 感染 → O 和 E → 整体健康状况 → 整体免疫状况 → HIV 感染 → O,和 1 条混杂路径:E ← 人口学特征 → O。

间接因果路径中,暴露因素 E(吸毒)与结局变量 O(艾滋病)没有直接因果路径,而是通过共用注射器 → HIV 感染而发生艾滋病,或导致整体健康状况差 → 整体免疫状况差 → HIV 感染而发生艾滋病,存在间接效应或中介效应。在数据分析中不能将这些变量作为混杂因素进行调整,而需采用中介分析方法定量评估这些中介变量的中介效应。

混杂路径中，暴露因素 E（吸毒）与结局变量 O（艾滋病）存在共同的母变量（人口学特征），或者说吸毒与艾滋病之间存在开放的后门路径 E←人口学特征→O。因此，该研究中人口学特征是混杂因素，需在数据分析中进行调整，获得正确的 E→O 总效应。

思考题答案

1. 对 Koch 病因推断三原则的剖析

Koch 病因推断原则 1：病因因素必须存在于每一个病例，即病因因素是必要病因。原则 2：该因素不可能以非致病的方式存在于其他疾病的病例中。原则 3：该病因因素必须能从体内分离并培养，且能在易感者中引发新的病例，即病因因素是充分病因。

根据充分 - 组分病因模型，人群中发生的病例由不同的充分病因引起；同一充分病因中包括多个组分病因。因此，所有疾病均是多病因的，大多数病因既不是必要病因也不是充分病因。暴露于某个或某些组分病因，只要不具备充分病因的所有组分病因，疾病就不会发生。

2. 对 Hill's 因果推断原则的剖析

Hill's 因果推断原则包括关联的强度（strength）、关联的可重复性（consistency）、关联的特异性（specificity）、关联的时序性（temporality）、剂量 - 反应关系（dose-response relationship）、关联的生物学合理性（biologic plausibility）、关联的一致性（coherence）和实验证据（experiment evidence）。

（1）关联强度：根据充分 - 组分病因模型，关联强度依赖于同一充分病因中互补病因分布，并不一定强的关联比弱的关联更可能是病因，也并不是每一个组分病因与疾病都有强关联。可见关联强度并非判断病因的可靠准则。

（2）关联的可重复性：根据充分 - 组分病因模型，不同人群可能存在不同的充分病因及其组分病因，研究结果缺乏重复性不能成为排除因果联系的依据。

（3）关联的特异性：根据充分 - 组分病因模型，所有疾病均是多病因的，同一病因可能是多种疾病的组分病因。当暴露与结局的关联缺乏特异性时，不能排除因果联系的可能性。

（4）生物学的合理性和关联的一致性：根据充分 - 组分病因模型，充分病因的各组分病因间存在生物学交互作用。由于当前掌握的生物学理论或知识有限，目前缺乏生物学合理性或与现有知识和理论不一致的关联可能在将来被证实。因此，这两个原则均不能作为排除因果关联的依据。

（5）实验证据：并不是所有的因果联系都可以被实验所证实，没有实验证据的关联不一定不是因果联系。

（6）剂量 - 反应关系：有些生物学效应并不存在剂量 - 反应关系。

（7）关联的时序性：一个充分病因完全具备时疾病才能发生，可以作为判断因果关系的标准，但有时前因后果的时序性判断比较困难。

（徐望红）

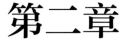

第二章
疾病与健康的测量

【目的】

1. 掌握常用疾病和健康测量指标的概念、应用条件和计算方法。
2. 掌握这些指标的用途和意义。
3. 理解率标化的目的，掌握率标化的具体方法。
4. 理解出生队列分析方法，了解其适用条件。

【基本概念】

1. **发病率测量指标** 发病率、累积发病率、发病密度、罹患率、续发率。
2. **患病率测量指标** 患病率、感染率。
3. **死亡频率测量指标** 死亡率、病死率、生存率。
4. **残疾失能指标** 潜在减寿年数、伤残调整寿命年。

【重点和难点解析】

率（rate）、比（ratio）和比例（proportion）有何异同？

解析： 率指单位时间内某一人群中某疾病发生的频率或强度。比指两数相比所得的值，说明两者的相对水平，两数可相互独立、互不相容。比例说明某一事物内部各组成部分所占的比重或分布，常以百分数表示，可反映事物静止状态内部构成占总体的比重（构成比例），不反映时间区间内的变化过程；也可反映在一定时间内发生某种变化者占全体的比例（发生比例），永远与时间区间联系在一起，报道该指标时，应交代时间区间，如3年累积发病率。

率必定是一种比值（always a ratio），可以是比例（can be a proportion），其分母是人群数（或其替代值），分子（病例）总是从分母人群中产生，病例与分母人群一定来自同一时间段，通常有一个时间单位。

【案例】

案例2-1

某研究者探究糖耐量受损人群中糖尿病的发病情况，共筛选50例研究对象，持续随访，观察发病情况，随访期间有5名研究对象中途退出或失访，15名研究对象发生糖尿病，具体随访时间和发病时间见表2-1。其余30名研究对象完成整个随访期，队列开始随访日期为2000年1月1日，终止时间为2004年12月31日。请分析本例中使用哪个指标描述发病风险大小更合适，并计算5年发病风险值。

表2-1 糖耐量受损对象中的糖尿病发病情况

个体序号	开始随访时间	终止随访时间	是否发生疾病结局	观察人年
1	2000.1.1	2000.12	失访	
2	2000.1.1	2001.6	中途退出	
3	2000.1.1	2001.12	失访	
4	2000.1.1	2002.12	中途退出	
5	2000.1.1	2003.6	失访	
6	2000.1.1	2000.6	糖尿病	
7	2000.1.1	2000.12	糖尿病	
8	2000.1.1	2001.6	糖尿病	
9	2000.1.1	2001.12	糖尿病	
10	2000.1.1	2002.6	糖尿病	
11	2000.1.1	2002.12	糖尿病	
12	2000.1.1	2002.12	糖尿病	
13	2000.1.1	2003.6	糖尿病	
14	2000.1.1	2003.6	糖尿病	
15	2000.1.1	2003.12	糖尿病	
16	2000.1.1	2004.6	糖尿病	
17	2000.1.1	2004.6	糖尿病	
18	2000.1.1	2004.12	糖尿病	
19	2000.1.1	2004.12	糖尿病	
20	2000.1.1	2004.12	糖尿病	

案例 2-2

表2-2 为两个城市某肿瘤的发病率。

表 2-2　两市某肿瘤发病率

年龄分组 /岁	A市			B市		
	人口 /万人	发病数 /例	发病率 (/10万)	人口 /万	发病数 /例	发病率 (/10万)
0 ~	190	1 406	74.0	26	210	80.3
5 ~	310	186	6.0	30	20	6.7
15 ~	940	1 786	19.0	127	270	21.3
45 ~	490	7 350	150.0	25	420	168.0
65 ~	200	17 400	870.0	5	480	960.0
合计	2 130	28 128	132.1	213	1 400	65.7

问题：

1. B市发病率在各年龄组均高于A市，为什么B市的合计发病率反而更低？

2. 能否认为A市的发病率高于B市？应采用哪个指标比较A市和B市的发病率大小？请计算并讨论此指标的含义和适用情况。

案例 2-3

手术治疗 100 例肺癌患者，术后 1 年、2 年、3 年的死亡人数分别为 10 人、20 人和 30 人。采用哪个指标能反映治疗效果？请计算该指标的大小（无删失数据情况下）。

案例 2-4

图 2-1 为来源于肿瘤监测数据的上海市区 1973—2010 年宫颈癌发病率变化趋势图。如何分析和描述，并尝试解释其可能的原因？

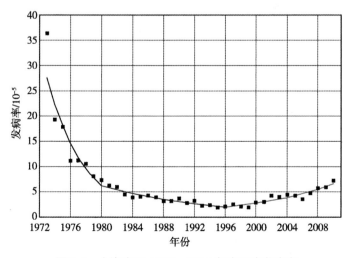

图 2-1　上海市区 1973—2010 年宫颈癌发病率

案例 2-5

2008—2012 年全国手足口病每周发病数如图 2-2 所示，请简述发病的季节性特点。

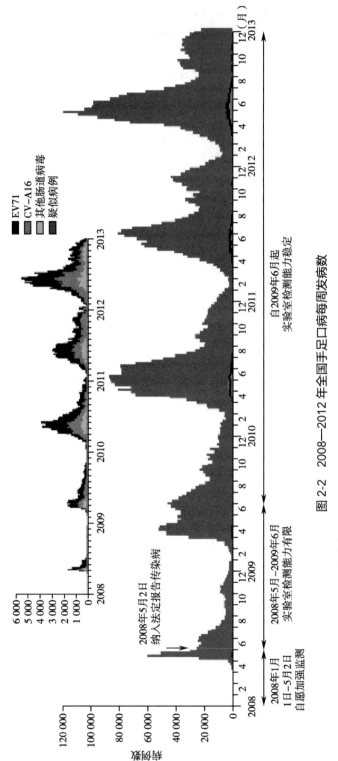

图 2-2　2008—2012 年全国手足口病每周发病数

资料来源：https://wenku.baidu.com/view/1932451 3daef5ef7bb0d3c44.html.

案例 2-6

如图 2-3，从左图可以看出，1975—1999 年 50 岁以上各年龄组肺癌发病率均呈现上升趋势，在年龄分布上也有明显变化，发病高峰有逐渐后移的趋势。左图的年龄别发病率曲线是横断面年龄曲线，每条曲线是按各年龄组肺癌的发病率连接起来的，包括了不同出生队列的发病经历。由于肺癌发病率在 1975—1999 年期间存在持续的上升趋势，年龄曲线分布就很可能受这种长期趋势的影响。

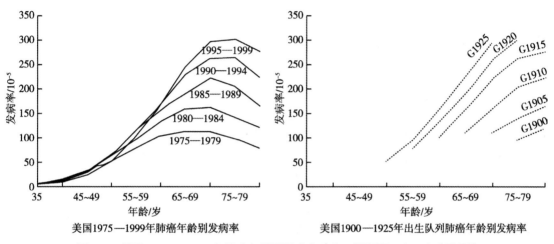

图 2-3　美国 1975—1999 年肺癌年龄别发病率（左：横断面；右：出生队列）

> **问题：**
>
> 　　1. 比较出生队列曲线（图 2-3 右）和横断面曲线所表示的年龄分布类型有何区别，并说明这种差别产生的可能原因。
>
> 　　2. 假如肺癌发病率并不存在任何长期变化趋势，则横断面年龄曲线和出生队列年龄曲线的形状如何？
>
> 　　3. 横断面年龄分析和出生队列分析主要说明什么问题？出生队列分析主要用于哪些疾病？进行此种分析需要哪些必要的资料和条件？

案例 2-7

分析某地区死亡数据，采用哪个指标能综合反映疾病负担，同时考虑死亡和残疾两个方面？若某地区分析显示癌症导致的伤残调整寿命年（DALY）最高，还需从哪些维度进行分析，有助于防治策略的制定？

【思考题】

1. 肿瘤登记年报中发病率是发病密度还是累积发病率？该指标是比例还是率？
2. 传染病的罹患率是率还是比例？与慢性病的发病率有什么差异？

附 案例解析与思考题答案

案例解析

案例 2-1 分析

本研究为队列研究，应采用发病密度描述发病风险大小。结局事件发生率的计算是队列研究资料分析的关键，常用指标有累积发病率和发病密度，两者适用条件不同。

累积发病率：分子为整个观察期内的发病（死亡）人数，分母为观察开始时的人口数。要求被观察人群在观察期内保持稳定。累积发病率的量值变化范围为 0 ~ 1。累积发病率随着随访时间的增加而逐渐增大，观察时间越长，积累的病例数就越多，因此要说明观察时间。累积发病率 = 一定时间段内新发病例数 / 研究开始时的总人数 ×100%。

发病密度：发病密度表示单位时间内人群中某疾病事件出现的平均概率水平，以观察人时作为分母进行计算。发病密度的量值变化范围是 0 → ∞。发病密度 = 一定时间段内新发病例数 / 总的观察人时。

如果队列研究观察的时间比较长，就很难做到研究人口的稳定。如研究对象进入队列的时间可能先后不一；在观察截止前，可能由于搬迁、其他原因死亡或退出，造成各种失访；研究对象出现终点结局的时间不同等原因均可造成每个对象被观察的时间不一样。此时以总人数为单位计算发病（死亡）率是不合理的，需以观察人时为分母计算发病率，用人时为单位计算出来的率带有瞬时频率性质称为发病密度。

本研究糖尿病 5 年累积发病率 =15/50×100%=30%

本研究糖尿病 5 年期间发病密度 =15/209.5 人年 =0.072/ 人年

案例 2-2 分析

1. A 市粗发病率为 132.1/10 万，B 市粗发病率为 65.7/10 万。由于 A 市和 B 市的年龄构成不同，导致尽管 B 市的发病率在各个年龄组均高于 A 市，但 B 市的合计发病率反而低。

2. 不能认为 A 市的发病率高于 B 市，因为两市的年龄构成存在较大差异，A 市老龄化程度高，而年龄是癌症发生的一个重要影响因素，年龄越大，发病率就越高，因此如果两个地区人群的年龄结构相差较大，需要进行年龄标化才能比较。计算年龄标化率需要标准人口，常用的有 1982 年中国人口年龄构成和 1960 年世界标准人口构成，采用统一的标准计算标化率才能比较。

年龄标化率计算：采用 1960 年世界标准人口计算标化发病率，结果如附表 2-1。A 市年龄标化率为 107.6/10 万（95%*CI*：106.3/10 万 ~ 108.9/10 万），B 市年龄标化率为 119.2/10 万（95%*CI*：111.2/10 万 ~ 126.2/10 万）。

附表 2-1 两市某肿瘤发病率

年龄分组 / 岁	A市年龄别发病率(/10万)	年龄别期望发病率(/10万)	B市年龄别发病率(/10万)	年龄别期望发病率(/10万)	标准人口数 / 人
0 ~	74	8.9	80.3	9.6	12 000
5 ~	6	1.1	6.7	1.3	19 000
15 ~	19	8.2	21.3	9.2	43 000
45 ~	150	28.5	168	31.9	19 000
65 ~	870	60.9	960	67.2	7 000
合计	132.1	107.6	65.7	119.2	100 000

指标含义和适用情况

发病率：指在一定期间内，一定范围人群中某病新发生病例出现的频率，也称为粗发病率，是疾病流行强度的指标，反映疾病对人群健康影响和描述疾病分布状态的一项测量指标，反映疾病实际发生状况。

标化发病率：发病率受多种因素的影响，在对比不同人群的发病率时，由于人群结构（如年龄、性别构成等）不同可影响发病率的直接比较，对不同人群的发病率标化后比较可减少人口结构对发病率的影响，使结果更具有可比性。最常用的是年龄标化发病率，即去除年龄影响因素之后的发病率。该指标不能反映实际发生状况，适用于不同国家、不同地区或不同历史时期的发病率比较，目的是使之具有可比性。

本案例中 A 市粗发病率明显高于 B 市粗发病率，分别为 132.1/10 万和 65.7/10 万，但标化后 B 市发病率高于 A 市。

案例 2-3 分析

可采用生存率反映治疗效果。生存率指从某一特定时点开始随访，到某年末尚生存的概率，如某年为 n 年则称为 n 年生存率，是用以评价治疗方法的疗效及疾病预后的统计指标。

生存率实质上是累积条件生存概率，是多个时段的累积结果。设患者在各个时段生存概率为 p_j，j=1，2，…，则各个生存概率 p_j 的乘积即为生存率。生存概率指在单位时间内生存的可能性大小，是概率的一种。生存概率 =1- 死亡概率（死亡概率 = 时刻死亡数 / 期初例数）。

1 年生存概率 =1-10/100=90.0%

2 年生存概率 =1-20/90=77.8%

3 年生存概率 =1-30/70=57.1%

1 年生存率 =90.0%

2 年生存率 =90%×77.8%×100%=70.0%

3 年生存率 =90%×77.8%×57.1%×100%≈40.0%

案例 2-4 分析

时间趋势分析的目的是探讨时间变化是否有一定的规律以及寻找造成这种规律的原因，以便预测未来的发病率/死亡率，并探索改变这种规律的措施。本案例中宫颈癌发病率变化图，直观表现为非单一下降变化趋势，考虑采用 Joinpoint 回归（或称为多阶段回归）分析趋势变化。Joinpoint 回归是将一个长期趋势线分成若干段，每段用连续性的线性描述，能更好地描述不同时间段发病/死亡的变化趋势。

案例中宫颈癌发病率 Joinpoint 回归分析显示，时间趋势可分三个阶段：1980 年以前发病率快速下降，1980—1995 年发病率缓慢下降，1996—2010 年发病率缓慢上升，即宫颈癌先大幅下降后上升，整体呈下降趋势。讨论宫颈癌发病率趋势变化的可能原因：发病率下降与宫颈癌筛查工作开展有关，上海市自 1958 年起纺织系统女工开展每年一次以防治宫颈癌为中心的普查；1973 年全市开展妇女病普查普治，并对癌前病变患者建立个案记录，定期随访，1974 年制定 2 年一次的妇科普查制度；20 世纪 80 年代，平均每年查 20 万人次，普查中发现宫颈癌越来越少，1990 年市区宫颈癌发病率降至 4.4/10 万。由于宫颈癌发病率的历史低位等原因，宫颈癌群体筛查工作逐渐停止。1995 年后宫颈癌发病率触底反弹后缓慢上升，可能与危险因素暴露增加有关，包括性行为开始提前、拥有多个性伴侣等 HPV 感染的高危因素在女性人群中的比例上升。

案例 2-5 分析

2008 年 5 月 2 日手足口病纳入法定报告传染病，手足口病的易感人群是儿童，主要由 EV-A71（肠道病毒 71 型）、CV-A16（柯萨奇病毒 A16 型）或其他肠道病毒感染导致。发病最高峰在 4—6 月份，其次在 9—10 月份，总体而言手足口病发病时间主要集中在气候温暖的夏秋季节。流行性感冒、麻疹、水痘、流行性腮腺炎和手足口病等传染病均有明显的季节性发病特点，季节性特点可为制定相应的疾病防治措施提供参考。

案例 2-6 分析

1. 横断面年龄曲线所表示的年龄分布为先上升后下降，35 岁以后发病率逐年上升，达到高峰后又逐年下降；发病高峰逐渐后移。而出生队列曲线显示各出生队列发病率随着年龄的增长持续增长。产生这种差异的原因是，不同年代肺癌的发病率不同，存在着长期变化。

2. 假如肺癌发病率不存在任何长期变化，则不同年代横断面年龄曲线表现为同一条曲线，出生队列年龄曲线与横断面年龄曲线相同。

3. 横断面研究分析不同年龄组发病率、患病率和死亡率，说明同一时期不同年龄的率变化和不同年代各年龄组的率变化。出生队列分析将同一时期出生的人划归一组称为出生队列，对其随访若干年，以观察发病死亡情况，是将疾病的年龄分布与时间分布结合起来描述疾病分布情况的一种方法，主要用于慢性病的年龄分布、长期变化趋势及提供病因线索，进行这种分析要求具备多年多次横断面调查资料或疾病监测资料且所观察人群的流动性小。

案例 2-7 分析

分析当地伤残调整寿命年（DALY）等指标确定防治重点。DALY 指从发病到死亡所损失的全部健康寿命年，包括因早死所致的寿命损失年（YLL）和因疾病所致伤残引起的健康寿命损失年（YLD）。DALY 是一个定量、综合性的指标，既能反映各种疾病引起的早死造成的危害，又能表达发病后形成残疾对生命质量的影响。

癌症 DALY 最高，说明该地区癌症是造成早死和残疾的首要疾病，但同时癌症是一大类疾病，应具体分析不同肿瘤、不同人群（如不同性别、年龄）的影响，确定重点人群和重点肿瘤，同时结合可获得的防治技术以及本地区可利用的资源等特点，制定相应的防治策略和干预措施。

思考题答案

1. 肿瘤登记年报中发病率是发病密度，该指标是率。

肿瘤登记发病率是发病密度，是粗略估计的人年发病率。计算公式分子为某年新发病例数，分母是观察单位数 × 观察时长，单位为人时，一般常用年中人口数或观察期平均人口数，观察 1 年计算，为人年发病率。

发病率（incidence）表示在一定期间内，一定人群中某病新发生的病例出现的频率，是反映疾病对人群健康影响和描述疾病分布状态的一项测量指标。累积发病率指已知无某种疾病的人群，经过一段特定的观察期（超过一年）之后，发生某病的频率。累积发病率是发生比例，分子是在某一特定观察期内发生的某病新发病例数，分母是观察开始时的暴露人数，多用于某一年龄以前发生某一恶性肿瘤的概率，如 0 ~ 74 岁累积发病率。

比例，无量纲，取值在 [0,1] 闭区间，分为构成比例和发生（频率）比例（需交代时间区间），如 60 名工人中发生腹泻的工人数、累积发病率、罹患率。

率，有量纲，不是概率，取值范围不限于 0 ~ 1 之间，反映变量（或指标）对时间（面积、体积等）的变化速度。

2. 传染病的罹患率是比例。

传染病发病率一般采用罹患率表示，该指标和发病率相似，表示较短时间内的疾病流行严重程度。罹患率适用于小范围、短时间内疾病频率的测量，计算公式：罹患率 =（观察期内某人群中某病新发病例数 ÷ 同期暴露人口数）×K，其中 K 通常取 100%，观察时间可以日、周、旬、月为单位。优点是可以根据暴露程度精确地测量发病频率。

罹患率是比例，侧重状态，是频率指标，分母是观察单位数，单位是人数或者观察例数。

慢性病一般采用发病密度（发病率）表示，侧重于速率，是强度指标，其分母是观察单位数 × 观察时长，单位为人时，慢性病发病率一般常用观察 1 年计算，为人年发病率。

（鲍萍萍）

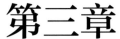

第三章
暴露的测量

【目的】

1. 掌握暴露的概念。
2. 熟悉暴露测量的内容与方法。
3. 熟悉暴露测量数据的进一步处理与分析。

【基本概念】

1. **暴露** 指研究对象接触某种物质，或具备某种特征，或有某种行为，是可能影响疾病发生与人群健康状态的因素。

2. **暴露测量与分类** 测量是依据优先次序的规则，对事物或事件的分类或数值进行赋值的过程。其目的是反映事物或事件（或因素）的种类或数量。分类是测量的一种特殊类型，涉及将每个对象划分到两个或多个互相排斥组中的一个组。

3. **暴露测量尺度** 名义尺度、等级尺度、间隔尺度与比例尺度。

4. **暴露测量内容** 暴露性质、暴露剂量、暴露时间。

5. **暴露分类** 个体特征和环境因素、主观资料和客观资料、目前暴露与既往暴露。

6. **暴露测量方法与选择** 个别访谈、自填问卷、日记法、替代应答、现场观察、查阅记录、人体测量、环境测量等。

7. **暴露测量误差** 信息偏倚、差异性错分、非差异性错分。

【重点与难点解析】

1. 暴露测量尺度的比较

解析： 四种测量尺度的比较如表 3-1 所示。

表 3-1 四种测量尺度的比较

测量尺度	可用的逻辑与数学运算方式	中间趋势的计算	离散趋势的计算	性质	自然零点	举例
名义尺度	等于、不等于	众数	无	定性	无	性别、血型
等级尺度	等于、不等于、大于、小于	众数、中位数	分位数	定性	无	文化程度

测量尺度	可用的逻辑与数学运算方式	中间趋势的计算	离散趋势的计算	性质	自然零点	举例
间隔尺度	等于、不等于、大于、小于、加、减	众数、中位数、算术平均数	分位数、全距	定量	无	摄氏温度、智商
比例尺度	等于、不等于、大于、小于、加、减、乘、除	众数、中位数、算术平均数、几何平均数等	分位数、全距、标准差、变异系数等	定量	有	身高、血压、血糖

2. 暴露剂量和时间的表达

解析： 暴露剂量的测量包括可获得剂量、摄入剂量、吸收剂量和活性剂量，剂量测量与活性剂量越接近，就越能显示暴露物质与疾病之间可能存在的联系。常用三种方法来表达暴露剂量与时间的关系，包括峰值暴露、累积暴露和平均暴露。峰值暴露指一个个体所经历的最高暴露水平（暴露率），或一段持续时间内的最高暴露水平，或最高暴露时间占总暴露时间的分数。累积暴露是按剂量率（单位时间内的剂量）与暴露时间乘积之和来计算的。累积暴露除以总暴露时间则为平均暴露。选择最佳暴露测量指标需根据每项暴露表达所包含的信息而定。长期暴露形式复杂，准确的测量与表达难于短期暴露，可以以不同的暴露剂量与时间的表达方式分别探索与结局的关联。此外，暴露物质在体内的滞留时间、疾病的潜伏期或暴露的引导时间长短等因素，也会影响不同时间暴露的病因权重及暴露与疾病发生之间的关系。

3. 暴露的差异性错分与非差异性错分

解析： 系统性的测量误差称为信息偏倚，在分类变量中又称错分（错误分类）。如果对变量的错分受到其他变量实际值的影响，称为差异性错分；不受其他变量实际值影响的错分为非差异性错分。如果对变量的错分受到其他变量测量时的误差影响，称为非独立误差；如果不受其他变量测量误差的影响，则称为独立误差。暴露的差异性错分常见于暴露的测量受结局的影响，如经典的病例对照研究中的回忆偏倚：进行暴露的回忆和报告时，病例受疾病诊断的影响而过高报告了暴露程度，从而使部分实际的非暴露者被错误分到暴露组，夸大了关联。对差异性错分来说，错分既可以导致对效应估计的夸大，也可导致低估，两种偏倚方向皆有可能。而对非差异性错分，常常可以看到研究者在讨论中简单陈述其可能的暴露错分是非差异性的，并进一步陈述"非差异性错分使效应估计偏向无效假设"，暗示"实际关联可能比目前报告的强度更大，我们报假警的可能小"。实际上，非差异性错分使效应估计偏向无效假设应满足以下三个前提：①暴露为二分类；②错分为非差异性，即对暴露的错分不受结局的影响；③误差独立。当以上三条假设皆满足时，对暴露的非差异性错分下，效应估计会偏向无效假设（null）。

【案例】

案例 3-1　年龄的获得与计算

年龄是许多流行病学研究都需要测量的变量。在调查问卷中，如何更好地收集研究对象的年龄信息？

案例 3-2　连续与分类变量

在对研究对象的一些身体指标（如身高、体重、腰围、血压等）进行测量时，是记录原始测量值好，还是记录分类（如身体质量指数按偏瘦、正常、超重、肥胖）好？

案例 3-3　给调查者和研究对象简洁、易问易答的问题，把计算留给统计分析

在对研究对象收集一生吸烟习惯与累计吸烟量的时候，有一个常用的概念叫"包年"（pack-year），即每日吸烟的包数乘以累积吸烟的年数。从案例 3-2 中我们学习了连续变量提供的信息量更大，后续分析中转化更灵活，那么在问卷中直接询问：您一生累积吸烟的包年为多少，一生累积吸烟的支数为多少，是否合适？

案例 3-4　自我报告与客观测量，本人应答、替代应答与病历记录

不同的暴露因素，适合的测量方式也不相同，请对以下暴露信息选择合适的测量方式：

1. 乙型肝炎病毒感染情况。
2. 青少年期的饮食习惯。
3. 性行为史。
4. 肿瘤患者的吸烟史。
5. 肿瘤患者的癌症分级与分期。
6. 三岁儿童的近期社会接触史。
7. 每日的睡眠状况。

案例 3-5　长期暴露与短期暴露，既往暴露与当下暴露，环境暴露与个体暴露

长期暴露与短期暴露、既往暴露与当下暴露需选用不同的测量方式。选择哪种测量方式，取决于研究问题，也受客观条件影响。请给出下列方式测量的是哪类暴露：

1. 呼气中的酒精含量。
2. 血液中的酒精含量。
3. ^{13}C 呼气试验检测幽门螺杆菌感染。
4. 血液 IgG 抗体检测幽门螺杆菌感染。
5. 食物频率问卷（Food Frequency Questionnaires，FFQ）收集饮食习惯。

6. 24 小时膳食回顾。

7. 头发中汞的浓度。

8. 某城市某日 $PM_{2.5}$ 测量记录。

9. $PM_{2.5}$ 颗粒物个人采样器。

主题二：暴露信息的处理

案例 3-6　连续变量转换为分类变量

1. 请将表 3-3 中的身体质量指数（body mass index，BMI）测量值按以下两种方式转变为分类变量赋值。

（1）四分位数分组。

（2）中国人群肥胖标准分组（表 3-2）。

表 3-2　中国人群肥胖标准分组

中国参考标准	BMI/(kg·m^{-2})
偏瘦（第 1 组）	<18.5
正常（第 2 组）	18.5 ~ 23.9
超重（第 3 组）	24.0 ~ 27.9
肥胖（第 4 组）	≥ 28.0

表 3-3　BMI 测量值分类表

序号	BMI/(kg·m^{-2})	四分位数分组	中国肥胖标准分组	序号	BMI/(kg·m^{-2})	四分位数分组	中国肥胖标准分组
1	17.0			11	18.4		
2	27.1			12	29.9		
3	22.9			13	25.8		
4	25.7			14	27.4		
5	29.0			15	19.7		
6	23.3			16	24.8		
7	30.7			17	24.9		
8	26.6			18	27.4		
9	27.1			19	26.3		
10	24.0			20	17.5		

序号	BMI/(kg·m⁻²)	四分位数分组	中国肥胖标准分组	序号	BMI/(kg·m⁻²)	四分位数分组	中国肥胖标准分组
21	30.1			31	25.4		
22	17.6			32	19.7		
23	25.6			33	24.7		
24	22.0			34	18.0		
25	21.0			35	28.3		
26	25.8			36	25.8		
27	22.9			37	25.3		
28	21.5			38	19.7		
29	24.6			39	19.8		
30	23.7			40	18.9		

案例 3-7　暴露测量尺度

暴露测量尺度可分为以下四类，请对每种尺度举出例子。

1. 名义尺度　符号或数字只是一种定性的分类标志，各类之间互相排斥。两个相同的符号或数字所标记的对象应视为等价的或相同的，而不同的符号或数字所标记的对象则是不同的，但两个测量对象不同的数字或符号并不能说明它们之间的差异有多大。

2. 等级尺度　数字或符号只表示变量的等级顺序，它们之间的差别并不是测量值之间的真正差异或绝对值，只表示相等和不相等，反映某个个体数值大于或小于另外一个或一些个体值，也不能表示各个等级之间的间隔是否相等。

3. 间隔尺度　给不同分类或不同个体指定一个相对数值，其反映了两个基本测量值的真正（确切）差异。它不仅表示测量的尺度，而且可以表示顺序。间隔尺度具有等级尺度所有的特性，除了能比较大小外，间隔尺度测量值之间的差别也可以比较大小，可以相加或相减，其结果仍然有意义。只要两个测量值不变，任何场合下重复测量的差值也不变，但它的零点是人为设定的，所以乘法和除法运算的结果不是唯一的，因而没有意义。

4. 比例尺度　是将一个测量值表示为另一个测量值的倍数，通过计算一个比值来对两个测量值进行有效比较。比例尺度具有间隔尺度的所有特点，同时也允许乘除运算。比例尺度的零点是真正的零点（自然零点）。流行病学研究中的大多数变量是用或可用比例尺度来测量。

主题三：暴露信息的分析

案例 3-8　哑变量（dummy variable）的设置

名义尺度和等级尺度，哪一种进入回归模型时必须以哑变量的形式？哪一种既可以哑变量形式，也可以原始形式进入模型？以原始形式进入模型时，采用了何种假设？

案例 3-9 从多个角度描述暴露及检验暴露 - 结局关联

不同暴露方式可能产生不同的生物学效应。总暴露剂量相等时，短时间高强度暴露与长时间低强度暴露产生的效应也可能不同。20 个吸烟包年可以是每日吸 1 包持续 20 年，也可以是每日吸 4 包持续 5 年，还可以是其他多种情况，这些不同累积方式对不同疾病的发生影响也会不同。这提醒我们在研究中常常需要从不同角度描述暴露，并检验其与结局的关联。常用方法包括峰值暴露、累积暴露和平均暴露。请谈谈表 3-4 从哪些角度描述及检验了吸烟暴露与肝癌风险的关联。

表 3-4 江苏省四癌研究中吸烟与肝癌的关联

变量	调整 OR(95%CI)		
	所有对象	男性	女性
是否吸烟			
否	1.00	1.00	1.00
是	1.43(1.20 ~ 1.70)	1.62(1.33 ~ 1.96)	0.82(0.53 ~ 1.26)
吸烟状况			
从不吸烟	1.00	1.00	1.00
曾吸烟	1.88(1.43 ~ 2.46)	2.19(1.62 ~ 2.96)	1.00(0.47 ~ 2.12)
当前吸烟	1.43(1.19 ~ 1.73)	1.60(1.29 ~ 1.96)	0.89(0.55 ~ 1.46)
开始吸烟年龄（岁）	$P_{\text{for trend}}$<0.001	$P_{\text{for trend}}$<0.001	$P_{\text{for trend}}$=0.200
从不吸烟	1.00	1.00	1.00
≥ 45	1.33(0.65 ~ 2.74)	1.01(0.28 ~ 3.56)	1.16(0.49 ~ 2.79)
35 ~ 44	1.63(1.00 ~ 2.68)	1.92(1.06 ~ 3.47)	1.06(0.42 ~ 2.67)
25 ~ 34	1.47(1.14 ~ 1.89)	1.70(1.29 ~ 2.24)	0.71(0.31 ~ 1.66)
<25	1.40(1.16 ~ 1.69)	1.57(1.28 ~ 1.94)	0.70(0.39 ~ 1.26)
日吸烟量（支 / 天）	$P_{\text{for trend}}$=0.008	$P_{\text{for trend}}$=0.002	$P_{\text{for trend}}$=0.584
从不吸烟	1.00	1.00	1.00
<10	1.81(1.31 ~ 2.50)	2.41(1.68 ~ 3.47)	0.59(0.26 ~ 1.35)
10 ~ 19	1.61(1.26 ~ 2.05)	1.75(1.34 ~ 2.29)	1.25(0.66 ~ 2.40)
20 ~ 29	1.25(0.99 ~ 1.58)	1.40(1.08 ~ 1.81)	0.88(0.44 ~ 1.75)
≥ 30	1.41(1.00 ~ 1.99)	1.65(1.14 ~ 2.38)	0.34(0.04 ~ 2.66)

变量	调整 OR(95%CI)		
	所有对象	男性	女性
烟龄(年)	$P_{for\ trend}<0.001$	$P_{for\ trend}<0.001$	$P_{for\ trend}=0.738$
从不吸烟	1.00	1.00	1.00
<20	1.49(1.04 ～ 2.12)	1.57(1.06 ～ 2.35)	0.84(0.32 ～ 2.25)
20 ～ 29	1.76(1.34 ～ 2.32)	1.99(1.47 ～ 2.69)	0.58(0.23 ～ 1.46)
30 ～ 39	1.30(1.01 ～ 1.67)	1.41(1.07 ～ 1.85)	1.08(0.53 ～ 2.22)
≥ 40	1.42(1.11 ～ 1.81)	1.68(1.28 ～ 2.21)	0.92(0.48 ～ 1.78)
累积吸烟量(包年)	$P_{for\ trend}=0.007$	$P_{for\ trend}<0.001$	$P_{for\ trend}=0.682$
从不吸烟	1.00	1.00	1.00
1 ～ 19	1.65(1.34 ～ 2.02)	1.88(1.49 ～ 2.37)	0.80(0.47 ～ 1.37)
≥ 20	1.28(1.01 ～ 1.61)	1.45(1.12 ～ 1.87)	0.97(0.51 ～ 1.85)

案例 3-10 暴露的引导时间

从暴露开始到产生效应之间的时间称为暴露的引导时间(induction period)。由生物学机制决定,不同暴露引起效应的引导时间不同;同一暴露引起不同结局的引导时间也可能不同。试分析下列暴露 - 结局关联中暴露的大致引导时间。

(1)新冠病毒感染与肺炎。

(2)HPV 感染与宫颈癌。

(3)原子弹爆炸与失明。

(4)原子弹爆炸与白血病。

(5)高脂饮食与糖尿病。

(6)吸烟与慢性阻塞性肺疾病。

案例 3-11 暴露随时间变化,暴露分组的变化

当我们设定了暴露的引导时间,那么在引导时间抵达前发生的结局就不应归因于暴露。例如,在职业流行病学研究中,某工厂的暴露因素:接触芳香胺类化学物质可能引起膀胱癌的发生,假设该暴露因素需要 3 ～ 5 年时间产生效应,那么刚加入工厂的工人中发生的膀胱癌病例就不应归因于其职业暴露。暴露的剂量变化也由此影响对研究对象的暴露分组和相应组内的在危人时累积。请阐述对图 3-1 的理解。

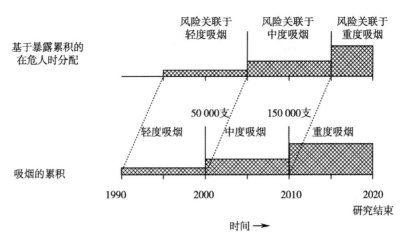

图 3-1　吸烟暴露的剂量变化与累积和相应在危人时的分配

案例 3-12　暴露的错分

1. 假设表 3-5 及表 3-6 是一项胰腺癌病例对照研究中的真实暴露情况，求 *OR*。

2. 如果病例中有 20% 的无过量饮酒者将自己报告为过量饮酒，对照中无错误报告，做新的四格表并求 *OR*。

3. 如果病例和对照都有 10% 的对象错误报告饮茶分组，做新的四格表并求 *OR*。

表 3-5　过量饮酒与胰腺癌四格表

过量饮酒	病例	对照
有	250	100
无	150	300
合计	400	400

表 3-6　饮茶与胰腺癌四格表

习惯饮茶	病例	对照
有	100	180
无	300	220
合计	400	400

【思考题】

如何从充分病因模型理解暴露的引导时间？

附 案例解析与思考题答案

案例解析

案例 3-1 分析

记录研究对象的出生日期比记录当下的年龄更好，通过身份证号获取研究对象的出生日期更好，也不能遗漏记录调查当时的日期。

研究者自报的年龄，可能受到年长者记忆能力的影响，也可能受到周岁/虚岁、阴历/阳历等不同记龄方式的影响，身份证上的日期不受记忆影响，一般来说更为准确。但在实际工作中也可能遇到身份证出生日期登记不准确的情况，需要根据实际情况判断影响大小，灵活把握。出生日期不随时间变化，而年龄随着时间一直在变。生日与调查日期一起，可以准确计算出研究对象接受调查时的年龄；有了出生的年份，也可随时计算到任意感兴趣的时间研究对象的年龄。因此，即便调查时只记录了年龄，也应在数据整理时及时转换，补充记录出生的年份。对于长期随访的数据库来说，记录各类不会变化的日期的效率高于记录各类会随时间变化的时间段长度。

案例 3-2 分析

在大多数情况下应记录原始测量值。连续变量在数据分析中有更大的灵活性，既可以直接进入统计分析，又可以在需要时，通过恰当的方法转换为分类变量。从连续变量转化为分类变量，不可避免一定信息量的丢失，我们应尽量在数据分析阶段开展转换工作，并能按不同的标准调整分组。如直接记录分类后的变量，再要获取原始测量值就非常困难。

但也有情况可能例外。如调查研究对象的收入状况，可能会被视为隐私而不愿报告具体数字，这时在自我报告中使用分类选项，可能有助于提高应答率。

案例 3-3 分析

不合适。调查现场做这样的计算烦琐，如出错后续也无从纠正。正确方式是询问研究对象吸烟状况，对吸烟者和既往吸烟者询问开始吸烟的年份（或年龄）、每日吸烟的包数，若有戒烟，戒烟的年份（或年龄）。在统计分析时再根据开始/停止吸烟的年份和吸烟量进行包年的计算或累积吸烟支数的计算，并视下一步分析的需求，开展进一步分类。

案例 3-4 分析

1. **乙型肝炎病毒感染情况** 血清学检测。
2. **青少年期的饮食习惯** 自我报告。

3. 性行为史　匿名保护下的自我报告。

4. 肿瘤患者的吸烟史　自我报告。

5. 肿瘤患者的癌症分级与分期　病历记录摘取或临床医生报告。

6. 三岁孩童的近期社会接触史　替代应答（家长报告）。

7. 每日的睡眠状况　有睡眠监测功能的手表等佩戴设备。

案例 3-5 分析

1. 呼气中的酒精含量　短期暴露。

2. 血液中的酒精含量　短期暴露。

3. ^{13}C 呼气试验检测幽门螺杆菌感染　当下暴露。

4. 血液 IgG 抗体检测幽门螺杆菌感染　历史暴露。

5. 食物频率问卷（FFQ）收集饮食习惯　长期暴露。

6. 24 小时膳食回顾　短期 / 当下暴露。

7. 头发中汞的浓度　中长期暴露。

8. 某城市某日 $PM_{2.5}$ 测量记录　环境短期暴露。

9. $PM_{2.5}$ 颗粒物个人采样器　个体短期暴露。

案例 3-6 分析

分位数分组适合检验研究人群中相对暴露程度与结局的关联，当暴露 - 结局关联较不明确时，可探索使用，发现有意义的暴露阈值；按特定类别分组有明确临床意义，与其他使用绝对测量值划分方式一样，更便于不同研究人群观察的比较及合并。BMI 测量值分类变量赋值见附表 3-1。

附表 3-1　BMI 测量值分类表

序号	BMI/$(kg \cdot m^{-2})$	四分位数分组	中国肥胖标准分组	序号	BMI/$(kg \cdot m^{-2})$	四分位数分组	中国肥胖标准分组
1	17.0	1	1	8	26.6	4	3
2	27.1	4	3	9	27.1	4	3
3	22.9	2	2	10	24.0	2	3
4	25.7	3	3	11	18.4	1	1
5	29.0	4	4	12	29.9	4	4
6	23.3	2	2	13	25.8	3	3
7	30.7	4	4	14	27.4	4	3

序号	BMI/(kg·m^{-2})	四分位数分组	中国肥胖标准分组	序号	BMI/(kg·m^{-2})	四分位数分组	中国肥胖标准分组
15	19.7	1	2	28	21.5	2	2
16	24.8	3	3	29	24.6	2	3
17	24.9	3	3	30	23.7	2	2
18	27.4	4	3	31	25.4	3	3
19	26.3	3	3	32	19.7	1	2
20	17.5	1	1	33	24.7	2	3
21	30.1	4	4	34	18.0	1	1
22	17.6	1	1	35	28.3	4	4
23	25.6	3	3	36	25.8	3	3
24	22.0	2	2	37	25.3	3	3
25	21.0	2	2	38	19.7	1	2
26	25.8	3	3	39	19.8	1	2
27	22.9	2	2	40	18.9	1	2

案例 3-7 分析

暴露测量尺度可分为四类：①名义尺度，如性别男/女、血型 A/B/O/AB 等；②等级尺度，如文化程度文盲/小学/初中/高中/大专及以上，食物摄入频率每周 1~3 次、每周 4~6 次、每周 7 次以上等；③间隔尺度，如出生年份、智商等；④比例尺度，如身高、体重、血压、血糖等。

案例 3-8 分析

名义尺度的赋值符号或数字只是一种标志。以血型为例，无论赋值为 A/B/O/AB 还是 0/1/2/3，符号和数字大小在此无数值意义，因而必须以哑变量形式进入模型，分别与参照组比较报告相对危险度。等级尺度如文化程度，数字大小体现了等级，但不能表示各等级间隔相等，也推荐使用哑变量形式进入模型。如若勉强以原始尺度进入模型，则表示假设各等级间隔相等，即文盲与小学间的差异间隔等于小学与初中的间隔；文盲与初中的间隔等于两个文盲与小学的间隔……这显然是一个较强的相加性假设。

案例 3-9 分析

从最简单的"从未/有过吸烟""从未/既往吸烟者/当下吸烟者"到"开始吸烟年龄"表示暴露开始时间,"每日吸烟量"表示平均暴露量,"吸烟年数"表示累积暴露时长,以及"包年"表示吸烟量与时长的综合累积。

案例 3-10 分析

(1)新冠病毒感染与肺炎:3~7 天
(2)HPV 感染与宫颈癌:20~30 年
(3)原子弹爆炸与失明:瞬间
(4)原子弹爆炸与白血病:2~5 年
(5)高脂饮食与糖尿病:数月~数年
(6)吸烟与慢性阻塞性肺疾病:10^+ 年

案例 3-11 分析

当研究对象刚开始吸烟,且吸烟量为轻度吸烟时,应延迟一段设定的基于生物学机制的引导时间,再开始积累其归于轻度吸烟组的人时;同样,当其吸烟行为发生改变,成为一位中度吸烟者,在刚转变的一段时间内发生的疾病仍应归因于之前的轻度吸烟,因为中度吸烟的效应还未显现。这对研究对象合理的暴露分组并累积相应组内的暴露人时、获得正确的关联估计有重要意义。

案例 3-12 分析

1. 过量饮酒与胰腺癌:$OR=(250/150)/(100/300)=5$
   习惯饮茶与胰腺癌:$OR=(100/300)/(180/220)=0.41$
2. 过量饮酒错分(附表 3-2):$OR=(280/120)/(100/300)=7$

附表 3-2　饮酒与胰腺癌四格表

过量饮酒	病例	对照
有	280	100
无	120	300
合计	400	400

典型回忆偏倚:暴露测量受结局影响,病例强调夸大了暴露的报告,暴露的错分使 OR 被高估。

3. 饮茶习惯错分（附表 3-3）：$OR=(120/280)/(184/216)=0.50$

附表 3-3　饮茶与胰腺癌四格表

饮茶习惯	病例	对照
有	120	184
无	280	216
合计	400	400

当①暴露为二分类；②错分为非差异性，即对暴露的错分不受结局影响；且③误差独立，OR 估计会偏向无效假设（null，$OR=1$）。

思考题答案

充分病因模型中，每一种暴露作为组分病因，其出现的时间到该充分病因中其他组分病因齐备而结局发生的时间即为该暴露的引导时间。一个充分病因中各组分病因可有不同长短的引导时间。对不同的病例而言，一个组分病因可能因为其他组分病因出现的时间不同而使得引导时间因人而异。对应在人群层面的测量上，我们可以观察到疾病的同一种致病因素在不同的自然或者人为环境下，可能在引导时间上不尽相同。

（刘　星）

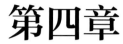

第四章
效应和关联的测量

【目的】

流行病学研究中，估计暴露对人群疾病或健康状况的影响非常重要。暴露的效应可能首先因其与人群疾病或健康状况的关联被注意到。本章以队列研究为例，对效应和关联测量的基本概念进行讨论，同时提供相关案例。

【基本概念】

理想的流行病学研究设计是观察相同受试对象同时暴露或不暴露于某因素的效应，这时研究对象所有其他情况包括时间相关条件完全相同（图4-1）。然而，这是"反事实的"（counterfactual），根本不可能知道暴露人群如果当初不暴露会怎么样。

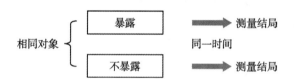

图 4-1　"反事实的"因果效应测量的理想研究设计

理想的对照组应是暴露组中所有个体如果当初不暴露，这就需要观察同一对象同时暴露或不暴露于某因素时的效应。这意味着研究人员对某个人群进行研究，将其置于某种暴露情况下（如吸烟），随访一段时间后，测量疾病或事件发生结局。之后，研究人员"神奇地"返回研究起点，将相同人群置于另一种暴露情况下（如不吸烟），随访完全相同的时期（起点和终点时间完全相同，不仅仅随访时长相等）。这种理想情况有助于我们获知暴露是否对结果有因果效应。然而，这是"反事实的"、不可能存在的情况，我们无法回到过去，消除第一种暴露情况对人群的影响。因此，必须考虑时间现实性限制，采用某种类似的试验设计，解决无法回到当初的问题。既然同一个人（人群）不可能同时既暴露又不暴露于某因素，那么流行病学家必须选择除暴露情况不同（暴露和非暴露）外尽可能相同的人群。如果暴露对疾病没有影响，那么暴露组和非暴露组的发病率是相同的。但如果暴露组与非暴露组的发病率不同，就可以推断暴露对疾病发生有影响。

（一）效应测量与关联测量

"效应测量"和"关联测量"通常可以互换使用。尽管两者的数学计算方法相似，但两者的定义不同。

理想情况下的效应测量是比较同一人群在两种完全不同情况（暴露或非暴露）下的疾病发生情况。如前所述，这种"反事实的"理想流行病学研究设计可以确定效应的确切大小。然而，我们也可以通过真实世界研究，对效应测量值进行估计，也就是将受试者分为不同组（如暴露组和非暴露组），使各组除暴露状况不同外，其他方面尽可能相同。

关联测量是比较两个不同人群或亚组（如男性与女性）疾病发生情况，各组人员固定，不能变换。当评估诸如横断面或病例对照研究这类缺乏因果推断所必须因果时序的流行病学研究时，可以采用关联测量。通常我们感兴趣的是效应测量，以了解消除某个暴露因素能否降低人们的发病风险。

（二）效应测量：相对测量和绝对测量的比较

在流行病学研究中，效应测量指标用于衡量暴露与结局之间的关联强度，这种关联强度通常被称为"效应大小"，可以用相对测量值或绝对测量值表示。绝对测量值是两组测量值之间的差值（如暴露测量值 - 非暴露测量值）。相对测量值是两组测量值之间的比值。这些测量值代表了不同的风险概念，对危险严重程度的解释也不同，因此被用于不同目的。相对效应测量值常被用于病因学研究；绝对效应测量值则对公共卫生影响如受暴露和疾病影响的人数等，可提供更全面的视角。

队列研究中常用发病率表示疾病风险，即在一段特定时间内，最初没有患病的特定人群中新发病例（或其他事件）数量。队列研究中经常使用相对效应测量值和绝对效应测量值，用以比较暴露组与非暴露组疾病或事件的发生风险（表4-1）。

需要注意的是，表4-1所列并非所有可用的测量值，另有许多不同类型的测量值，可用于描述不同情况下健康结局的不同信息。此外，这些公式也不是唯一可用的公式，可进行变换。

表 4-1　流行病学研究中常用的相对和绝对效应测量值概要

类型	测量值	定义	其他术语	常用研究	计算公式
相对效应	相对危险度 (relative risk, RR)	暴露组与非暴露组发病(事件)的危险度之比	危险度比 (risk ratio) 累积率比 (cumulative incidence ratio)	队列(纵向)研究, RCT	I_e/I_0
	比值比 (odds ratio, OR)	病例组与对照组暴露比值之比或暴露组与非暴露组发生疾病(事件)比值之比	暴露比值比 (exposure odds ratio) 发病率比值比 (incidence odds ratio) 患病率比值比 (prevalence odds ratio)	队列、横断面、病例对照研究	Odds cases / Odds control 或 Odds exposed / Odds unexposed
绝对效应	归因危险度 (attributable risk, AR)	危险归因于暴露因素的程度	危险度差 (risk difference) 超额危险度 (excess risk)	队列研究	I_e-I_0
	人群归因危险度 (population attributable risk, PAR)	总人群发病(事件发生)率中归因于暴露的部分	—	队列研究	I_t-I_0
	人群归因危险度分值 (population attributable fraction, PAF)	人群归因危险度占总人群全部发病(事件发生)的百分比	—	队列研究	PAR/I_t 或 $P_e\times(RR-1)/[P_e\times(RR-1)+1]$
	需治疗人数 (number needed to treat, NNT)	防止 1 例不良事件发生需要治疗的病例数	—	RCT	1/(对照组事件发生率 - 治疗组事件发生率)
	寿命损失年 (years of life lost, YLL)*	因暴露导致的过早死亡，是潜在寿命损失年总和(死亡年龄与特定人群预期寿命的比较)	潜在减寿年数 (potential years of life lost, PYLL 或 years of potential life lost, YPLL)	队列研究	Σ(人群期望寿命 - 个体死亡时年龄)

注：*计算 YLL 的方法不同，例如平均 YLL 或相对于给定人群的 YLL 估计值和暴露率。表格仅展示用个人层面的数据进行通用计算：寿命损失年的总和。

【重点与难点解析】

2×2 表常用于计算效应测量值,更好地了解疾病结局以及暴露情况。以下 2×2 表可用于计算相对危险度(RR)、比值比(OR)和归因危险度(AR)。表 4-1 中其他效应测量值的计算需要 2×2 表(表 4-2)以外的其他相关信息。

表 4-2 2×2 表

暴露	结局		合计
	有	无	
是	a	b	$a+b$
否	c	d	$c+d$
合计	$a+c$	$b+d$	n

1. 相对危险度

相对危险度(RR) = 暴露组的危险度 / 非暴露组的危险度 = $(a/a+b)/(c/c+d)$

RR 值的解释:

$RR=1$,暴露组的危险度 = 非暴露组的危险度,暴露和结局之间没有关联。

$RR>1$,暴露组的危险度 > 非暴露组的危险度,暴露和结局之间存在正向关联。

$RR<1$,暴露组的危险度 < 非暴露组的危险度,暴露和结局之间存在负向关联。

2. 比值比

比值比(OR) = 暴露组疾病发生比值 / 非暴露组疾病发生比值 = $(a/b)/(c/d)=ad/bc$

OR 值的解释:

$OR=1$,暴露组疾病发生比值 = 非暴露组疾病发生比值,暴露和结局没有关联。

$OR>1$,暴露组疾病发生比值 > 非暴露组疾病发生比值,暴露和结局存在正向关联。

$OR<1$,暴露组疾病发生比值 < 非暴露组疾病发生比值,暴露和结局存在负向关联。

比值比与相对危险度的比较

比值比(OR)通常被错误地用于估计相对危险度(RR)。比值比是两个比值之比,相对危险度是两个率之比。OR 通常会高估或低估 RR,具体取决于暴露与结局是正关联还是负关联。然而,在疾病(结局)患病率较低(即罕见疾病)的情况下,OR 可较好地估计 RR。

以某个队列人群为例,我们看看常见疾病和罕见疾病 OR 和 RR 的差异。

常见病		
	疾病	
	有	无
暴露　是	600	2 400
露　　否	400	3 600

$RR=(600/3\ 000)/(400/4\ 000)=2.00$

$OR=(600×3\ 600)/(2\ 400×400)=2.25$

少见病		
	疾病	
	有	无
暴露　是	60	2 940
露　　否	40	3 960

$RR=(60/3\ 000)/(40/4\ 000)=2.00$

$OR=(60×3\ 960)/(2\ 940×40)≈2.02$

罕见病		
	疾病	
	有	无
暴露　是	6	2 994
露　　否	4	3 996

$RR=(6/3\ 000)/(4/4\ 000)=2.00$

$OR=(6×3\ 996)/(2\ 994×4)≈2.00$

一般来说，如果人群（或未暴露组）中疾病发生率低于 5%，则 OR 可以很好地估计 RR，因此 OR 常用于罕见疾病的病例对照研究。队列研究设计研究罕见疾病是不可行的，因为维持队列的成本太高，可能没有足够的罕见疾病发生以准确计算 RR。

3. 归因危险度

归因危险度（AR）= 暴露组发病率 – 非暴露组发病率 $=(a/a+b)-(c/c+d)$

AR 值的解释：

$AR=0$，暴露组发病率 = 非暴露组发病率，暴露和结局之间没有关联。

$AR>0$，暴露组发病率 > 非暴露组发病率，暴露和结局之间存在正向关联。

$AR<0$，暴露组发病率 < 非暴露组发病率，暴露和结局之间存在负向关联。

归因危险度（AR）是暴露导致的超额疾病或结局风险，AR 用于描述暴露如何影响社区人群健康，因此对人群健康很重要。

人群归因危险度（PAR）测量社区人群中与暴露相关疾病的超额发病率。例如，某一特定人群中因吸烟（暴露）导致的肺癌归因危险是 540/10 万人年。

人群归因危险度分值（PAF）测量社区人群中与暴露相关的疾病发生分值或百分比（计算方法详见表 4-1）。例如，社区人群所有肺癌发病中有 78% 由吸烟导致。

4. 人时

人时是指每名研究对象暴露于风险的时长总和。100 人年（person year，PY）可能是 100 人随访 1 年、10 人随访 10 年、或 50 人随访 1 年加 25 人随访 2 年。可见，人时是所有观察人数与观察时长乘积之和。

5. 关联和效应的标准化测量

标准化率比一般用于比较研究人群与对照组（一般人群）或暴露组与非暴露组的年龄（或其他协变量）调整发病率。由于非暴露组的年龄分布可能与暴露组不同，常需对年龄进行调整。

以**标化发病比**（standardized incidence ratio，SIR）（观察病例 / 预期病例）为例，SIR 用于确定暴露组发病率是否高于一般人群。由于暴露组的年龄分布与一般人群有很大不同，必须考虑各组的年龄结构（表 4-3）。

表 4-3　暴露人群与一般人群对比

年龄 / 岁	暴露人群			一般人群	
	人年数	观察病例数	发病率(1/1 000)	发病率(1/1 000)	预期病例数 *
30 ~ 39	1 324	1	0.8	0.8	1
40 ~ 49	6 341	9	1.4	1.0	6
50 ~ 59	8 512	13	1.5	1.1	9
60 ~ 69	4 567	14	3.1	2.3	11
总计	20 744	37	1.8	0.9	27

注：* 根据暴露组每个年龄段人年分布计算的预期病例数，例如，60 ~ 69 岁组，一般人群人年发病率 =（2.3/1 000）×4 567 人年 =10.5≈11。

根据表 4-3 数据，SIR=暴露人群率 / 一般人群率

$\qquad$ =观察病例数 / 人年 ÷ 预期病例数 / 人年

$\qquad$ =观察病例数 / 预期病例数

$\qquad$ =37/27

$\qquad$ =1.37

如何解释标化发病比或其他标化比？

>1.0 表示暴露组实际发生病例数多于基于一般人群（或对照组）发病率估计的预期病例数。<1.0 表示暴露组发生的病例比一般人群少。上例中，调整年龄分布后，暴露组疾病发病率比一般人群高 37%。

标化率差（SRD）　SRD=暴露人群率 − 一般人群率

$\qquad$ =观察病例数 / 人年 − 预期病例数 / 人年

$\qquad$ =37/20 744−27/20 744

$\qquad$ =10/20 744

$\qquad$ =0.48/1 000 人年

如何解释标化率差　与其他效应绝对测量值（如归因危险度）相同，SRD>0 表示调整年龄（或其他协变量）后，暴露组的风险高于非暴露组 / 一般人群。本例中，调整年龄分布后，暴露组发病率高 0.48/1 000 人年。

【案例】

案例 4-1

X 射线（一种医学成像技术）是否会导致妇女患乳腺癌？表 4-4 为一项队列研究中暴露或未暴露于胸部 X 线检查妇女中发生的乳腺癌病例。请计算暴露组和非暴露组乳腺癌的发病率以及暴露组相比于非暴露组发生乳腺癌的风险比，将结果填入表 4-4。从结果可以得到什么结论？

表 4-4 胸部 X 线检查与乳腺癌的关联大小

X 线检查	乳腺癌病例数	随访人年	发病率(1/1 000)	风险比
是	41	28 001		
否	15	19 025		1.00（对照组）
合计	56	47 026		—

案例 4-2

表 4-5 为一项随访了 10 年的人群队列中吸烟者和非吸烟者的冠心病（CHD）发生情况。请计算表中两组疾病频率测量值和关联测量值。假设该队列是某人群一个有代表性的样本，比值比能否准确估计相对危险度？为什么？

表 4-5 吸烟与冠心病的关联大小

分组	发生冠心病人数	未发生冠心病人数	发病率(1/1 000 人年)	归因危险度(1/1 000 人年)	相对危险度	比值比
吸烟者	84	2 916				
非吸烟者	87	4 913		对照组	对照组	对照组

案例 4-3

一项研究旨在评估卵巢癌筛查能否预防由卵巢癌引起的死亡。研究对象为 50～74 岁绝经妇女，将其随机分为三组：一组 50 625 人接受多模式筛查（MMS），一组 50 623 人接受每年一次经阴道超声筛查（USS），一组 101 314 人不接受筛查。经过中位随访时间为 16.3年的随访，共有 1 206 名妇女死于卵巢癌，其中 MMS 组 296 人、USS 组 291 人、不筛查组619 人。根据该研究结果，你是否支持在人群中实施卵巢癌筛查？为什么？

案例 4-4

一项研究想确定筛查前列腺特异抗原（PSA）是否有助于降低男性前列腺癌的死亡率。共有 162 243 名年龄在 55 ~ 69 岁之间的男性被分为两组：一组平均每 4 年进行一次 PSA 筛查，共 72 890 人，另一组为不接受筛查的对照组，共 89 353 人。筛查组和对照组的中位随访时间分别为 8.8 年和 9.0 年，筛查组有 214 例前列腺癌死亡，对照组有 326 例。请估计筛查组前列腺癌的死亡率下降了多少？为预防一例前列腺癌的死亡，需要对多少名男性进行筛查（四舍五入到 10）？

案例 4-5

产妇暴露于直径 ≤ 2.5μm 的颗粒物（PM$_{2.5}$）可能与早产（PTB）或低出生体重（LBW）等不良结局发生有关。一项研究比较了生活在有 PM$_{2.5}$ 污染和无 PM$_{2.5}$ 污染地区育龄妇女的妊娠结局，发现暴露组每 1 000 名新生儿中有 38.1 例发生 PTB 或 LBW，而在非暴露组中为 20.9 例。假设人群中 45% 育龄女性暴露于 PM$_{2.5}$，且每 1 000 名新生儿中有 28.2 例发生 PTB 或 LBW，请问该人群中发生的不良出生结局可归因于 PM$_{2.5}$ 暴露的人群归因危险度分值是多少？

案例 4-6

深静脉血栓（DVT）是一种可导致严重并发症和死亡的疾病。使用口服避孕药或具备遗传因子 V 的女性患 DVT 的风险增加。在一个 35 万名女性人群队列中，约 7% 存在遗传因子 V。无遗传因子 V 女性的 DVT 发病率为 11/10 万，如服用口服避孕药，则发病率增至 31.5/10 万；有遗传因子 V 女性的 DVT 发病率为 60/10 万，如服用口服避孕药，则发病率升至 290/10 万。

（1）在服用口服避孕药的女性中，与没有遗传因子 V 者相比，有遗传因子 V 女性发生 DVT 的归因危险度是多少？

（2）假设人群中有 50% 女性服用口服避孕药，那么有遗传因素 V 的女性发生 DVT 的人群归因危险度是多少？

（3）一名有遗传因子 V 的女性，她服用口服避孕药与不服用相比，发生 DVT 的风险有多高？

案例 4-7

某人群中传染病 X 的病死率女性为 39/1 000 名感染者，男性为 17/1 000 名感染者。该人群 54% 为男性，请计算该人群传染病 X 的性别调整病死率是多少？

案例 4-8

两种新发疾病 Y 和 Z 正在危害某人群的健康，但当地政府的预算只够用于减少其中一种疾病的传播。表 4-6 所示为一个有代表性样本人群中两种疾病感染者的比例。假定该人群的期望寿命为 75 岁，那么为了提高人群健康和寿命，当地政府应当将预算优先用于哪一种疾病的防控？

表 4-6　因疾病 Y 或 Z 死亡人群的年龄分布

死于疾病 Y 者的年龄 / 岁（5 人）	死于疾病 Z 者的年龄 / 岁（3 人）
70	30
65	45
55	50
59	—
60	—

【思考题】

1. 在一项以医院为基础的病例对照研究探讨饮咖啡与脑卒中的关联。将一组因脑卒中住院的患者与因其他原因住院的对照组进行比较，发现脑卒中住院病例比对照组消耗更多的咖啡。以下表述是否能解释观察到的咖啡与脑卒中的正向关联？

（1）重度饮咖啡者也可能是重度吸烟者，因此吸烟是脑卒中的病因，而非饮咖啡。

（2）患者在脑卒中后减少了咖啡摄入。

（3）住院对照组比一般人群更少饮咖啡，导致饮咖啡与脑卒中之间存在虚假关联。

（4）过量饮用咖啡会导致脑卒中。

2. 一项横断面研究显示，每月吃 30 块以上饼干的儿童，肥胖风险增加了一倍。

（1）如果这种关联是显著的（$P<0.05$），是否可以说吃饼干多会导致 BMI 高？为什么？

（2）如果关联显著但不是因果关系，还可以怎样解释食用饼干与 BMI 之间的关联？

3. 一项队列研究调查了影响多种癌症的生活方式因素，基于表 4-7 数据回答以下问题。

（1）在这个队列中，每 10 万人的肝癌发病率是多少？

（2）计算与不饮酒者相比，饮酒者患肝癌的相对风险（RR）。

（3）用一句话解释饮酒与患肝癌的 RR。

（4）本研究中的比值比（OR）及其解释是什么？

（5）在这种情况下，OR 是 RR 的近似值吗？为什么？

表 4-7　队列人群肝癌发病情况

	肝癌	非肝癌
非饮酒	6	6 490
饮酒	15	12 327

4. 以下是关于随机对照试验（RCT）较观察性队列研究的主要优势的几种说法，这些说法是否准确？为什么？

（1）得出结论更快，研究时间更短

（2）成本更低

（3）减少混杂

（4）研究人员可确保暴露组确实暴露，而未暴露组确实无暴露

（5）可以计算相对危险度

5. 病例对照研究不能回答以下哪个问题？

（1）使高密度脂蛋白胆固醇（HDLC）升高的药物可以预防心血管疾病吗？

（2）新型抗病毒药物预防新冠病毒感染不良作用的效果如何？

（3）循环 CA-125 是卵巢癌的危险因素吗？

（4）开胸手术后并发症的发生频率是多少？

（5）化疗会增加患者患阿尔茨海默病的风险吗？

附 案例解析与思考题答案

案例解析

案例 4-1 分析

暴露组发病率 =41/28 001=1.5/1 000 人年

非暴露组发病率 =15/19 025=0.8/1 000 人年

风险比 = 相对危险度 = 暴露组发病率 / 非暴露组发病率 =1.5/0.8=1.9

相对危险度为 1.9，即进行胸部 X 线检查的妇女患乳腺癌的风险比没有检查的妇女高90%。然而，尚不能得出 X 线检查会导致乳腺癌发生的结论，因为这是一项队列研究，暴露组与非暴露组妇女可能在许多方面不同，如做胸部 X 线检查的妇女可能患有其他疾病或更不健康（即存在混杂因素），因此医生需要对她们做胸部 X 线检查；另外，做 X 线检查的妇女可能年龄较大，医生为了谨慎起见，想检查她们是否在肺、膈肌等部位有其他疾病。但可得出 X 线检查与较高的乳腺癌风险有关。

案例 4-2 分析

由于随访时长是 10 年，需计算年发病率，且最终测量单位是每 1 000 人年，因此需将数值除以 10，再乘以 1 000。

吸烟者发病率：84/3 000×1 000/10 年 =2.8/1 000 人年

非吸烟者发病率：87/5 000×1 000/10 年 =1.74/1 000 人年

归因危险度是这两组发病率之差：2.8/1 000 人年 −1.74/1 000 人年 =1.06/1 000 人年

相对危险度是两组发病率之比：（2.8/1 000 人年）/（1.74/1 000 人年）=1.61。

比值比的计算方法：（84×4 913）/（2 916×87）=1.63

本例中比值比与相对危险度数值较为接近，可认为是对相对危险度的较好估计。此外，冠心病在该人群中为罕见病，总发病率仅为（84+87）/（3 000+5 000）=2.1%，低于对罕见病定义的经验值（5%）。因此，*OR* 是 *RR* 的一个合理估计值。

案例 4-3 分析

这是一项随机干预试验，三组人群为随机分组产生，人群特征应无显著差异，可直接比较效应值。计算得到三组卵巢 / 输卵管癌的死亡率分别为：

MSS 组：296/50 625=0.6%

USS 组：291/50 623=0.6%

不筛查组：619/101 314=0.6%

可见，三组死亡率均为0.6%，各筛查组卵巢癌死亡风险与不筛查组相比并无显著下降，因此不支持在人群中进行卵巢癌筛查。

案例 4-4 分析

筛查组死亡率：214/72 890=0.002 93

对照组死亡率：326/89 353=0.003 64

相对危险度 =0.002 93/0.003 64=0.80 或80%，即所减少的死亡百分比是 20%

需治疗人数（NNT）=1/ 危险度差 =1/（0.003 64-0.002 93）=1/0.000 71=1 408.5

因此，为减少 1 例前列腺癌死亡，大约需要对 1 410 名男性进行筛查。

案例 4-5 分析

归因危险度（AR）= 暴露组发病率 – 非暴露组发病率 =38.1/1 000-20.9/1 000=17.2/1 000

相对危险度（RR）= 暴露组发病率 / 非暴露组发病率 =38.1/20.9=1.823 0

人群归因危险度（PAR）= 总人口发病率 – 非暴露者发病率

$$=28.2/1\ 000-20.9/1\ 000=7.3/1\ 000$$

人群归因危险度分值（PAF）= 人群归因危险度 / 总人口发病率 =7.3/28.2=0.258

因此，该人群中 25.8% 的不良出生结局（早产或低出生体重）是由暴露于PM$_{2.5}$引起的。

注：人群归因危险度分值也可计算为：

PAF= 人群暴露比例 ×（相对危险度 –1）/[人群暴露比例 ×（相对危险度 –1）+1]

$\quad$ =0.45×(1.823–1)/[(0.45×(1.823–1))+1]

$\quad$ =0.37/1.37

$\quad$ =27%

案例 4-6 分析

将不同情况下 DVT 的发病率（1/10 万）列入如下 2×2 表：

		口服避孕药使用	
		是	否
遗传因素 V	有	290	60
	无	31.5	11

（1）服用口服避孕药女性中，有遗传因子 V 相比于无遗传因子 V 女性的归因危险度为：290/10 万 –31.5/10 万 =258.5 /10 万

（2）人群归因危险度：258.5/10 万 ×7%×50%=9.05/10 万

（3）相对危险度：290/60=4.83，该女性服用口服避孕药发生 DVT 的风险几乎为不服用者的 5 倍。

案例 4-7 分析

传染病 X 的性别调整病死率 =17/1 000×0.54+39/1 000×（1−0.54）

$$=9.18‰+17.94‰$$

$$=27.12‰$$

案例 4-8 分析

如果考虑将预算用于负担重的疾病，那么就死亡比例而言，应优先防控疾病 Y。然而，该人群的预期寿命为 75 岁，而死于疾病 Y 者年龄较大，即使不死于疾病 Y，也可能不久后死于其他疾病。挽救年老者 3 年或 5 年的生命不能与挽救年轻者 30 年的生命相提并论。因此，尽管很难基于个体情况做出判断，但决策时需比较两种疾病引起的潜在寿命损失年（YLL），其计算方法为：Σ 预期寿命 − 死于疾病年龄，如 75−70=5 年寿命损失。计算得到的疾病 Y 与 Z 的 YLL 如附表 4-1 所示。

附表 4-1　因疾病 Y 或 Z 死亡人群潜在寿命损失年（YLL）

疾病 Y		疾病 Z	
死亡年龄 / 岁（n=5）	YLL：Σ 预期寿命 − 死于疾病年龄	死亡年龄 / 岁（n=3）	YLL：Σ 预期寿命 − 死于疾病年龄
70	5	30	45
65	10	45	30
60	15	50	25
59	16	—	—
55	20	—	—
总计	66	—	100

可见，尽管死于疾病 Z 的人数较少，但造成的 YLL 为 100 年，高于疾病 Y 的 66 年。因此，将预算用于防控疾病 Z 更有利于提高整体人群的健康和长寿。

思考题答案

1. 参考答案

（1）有可能：吸烟是大量饮用咖啡与脑卒中关联中的混杂因素。

（2）不可能：如果患者脑卒中后减少了咖啡摄入，那么饮咖啡与脑卒中之间将存在负（反向）关联，而不是正关联。

（3）可能：虚假关联意味着观察到的关联仅仅由于机遇，α取值为0.05意味着有1/20的概率通过随机机遇观察到关联。

（4）可能：过量饮用咖啡可能通过某种生物学途径导致脑卒中。

2. 参考答案

（1）由于这是一项横断面研究，x和y之间的关系不一定是因果关系，只表明存在相关性，而这种相关性可能是其他因素造成的。

（2）可能是反向因果关系：BMI高的儿童通常吃更多的食物，因此也吃更多饼干；也可能是高热量摄入的混杂效应：可能是高热能摄入导致肥胖，而不是饼干本身。

3. 参考答案

（1）发病率：（6+15）/（6+6 490+15+12 327）×100 000=111.5 /10万

（2）RR=[15/(15+12 327)]/[6/(6+6 490)]=1.31

（3）饮酒者患肝癌的风险是非饮酒者的1.31倍，或饮酒者患肝癌的风险比非饮酒者高31%。

（4）OR=（15×6 490）/（6×12 327）=1.32。肝癌患者中饮酒与非饮酒的比值是非肝癌者中的1.32倍，用于估计"饮酒者患肝癌风险是不饮酒者的1.32倍"或"饮酒者患肝癌的风险比非饮酒者高32%"。

（5）是，因为肝癌在人群中发病率很低，不到5‰。在此情况下，OR是RR的近似值。

4. 参考答案

（1）RCT可以比观察性研究用时更短或更长，因研究结局而异，但这不能视为RCT相比于队列研究的优势或劣势。

（2）RCT可能非常昂贵，这是因为RCT由于需要良好的试验设计和细致的随访（确定结局事件等），而且在研究开始前就要仔细规划。一项研究的成本取决于所研究的问题：感兴趣的暴露和结局，进而决定了需招募的受试者数量、受试者需要的干预类型以及随访时长。所有这些共同决定了研究的成本。

（3）控制混杂因素是RCT的主要优点，使RCT成为推断暴露与结局因果关系的金标准。由于受试者被随机分配至暴露组和非暴露组，因此结局的任何差异都可归因于暴露。

（4）虽然研究人员可以确保RCT受试者各自的暴露状态，但观察性队列研究也可以确保这一点，尤其是获得准确而详细的暴露数据时。

（5）RCT和纵向观察性研究均可计算相对危险度。

5. 参考答案

答案是（4），病例对照研究不提供发病率信息。病例对照研究可计算比值比，当疾病为罕见病时，比值比可以估计相对危险度。

（Maryam Zaid）

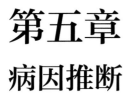

第五章
病因推断

【目的】

1. 掌握 Hill's 因果推断的基本原则。

2. 了解 Hill's 因果推断基本原则的优势和不足。

3. 学会应用 Hill's 因果推断的基本原则进行病因推断。

【基本概念】

1. **病因** 能使人群发病概率升高的因素就是病因。某病的病因可定义为当其他因素或条件满足且固定不变时，导致该病在某一特定时间里发生的必要因素、特征或事件。

2. **危险因素** 复杂病因所致疾病或未明确病因时，相关致病因素常被称为危险因素。相对于个体研究的病因，危险因素为针对群体研究中的相关的多种因素总称。

3. **病因网络模型** 疾病的发生往往与多种因素有关，而同一种因素又可以引起多种疾病，这些病因链交错链接形成一张病因网，即为病因网络模型。

4. **求异法**（method of difference） 指在事件发生的不同情况之间（对群体而言，发病率高与低之间；对个体而言，发病者与不发病者之间）寻找不同的线索。

5. **求同法**（method of agreement） 指在相同事件（如患同种疾病）之间寻找共同点。

6. **共变法**（method of concomitant variation） 如果某因素出现的频率或强度发生变化时，某疾病发生的频率与强度也随之变化，则该因素很可能是该病的病因。

7. **类推法**（method of analogy） 当一种病因未明疾病的分布与另一种病因已清楚的疾病分布特征相似时，则推测这两种疾病的病因可能一致。

8. **排除法**（method of exclusion） 即通过对假设的排除而建立假设的方法。在临床诊断及暴发原因的调查中，常用排除法进行逻辑推理，帮助形成假设。

【重点与难点解析】

1. Henle-Koch 基本原理

19 世纪中叶，随着疾病微生物理论的兴起，Henle 和他的学生 Koch 提出了推断独特的活微生物导致特异疾病的基本原理，简单概括起来有三点：

（1）在该病患者体内总是能找到这种微生物；

（2）在其他疾病患者体内找不到这种微生物；

（3）从该病患者身上可培养到这种微生物，经传几代后仍能导致该病。

2. Hill's 因果推断的基本原则

（1）关联的时序性（temporal relationship）

（2）关联的强度（strength of association）

（3）剂量 - 反应关系（dose-response relationship）

（4）关联的可重复性（consistency）

（5）关联的生物学合理性（biologic plausibility）

（6）相似性（analogy）

（7）实验依据（experimental evidence）

（8）关联的特异性（specificity）

（9）关联的一致性（coherence）

【案例】

案例 5-1

下面哪个 OR 值更可能作出因果关系的推断?

（1）OR=1.4，95%CI：1.2 ~ 1.7

（2）OR=9.8，95%CI：1.8 ~ 12.3

（3）OR=6.6，95%CI：5.9 ~ 8.1

案例 5-2

一项病例对照研究通过人群登记系统找到了 2 000 名胰腺癌病例，其中 1 640 人饮用咖啡。同时从人群中随机抽取了 2 000 名未患胰腺癌人群作为对照组，其中 680 人饮用咖啡，根据表 5-1 所示的数据，定量估计饮用咖啡这个暴露因素与胰腺癌之间的关联程度，结果 $OR=(1\,640×1\,320)/(360×680)=8.84$，95%CI：7.64 ~ 10.24。据此推断，饮用咖啡的人群胰腺癌的风险为不饮用咖啡人群的 8.84 倍。

表 5-1　饮用咖啡与胰腺癌的关系

饮用咖啡	病例组	对照组
是	1 640	680
否	360	1 320

进一步对是否吸烟进行分层分析，分别分析吸烟组和不吸烟组中饮用咖啡与胰腺癌的关系，以期控制吸烟对结果的影响。结果发现 2 000 名胰腺癌病例中，1 800 名为吸烟者，其中 1 620 名饮用咖啡；2 000 名对照人群中，600 名为吸烟者，其中 540 名饮用咖啡。分层绘制

2×2 表，计算饮用咖啡与胰腺癌的关联效应值（表 5-2 和表 5-3）。

表 5-2　吸烟者中饮用咖啡与胰腺癌的关系

饮用咖啡	病例组	对照组
是	1 620	540
否	180	60

OR=1.00（95%CI：0.74 ~ 1.36）

表 5-3　不吸烟者中饮用咖啡与胰腺癌的关系

饮用咖啡	病例组	对照组
是	20	140
否	180	1 260

OR=1.00（95%CI：0.61 ~ 1.64）

1. 饮用咖啡与胰腺癌发病风险的关联属于何种关联？
2. 其中的混杂因素是什么？如何判断混杂因素的存在？

案例 5-3

目前砷暴露引起的健康问题日益引起重视，如果想论证环境砷暴露水平与 2 型糖尿病是否具有因果关联，可以从哪些方面着手，能采取什么研究方法获取证据？请说明理由。

案例 5-4

自 1955 年以来，日本各地出现一种以腹泻、腹痛等腹部症状为首发症状，知觉和运动障碍为特征的神经系统疾病，严重者可侵犯视神经，发生视力减退甚至失明，该病被命名为亚急性脊髓视神经病，简称 SMON。SMON 调查协会调查结果显示：SMON 流行局限于日本，分布无一定的地理规律；一年四季均发病，夏季多发；SMON 发病具有明显年龄和性别差异，成年女性高发；60 ~ 70 岁组发病最高，10 ~ 20 岁组少见，10 岁以下罕见；医疗工作者和从事行政工作者最高；在家庭和医院聚集；城市居民患病率高于郊区居民。患者发病时间间隔最短 12 天，最长超过一年。对于 SMON 的病因研究首先应该展开哪些工作？

案例 5-5

基于案例 5-4，SMON 调查协会对各种生活环境因素进行病例对照研究，未发现有显著性的差异和可疑线索指导下一步的调查工作。但临床医生发现 SMON 患者有绿舌苔、绿尿和绿粪，通过对该绿色物质进行实验室检测，发现是喹碘方三价铁的络合物，因此，进一步调查聚焦到当时广泛用于止泻、且认为安全无毒的喹碘方药物上。综合数据分析发现，SMON 患者的喹碘方服用率远远高于非 SMON 患者；服用喹碘方的患者发生 SMON 高于未服用喹碘方者，且随着喹碘方的产量增加，SMON 病例也增加。

1. 基于上述对 SMON 的病因调查研究和认知过程，对不明原因疾病的病因假设提出有什么启示？

2. 基于上述提供的资料和信息，能否确定喹碘方是 SMON 的病因？下一步需要做哪些工作帮助病因推断？

案例 5-6

一项随访了 10 年的前瞻性队列研究发现，在 400 例幽门螺杆菌感染者中有 44 例发生了十二指肠溃疡，而 150 例非感染者中有 2 例发生了十二指肠溃疡，随后，其他不同种族人群研究也发现了类似的结果。而已有的研究证据表明幽门螺杆菌结合在胃窦细胞，可以随着胃窦细胞进入十二指肠，引起炎症。另外，实验研究也发现，清除幽门螺杆菌后可使十二指肠溃疡愈合，其效果与组胺受体拮抗剂的作用相当。请以 Hill's 因果推断的基本原则分析幽门螺杆菌与十二指肠溃疡的关系。

案例 5-7

近年来，随着大样本的全基因组关联研究（GWAS）数据、各种"组学"技术和统计学方法的不断发展，孟德尔随机化在探讨复杂暴露因素与疾病结局的因果关联中的应用日渐广泛。孟德尔随机化进行因果推断应用可靠性如何？有什么局限性？

【思考题】

流行病学病因研究的方法与步骤有哪些？

附　案例解析与思考题答案

案例解析

案例 5-1 分析

（3）更可能作出因果关系的推断。关联的强度是 Hill 准则之一。相对危险度（*RR*）或比值比（*OR*）越大，则因果关联的可能性越大。本案例中虽然（2）*OR* 最大，但其置信区间较大，可能由于样本量过小，因此，可信度相对不足。

案例 5-2 分析

1. 饮用咖啡与胰腺癌风险的关联是一种由混杂偏倚所致的虚假关联。

2. 混杂因素为吸烟。由于饮用咖啡比例远远高于不饮用咖啡比例，而且吸烟与胰腺癌有关，因此得到饮用咖啡与胰腺癌风险的虚假关联。在吸烟组和不吸烟组中，饮用咖啡与胰腺癌发病风险均无关联。本案例提示，即使暴露与疾病结局本来没有任何关联，混杂也可以引起明显的效应。饮用咖啡与胰腺癌风险的关系中，吸烟就是一个混杂因素（confounding factor），吸烟混淆了饮用咖啡与胰腺癌之间的真实关系。在病因推断过程中，要保证数据和研究结果的真实性和正确性，这是进行因果推断的前提。

案例 5-3 分析

作为流行病学研究人员应首先进行描述性研究，收集现有资料或者现场调查了解 2 型糖尿病的三间分布（时间分布、空间分布和人群分布），提出因果假设：2 型糖尿病患者砷暴露水平高，砷暴露水平高者 2 型糖尿病发病率高；其次，可进行分析性研究（病例对照研究和队列研究等），进一步验证因果假设；最后，收集自然试验的数据和资料，作为因果推断的证据。在以上研究基础上，运用病因判定标准作出综合评价。

案例 5-4 分析

对不明原因 SMON 疾病的发生，首先应该进行详细的病例调查，了解疾病的特征性症状、体征和实验室检测结果；同时，调查该疾病的三间分布（人群、时间、空间分布），寻找病因线索，为下一步深入调查工作提供数据和资料。

案例 5-5 分析

1. 对于不明原因疾病的病因假设和研究过程，应首先对疾病的症状、体征等特征进行详细调查研究，并可采用求同法、求异法、共变法、类推法和排除法等进行病因假设，提出病因假设，再针对性地开展病例对照研究和队列研究等分析性流行病学研究，获取流行病学证据。

2. 基于已经获取的数据资料，尚无法确定喹碘方是 SMON 的病因。虽然已有数据发现 SMON 患者的喹碘方服用率远远高于非 SMON 患者；服用喹碘方者发生 SMON 高于未服用喹碘方者，且随着喹碘方的产量增加，SMON 病例也增加，但喹碘方与 SMON 的时间顺序尚无法确证，现有资料无法判断先因（喹碘方）后果（SMON）；同时，可以通过停止喹碘方销售，观察 SMON 的发生率是否下降来反证喹碘方与 SMON 的关联；亦可以通过实验室研究提供生物学合理性证据。

案例 5-6 分析

依据 Hill's 因果推断的基本原则：①该案例有先因后果的证据：幽门螺杆菌感染在前，十二指肠溃疡发生在后；②该前瞻性队列研究中幽门螺杆菌感染者 11% 的人群发生了十二指肠溃疡，其 RR>10，关联强度强；③许多研究得到了同样的结果，有重复性证据；④具有合理性证据，幽门螺杆菌可以进入十二指肠，引起炎症；⑤实验研究提供了高级别的证据，清除幽门螺杆菌可以引起十二指肠溃疡愈合。因此，综合上述证据，幽门螺杆菌与十二指肠溃疡具有因果关联。

案例 5-7 分析

传统观察性流行病学研究在病因推断中存在反向因果关联、潜在混杂因素、微效暴露因素等挑战，由于基因与疾病结局的关联不会受到环境、行为因素和社会经济地位等常见混杂因素的干扰，且基因与疾病的因果时序合理，因此，近年来孟德尔随机化（MR）方法通过引入基因型作为工具变量，广泛应用于病因推断。

应用孟德尔随机化进行因果推断时，可以对孟德尔随机化进行可靠性评价：

（1）敏感度分析：在孟德尔随机化分析中如果工具变量中存在非特异性的单核苷酸多态性（SNPs）（既与所研究的暴露因素有关，也与其他暴露因素有关），可以通过剔除非特异性的 SNPs 后进行 MR 分析，如果其他遗传工具变量和结局间的关联依然有统计学意义，即说明暴露因素与结局的因果关联证据更强。

（2）MR-Egger 回归分析：许多基因具有多效性，因此，应用孟德尔随机化分析进行因果推断时，基因多效性带来的偏倚很难避免，针对此问题，可以采用漏斗图的对称性判断是否存在偏倚；另一方面，可以使用 MR-Egger 回归分析评价多效性带来的偏倚，而 MR-Egger 回归直线的斜率可以估计定向多效性的大小。

虽然目前孟德尔随机化方法广泛应用于暴露因素与各种结局的因果推断，但仍存在一定的局限性：

（1）目前工具变量主要来源于全基因组关联研究发现的遗传多态性位点，但并非所有的 SNPs 位点均适宜作为工具变量，且某些暴露因素的相关遗传位点发现有限，因此，较难控制弱工具变量偏倚。

（2）把握度较低：目前遗传工具解释的暴露因素的遗传度通常较低，因此现有的样本量提供的把握度也较低。

（3）Beavis 效应：基于 GWAS 数据的孟德尔随机化研究会高估遗传和暴露之间的关联，即"胜利者的诅咒（the winner's curse）"。

（4）发育代偿：个体试图对干扰其发育的环境因素或基因启动代偿性反应来对抗作为工具变量的遗传变异导致的影响，这种发育代偿可以通过改变暴露 - 结局之间的效应使 MR 研究的结果不够准确，但发育期后首次出现的遗传变异不会受到发育代偿的影响。目前尚无通用的校正或估计方法来处理发育代偿可能对 MR 带来的影响。

由于目前的复杂性疾病大多具有不符合经典的孟德尔遗传规律、存在多基因遗传、基因型不完全外显和遗传基因存在异质性等特点，且目前对各种疾病结局的相关基因功能和代谢通路认识不足，尽管目前孟德尔随机化广泛用于暴露因素与疾病结局的因果推断，该方法仍具有一定的局限性，需要进一步的发展和完善。

思考题答案

流行病学病因研究的方法和步骤如附图 5-1 所示。

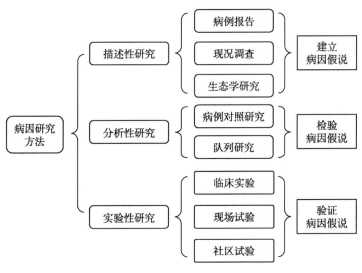

附图 5-1　病因研究的方法和步骤

（何美安）

第二篇

研究设计篇

第六章
现况研究

【目的】

1. 理解多阶段抽样调查设计及分析方法。
2. 理解自加权抽样设计的基本原理。
3. 了解非概率抽样各类型的优缺点及具体实施过程。
4. 理解生态学研究的优缺点。
5. 了解暴发调查的基本流程。

【基本概念】

1. **多阶段抽样**（multistage sampling） 指抽样过程分阶段进行，将各种抽样方法结合使用，在大型流行病学调查中常用。

2. **加权**（weighting） 多阶段抽样时，根据研究对象入选概率、各亚组应答率不同以及样本关键变量分布偏离源人群的程度，赋予研究对象不同权重的过程。

3. **入选概率权重**（sample weight） 每个样本入选概率的倒数，表示样本对于总体的代表性。

4. **无应答权重**（nonresponse weight） 应答率的倒数。

5. **事后分层权重**（poststratification weight） 因样本人群关键变量分布偏离源人群，需通过加权使得样本人群关键变量分布与源人群相同。

6. **设计效应**（design effect） 当前抽样设计的方差与简单随机有放回抽样设计方差的比值，反映当前使用的抽样设计方法相对于简单随机有放回抽样设计，统计量的精确度是增加还是降低。

7. **与规模大小成比例**（probability proportional to size，PPS）**抽样** 是以阶段性的不等概率换取最终的、总体的等概率的一种抽样方法。

8. **现患比**（prevalence ratio） 暴露人群与非暴露人群患病率之比。

9. **现患比值比**（prevalence odds ratio） 患病人群与非患病人群暴露率之比。

10. **生态学研究**（ecological study） 在群体水平上研究因素与疾病之间的关系，即以群体为观察、分析单位，通过描述不同人群中某因素的暴露情况与疾病的频率，分析该因素与疾病的关系。

11. **生态学谬误**（ecological fallacy） 或称为生态学偏倚（ecological bias），当生态学上的联系与事实并不相符时即称为生态学谬误，产生原因可能是缺乏暴露与疾病联合分布的资料、缺乏控制可疑混杂因素的能力，以及相关资料中的暴露水平只是近似值或平均水平，而不是个体的真实暴露情况。

12. **暴发调查（outbreak survey）** 疾病暴发（outbreak）是指在某局部地区或集体单位中，短时间内突然出现异常多的性质相同的病例，采取有效控制措施后，病例迅速减少。针对疾病暴发开展的流行病学调查称为暴发调查。

13. **流行曲线** 流行曲线是表明病例发病时间分布的曲线图，可用来描述暴发或流行的特征。流行曲线横坐标为时间尺度，纵坐标为病例数，把各单位时间内（小时、日、周、月或年）发生或死亡的病例数（率）标记在相应的位置上，可构成直方图或线图。流行曲线能提供疾病的潜伏期、可疑暴露日期、暴发类型、流行发展趋势等有关疾病流行的信息。

【重点与难点解析】

1. 现况调查中复杂抽样设计及其调查数据的加权分析

解析：采用多阶段复杂抽样设计时，可能会出现个体入选概率不等（但概率已知）及研究对象不独立（如各群内个体相关）等特征，此时采用简单的统计学方法可能不再适合。解决复杂抽样设计数据问题的关键是加权（weighting），即利用样本权重校正研究对象抽样概率（代表性）的不同，这主要影响患病率点估计值的大小。入选概率不同、各亚组应答率不同、关键变量的分布偏离源人群等都会导致研究对象的不等概率，解决这一问题的方法是赋予每名个体不同的权重。需要注意的是，研究对象权重的计算并非一成不变，需要根据研究目的确定，如相比于计算总体患病率，计算亚组患病率时不需考虑亚组变量的权重。

一般研究对象的权重主要由以下三个方面组成：

（1）个体入选概率权重：个体抽样概率的倒数。

（2）无应答权重：应答率的倒数。需注意统计上的处理并不能完全消除无应答可能引发的偏倚。

（3）事后分层权重：关键变量的分布偏离源人群，如年龄、性别等，需要源人群的相应数据，且只能在收集所有数据后计算。

2. 自加权抽样设计中 PPS 抽样的原理

解析：与规模大小成比例（probability proportional to size，PPS）抽样是以阶段性的不等概率换取最终总体等概率的一种抽样方法。以两阶段 PPS 抽样为例，在第一阶段，每个群按照规模（其所含元素的数量）被给予大小不等的抽取概率；在第二阶段，从每个抽中的群中抽取同样多的元素（也是不等概率），正是这一大一小，平衡了由于群规模不同导致的概率差异。个体抽样概率计算方法如图 6-1 所示。

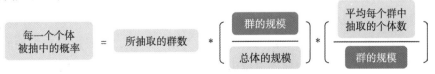

图 6-1 两阶段 PPS 的个体抽样概率

【案例】

案例 6-1

亚洲心血管疾病国际合作研究项目（International Collaborative Study of Cardiovascular Disease in Asia，InterASIA）旨在估计中国大陆地区和泰国一般人群心血管疾病危险因素的流行和分布，包括高血压、高胆固醇血症、糖尿病、肥胖、吸烟和缺乏运动等。其中，中国大陆地区采用如图 6-2 所示的四阶段分层抽样设计选择研究对象。

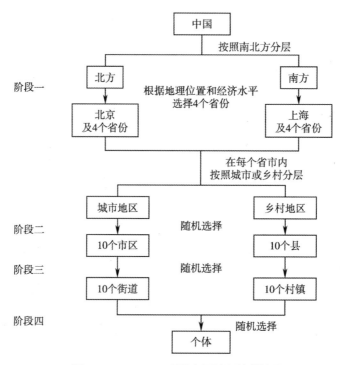

图 6-2　InterASIA 项目中国地区抽样流程

第一阶段的抽样单位为省（自治区、直辖市），将大陆地区 31 个省（自治区、直辖市）以长江为分界线分为南、北两组，采用整群抽样方法，分别从北方和南方抽取 4 个在经济和地理位置上具有代表性的省份，分别外加北京和上海；第二阶段的抽样单位为县和城区，把各省份所有县和城区分列出来随机编号，随机号码最小的县或城区被选入第三阶段，共选择 10 个城区和 10 个县；第三阶段的抽样单位为街道和镇，将各城区和县所有的街道和镇都分列出来随机编号，号码最小的街道或镇入选，共选择 10 个街道和 10 个镇；第四阶段的抽样单位是个体，随机抽取年龄在 35～74 岁的居民作为研究对象，并确保每户只抽取一人，以减少样本的相关性。最终在 20 个抽样单位中随机抽取了 19 012 人，其中 15 838 人完成了调查，发现 3 265 人患有心血管疾病。

请回答以下问题：

1. 如果研究者简单地使用"病例数 / 总调查人口数"计算人群心血管疾病患病率，是否正确？在分析此类数据时，应注意考虑哪些因素？

2. 1990 年中国人口普查及 InterASIA 项目调查人群的性别 - 年龄构成情况如表 6-1 所示。20 个三级抽样单位中，中华街道和梧桐镇抽样流程如图 6-3 所示。假设原定从各抽样单位随机抽取 1 000 名研究对象，最终中华街道和梧桐镇分别有 950 人和 980 人完成调查，请计算中华街道和梧桐镇中各年龄段男性、女性研究对象权重。

3. 除计算患病率的点估计值外，患病率置信区间的估计同样非常重要。一般而言，患病率的 95%CI 为（$P-Z_{\alpha/2}S_P$，$P+Z_{\alpha/2}S_P$），其中 $S_p=s/\sqrt{n}$，请问本研究是否可以如此计算？为什么？

表 6-1　1990 年中国人口普查及 InterASIA 调查人群性别 - 年龄构成情况 *

年龄段 / 岁	1990 年人口普查 /%		InterASIA/%	
	男性	女性	男性	女性
35 ~ 44	38.53	39.62	41.36	40.83
45 ~ 54	27.31	27.54	26.47	25.45
55 ~ 64	21.68	21.80	19.27	20.58
65 ~ 74	12.48	11.04	11.22	11.14

注：*1990 年人口普查 35 ~ 74 岁年龄段男性总人口为 5.93 亿，女性为 5.57 亿，男性占比 51.57%，女性占比 48.43%；样本人群中共有 15 838 人（7 684 名男性和 8 154 名女性），男性占比 48.52%，女性占比 51.48%。

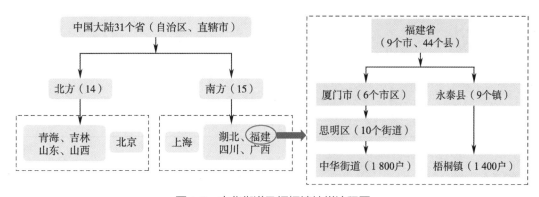

图 6-3　中华街道及梧桐镇抽样流程图

案例 6-2

现有某人群总体 15 000 人，可分为 20 个群，各群的人口规模如表 6-2 所示。需抽取 10

个群中的 2 000 人完成调查，请使用两阶段 PPS 抽样完成抽样设计，并计算个体的入选概率权重。

表 6-2 某抽样调查人口分布

群	人口数	权重
1	1 028	
2	555	
3	390	
4	1 309	
5	698	
6	907	
7	432	
8	897	
9	677	
10	501	
11	867	
12	867	
13	1 002	
14	1 094	
15	668	
16	500	
17	835	
18	396	
19	630	
20	747	

案例 6-3

假设现需要调查某地一线煤矿工人职业心理健康情况，该地共有工人数不等的煤矿企业 200 家，采用以下三种不同抽样方式选择研究对象：①两阶段等概率抽样：第一阶段从 200 家煤矿企业中随机选择 4 家，第二阶段为等比例抽样，如按照既定的 1/10 抽样比例；②两阶段不等概率抽样：第一阶段从 200 家煤矿企业中随机选择 4 家，第二阶段为等人数抽样，每家煤矿企业随机选择相同数量的研究对象；③两阶段等概率抽样：第一阶段采用 PPS 抽样从 200 家煤矿企业中随机选择 4 家，第二阶段为等人数抽样，每家煤矿企业随机选择相同数量的研究对象。试比较三种抽样方法研究对象的抽样概率。

案例 6-4

在一项关于吸烟与常见慢性病关系的横断面调查中，不同吸烟状态下慢性肾脏疾病、2 型糖尿病、高血压的患病情况如表 6-3 所示。

表 6-3　不同吸烟状态下慢性肾脏疾病、2 型糖尿病、高血压的患病情况

变量	慢性肾脏疾病		2 型糖尿病		高血压	
	患病	不患病	患病	不患病	患病	不患病
吸烟	542	9 458	909	9 091	2 436	7 564
不吸烟	351	9 649	476	9 524	1 859	8 141

1. 试计算吸烟与慢性肾脏疾病、2 型糖尿病、高血压之间的现患比值比（prevalence odds ratio，POR）和现患率比（prevalence ratio，PR），并分析在不同的患病率水平下 POR 和 PR 的差别。

2. 通过计算可知，POR 明显高于 PR，这是否意味着 POR 高估了暴露与结局之间的关联效应强度？

案例 6-5

在一项 HIV 阳性患者高血压治疗影响因素的研究中，不同种族 - 性别（白人男性、白人女性、黑人男性和黑人女性）人群高血压治疗情况见表 6-4。试分析种族 - 性别与高血压治疗之间的关系，并以高血压治疗为结局以及未治疗为结局，分别计算现患比值比 POR 和现患率比 PR，填入表 6-5，并分别比较两者的区别和联系。

表 6-4　不同种族 - 性别高血压治疗情况

变量	高血压治疗情况		合计 n=699
	治疗（率 /%）n=380	未治疗（率 /%）n=319	
白人 - 女性	24（70.6）	10（29.4）	34
白人 - 男性	159（58.9）	111（41.1）	270
黑人 - 女性	80（53.3）	70（46.7）	150
黑人 - 男性	117（47.8）	128（52.2）	245

表 6-5　不同种族 - 性别与高血压患病的关联强度比较

变量	治疗 =1		未治疗 =1	
	POR	PR	POR	PR
白人 - 女性	Ref	Ref	Ref	Ref
白人 - 男性				
黑人 - 女性				
黑人 - 男性				

案例 6-6

为了解男男性行为人群（men who have sex with men，MSM）中 HIV 阳性与阴性者在艾滋病相关知识与行为上的差异，现需要对男男性行为者进行调查。由于该人群具有隐蔽性，为获取足够多的样本，应当采用什么抽样方法？该方法的优缺点是什么？

案例 6-7

为了解某市吸毒人员的生活行为特征，现应用同伴推动抽样法（respondent-driven sampling，RDS），招募该市社区吸毒人群进行面对面问卷调查。具体方法如下：借助当地美沙酮维持治疗（methadone maintenance treatment，MMT）门诊招募有吸毒行为者作为种子，由经过统一培训的调查员对其实施面对面问卷调查。完成调查后，每个种子获得 5 张编码唯一的招募卡和 50 元交通补助（初级激励）。同伴携带招募卡到指定调查地点后，首先由调查员筛查其是否符合研究条件，如果满足条件，在征求同伴知情同意后，对其实施问卷调查。同伴也获得相同数额的招募卡和初级激励。招募者每成功招募一名同伴参加调查，将获得 20 元的招募费用（二次激励）。依此循环，经过多轮的招募，所得样本的特征变量构成趋于稳定，将停止招募。

1. 同伴推动抽样法相对于滚雪球法有什么优点？
2. 如何判断所获得的样本趋于稳定，可以停止招募？

案例 6-8

为了解某大学本科生的睡眠质量，需选取 1 000 名学生进行问卷调查。据了解该大学有 5 000 名本科生，其中男生占 40%，女生占 60%；文科生和理科生分别占 20% 和 80%；一年级、二年级、三年级、四年级学生分别占 30%、30%、20% 和 20%。现采用定额抽样方法，按照上述三个变量（性别、年级和文理科）抽取一个规模为 1 000 人的样本。请列出该样本在三个变量的具体分布？定额抽样与分层概率抽样有什么联系与区别？

案例 6-9

近年来，我国大气环境污染特征从既往的燃煤型转向燃煤 / 汽车污染混合型，而大气环境中一氧化碳（CO）主要来源于汽车尾气和工业园区的排放。根据 2013—2018 年的气象监测资料发现，环境 CO 浓度有明显的长期变化趋势，六年间 CO 浓度整体呈逐年下降趋势；CO 浓度还具有非常明显的季节周期性，且均表现为两头高、中间低的"U"型结构。低浓度 CO 作为一种重要的细胞信使分子，已被证实可促进心脑血管疾病的进展，但作用机制尚未明确。多项针对低浓度 CO 与心脑血管疾病的流行病学研究得到不同的结论，有必要在不同地域针对不同人群开展进一步的流行病学研究。若在上海市开展低浓度 CO 对心脑血管疾病死亡影响的研究，你认为可采用何种类型的研究设计？需要收集哪些资料？收集气象资料时应该注意哪些问题？

案例 6-10

有研究者研究了 19 个国家酒精消耗与冠心病（CHD）死亡之间的关系。结果为明显的负相关，酒精消耗越多，CHD 死亡率越低。实际上，分析性研究表明，酒精消耗与 CHD 死亡之间不是简单的负关联，而显示为"J"型曲线。重度饮酒者 CHD 死亡危险最大，中等量饮酒者致死性 CHD 的危险比重度饮酒者和不饮酒者均低。试解释该研究结果与既往分析性研究结果不一致的原因。

案例 6-11

2019 年 12 月 27 日，武汉市江汉区疾病预防控制中心接到某医院呼吸科上报一起不明原因肺炎疫情。报告称，医院近日收治 7 名症状类似的患者，均为某海鲜市场商户。其中病情最重患者的症状为："发热 10 天伴加重 3 天入院，双肺呼吸音粗，左下肺有湿啰音，双下肢不肿。入院后给予抗感染（抗病毒、抗细菌）对症治疗。肺部 CT 显示双肺多发感染性病变，有磨玻璃影。甲流、乙流抗体阴性，呼吸道五项病原学检查也是阴性"。

1. 作为疾病预防控制中心工作人员，下一步如何开展流行病学调查？
2. 确认病原需要采用哪些方法和程序？

案例 6-12

某市辖区某百货大楼发生一起新冠肺炎聚集性疫情。该百货大楼相关确诊病例共 40 例，占该辖区病例的 75.47%，其中 6 例为百货大楼员工，19 例为顾客，密切接触续发病例 15 例。根据流行病学调查数据，绘制如图 6-4 所示的该疾病流行曲线。

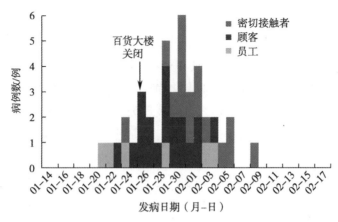

图 6-4 某市百货大楼某传染病流行曲线

通过该曲线可以获得哪些信息？目前的防控措施如何？应该采取哪些针对性的防控措施？

【思考题】

两阶段 PPS 的具体操作方法。

附　案例解析与思考题答案

案例解析

案例 6-1 分析

1. "患病率 = 病例数 / 总调查人口数"是建立在简单随机抽样且研究对象应答率为 100% 前提下的计算方法，不适合 InterASIA 项目这种采用多阶段分层整群复杂抽样方法的大规模流行病学调查数据。为获得更为准确的患病率估计，计算时需考虑抽样方法对患病率及 95% 置信区间估计的影响、应答率对结果的影响、抽样人群与总体人群在年龄和性别等基本特征上的差异、设计效应以及缺失值对结果的影响等方面。

2. 本案例中，中华街道研究对象的入选概率 = 4/15×1/9×1/6×1/10×1 000/1 800；梧桐镇研究对象的入选概率 = 4/15×1/44×1/9×1 000/1 400；两地研究对象的入选概率权重分别为 3 645 和 2 079。中华街道研究对象的应答率 = 950/1 000；梧桐镇研究对象的应答率 = 980/1 000，两地研究对象无应答权重分别为 1.05 和 1.02。

事后分层权重的计算主要考虑年龄、性别等一般人口学特征变量，亦可根据研究目的进行选择。事后分层权重为源人群与样本人群中某亚组所占百分比的比值，例如，本研究中 35 ~ 44 岁男性的事后分层权重为源人群中 35 ~ 44 岁男性所占比例 / 样本人群中 35 ~ 44 岁男性所占比例，可得 35 ~ 44 岁男性的事后分层权重为（38.53%×51.57%）/（41.36%×48.52%）= 0.990。其他各性别和年龄组的事后分层权重见附表 6-1。

附表 6-1　中国心血管健康多中心合作研究人群事后分层权重

年龄段 / 岁	1990 年 /%		InterASIA/%		权重	
	男性	女性	男性	女性	男	女
35 ~ 44	38.53	39.62	41.36	40.83	0.990	0.913
45 ~ 54	27.31	27.54	26.47	25.45	1.097	1.018
55 ~ 64	21.68	21.80	19.27	20.58	1.196	0.997
65 ~ 74	12.48	11.04	11.22	11.14	1.182	0.932

研究对象的最终权重是三个权重之乘积，以中华街道 35 ~ 44 岁男性最终权重为例，最终权重 = 3 645×1.05×0.990 = 3 789。

3. 通常使用 s^2/n 作为有放回简单随机抽样（simple random sampling with replacement, SRSWR）样本患病率均值的方差估计量，使用 $s/\sqrt{n}$ 作为标准误估计量。但多阶段复杂抽样设计会影响方差估计，即标准误的估计，从而影响置信区间的估计。对于 InterASIA 项目这种多阶段复杂抽样调查，个体并不是在整个源人群中随机抽样，因此会导致统计量的精度降低以及有效样本量的减少。

有效样本量定义为达到和多阶段复杂抽样设计一样的精度时，SRSWR 设计所需要的样本量，故在多阶段复杂抽样设计中使用标准统计计算方法所得到的标准误通常是被低估的。复杂抽样设计对标准误的影响可以通过设计效应（design effect，DE）来衡量，设计效应定义为复杂抽样设计的方差与相同规模的 SRSWR 的比值。

$$DE = \frac{\text{Variance (any sampling design)}}{\text{Variance(SRSWR)}}$$

一般而言，分层随机抽样往往比相同样本量的 SRSWR 产生的抽样方差更小，而整群抽样将导致更大的抽样变异性，但 DE 不能简单地从理论上推导，应根据具体的数据计算。同时，DE 还能用于样本量估计，统计分析时的有效样本量等于实际样本量 /DE，当 DE>1 时，抽样误差增加，有效样本量小于实际样本量。

案例 6-2 分析

在本案例中，首先计算各群的累积人数；将总人数除以采样的群数量，得到采样间隔，即 15 000/10=1 500；从 1 到采样间隔（1 500）之间选择一个随机数，作为等距抽样的起始值；假设随机数为 905，那么第二个随机数为 905+1 500，并依此类推，如果随机数包含在某个群中，则该群被选择进行第二阶段抽样；最后从第一阶段被抽中的群中随机抽取 200 人。

每个群中个体第一阶段的抽样概率为（群人数 × 被抽取的群数）/ 总人数，第二阶段抽样概率为每个群抽样人数 / 群人数（附表 6-2）。以群 1 中个体为例：

第一阶段抽样概率 =1 028×10/15 000=68.53%

第二阶段抽样概率 =200/1 028=19.46%

总抽样概率 =68.53%×19.46%=13.33%

附表 6-2　抽样概率及权重计算

群	人数	累计人数	随机数	第一阶段抽样概率 /%	抽取人数	第二阶段抽样概率 /%	权重
1	1 028	1 028	905	68.53	200	19.46	7.5
2	555	1 583					
3	390	1 973					
4	1 309	3 282	2 405	87.27	200	15.28	7.5
5	698	3 980	3 905	46.53	200	28.65	7.5

群	人数	累计人数	随机数	第一阶段抽样概率 /%	抽取人数	第二阶段抽样概率 /%	权重
6	907	4 887					
7	432	5 319					
8	897	6 216	5 405	59.80	200	22.30	7.5
9	677	6 893					
10	501	7 394	6 905	33.40	200	39.92	7.5
11	867	8 261					
12	867	9 128	8 405	57.80	200	23.07	7.5
13	1 002	10 130	9 905	66.80	200	19.96	7.5
14	1 094	11 224					
15	668	11 892	11 405	44.53	200	29.94	7.5
16	500	12 392					
17	835	13 227	12 905	55.67	200	23.95	7.5
18	396	13 623					
19	630	14 253					
20	747	15 000	14 405	49.80	200	26.77	7.5

根据 PPS 抽样设计，个体的入选概率权重全部相等，但需要注意的是，这并不意味着在数据分析阶段不再需要进行加权分析，因为人群中的无应答及人群关键变量分布不一致，需要再次进行加权修正。

案例 6-3 分析

1. 两阶段等概率抽样　第一阶段从 200 家煤矿企业中随机选择 4 家，此时个体的抽样概率都是相等的，即 4/200；第二阶段为等比例抽样，即按照既定的 1/10 抽样比例，根据一线工人的数量来确定应该抽取多少名研究对象，此时第一阶段和第二阶段每个研究对象的抽样概率都是一致的，如附图 6-1 所示。

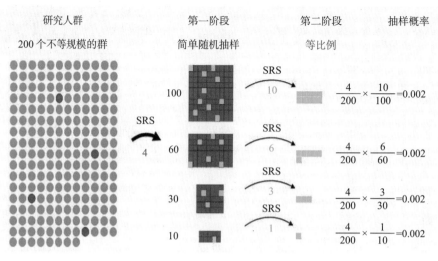

附图 6-1　等比例抽样

2. **两阶段不等概率抽样**　第一阶段从 200 家煤矿企业中随机选择 4 家，此时个体的抽样概率都是相等的，即 4/200；第二阶段为等人数抽样，即按照既定计划，每家煤矿企业随机选择相同数量的研究对象。此时第一阶段研究对象的抽样概率是一致的，但第二阶段每个研究对象的抽样概率不一致，最终导致整体的抽样概率不一致，如附图 6-2 所示。

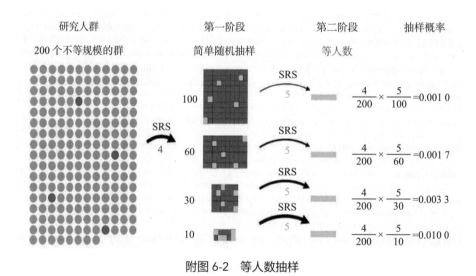

附图 6-2　等人数抽样

3. **两阶段等概率抽样**　第一阶段采用 PPS 抽样从 200 家煤矿企业中随机选择 4 家，此时人群的抽样概率是不相等的；第二阶段为等人数抽样，即按照既定计划，每家煤矿企业随机选择相同数量的研究对象，此阶段每个研究对象的抽样概率也是不一致。但最终每个研究对象的抽样概率是相等的，如附图 6-3 所示。

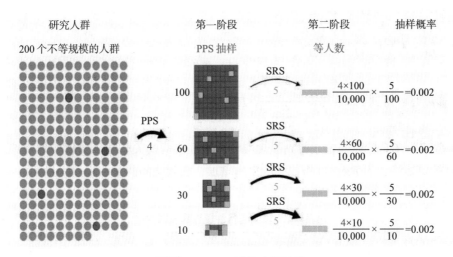

附图 6-3 PPS 法等人数抽样

两阶段抽样比较见附表 6-3。

附表 6-3 不同抽样类别下抽样概率比较

各群规模	第一阶段	第二阶段	概率
相等	单纯随机抽样	等人数 / 等比例	相等
不等	单纯随机抽样	等人数	不等
不等	单纯随机抽样	等比例	相等
不等	PPS	等人数	相等

案例 6-4 分析

1. 一般情况下,横断面数据分析的基本格式如附表 6-4 所示。

附表 6-4 横断面数据分析四格表

变量	结局		合计
	有	无	
是	a	b	$a+b$
否	c	d	$c+d$
	$a+c$	$b+d$	N

此时 *POR* 和 *PR* 的计算公式分别为：

$$POR=\frac{ad}{bc}, \quad PR=(\frac{a}{a+b})/(\frac{c}{c+d})$$

经运算最终可得到 $POR=\dfrac{1-(\dfrac{c}{c+d})}{1-(\dfrac{a}{a+b})}\times PR$

根据 *POR* 和 *OR* 计算公式，得到吸烟与各种慢性疾病的关联强度比较如附表 6-5 所示，可见 *POR* 的值始终大于 *PR*，且随着患病率的增加，二者之间的差距也逐渐增大。

附表 6-5　吸烟与各种慢性病关联大小

变量	慢性肾脏疾病		POR	PR
	患病	不患病		
吸烟	542	9 458	1.58	1.54
不吸烟	351	9 649		

变量	2 型糖尿病		POR	PR
	患病	不患病		
吸烟	909	9 091	2.00	1.91
不吸烟	476	9 524		

变量	高血压		POR	PR
	患病	不患病		
吸烟	2 436	7 564	1.74	1.56
不吸烟	1 559	8 441		

2. 流行病学研究中常常使用 logistic 回归模型分析横断面研究的二分类结果，然而，很多研究者认为 *POR* 会高估暴露和结局之间的关联，尤其当结局出现比例较高时（如 $P>10\%$），一些研究者甚至提出在横断面研究中一律使用 *PR*。但 *POR* 真的高估了暴露和结局之间的关联吗？这需要基于真实关联进行判断。实际上，*POR* "高估" 的说法仅仅适用于研究者希望所得到的效应值是 *RR* 的近似值时，否则，*POR* 和 *OR* 都是估计不同参数关联的有效度量，没有绝对的优劣之分。

> **案例 6-5 分析**

根据附表 6-4 结构及 *POR* 和 *PR* 的计算公式，可知：

当结局 = "有"时，$POR=\dfrac{ad}{bc}$，$PR=(\dfrac{a}{a+b})/(\dfrac{c}{c+d})$

当结局 = "无"时，$POR=\dfrac{bc}{ad}$，$PR=(\dfrac{b}{a+b})/(\dfrac{d}{c+d})$

根据上述公式，以高血压治疗及未治疗分别为结局时，不同种族 - 性别与高血压患病的关联强度如附表 6-6 所示。从公式及结果中可以看到，当选择以 POR 为关联强度的测量指标，以高血压治疗及未治疗分别为结局时，POR 是互为倒数的，这可能也是比较符合"常规"印象；但对于 PR 而言，甚至可以推广到 RR，以高血压治疗及未治疗分别为结局时，PR 不互为倒数。

附表 6-6　不同种族 - 性别与高血压患病的关联强度比较

变量	治疗 =1		未治疗 =1	
	POR	PR	POR	PR
白人 - 女性	1.00（Ref）	1.00（Ref）	1.00（Ref）	1.00（Ref）
白人 - 男性	2.63	1.48	0.38	0.56
黑人 - 女性	1.57	1.23	0.64	0.79
黑人 - 男性	1.25	1.12	0.80	0.89

案例 6-6 分析

应当采用非概率抽样中的滚雪球法，该方法先从某一确定场所可接触到的目标人群中选取少量样本作为种子，并对其进行调查，再根据他们提供的线索选择此后的研究对象，逐渐扩大样本规模，直至达到预期样本量或样本达到饱和（即新增调查对象不能提供新的信息）。

滚雪球抽样方法的优点：①适合特殊群体调查，是在特定总体的成员难以找到时最适合的一种抽样方法；②费用低，对低发生率或少见总体进行抽样时可以大大减少费用；③多用于总体单位的信息不足或观察性研究。

滚雪球抽样 = 方法的缺点：①整个调查的群体均来自初始种子，研究对象具有相似性，样本不能很好地代表总体；②调查倾向于一些愿意合作的对象，如果被调查者不愿意提供后续人员接受调查，该方法就会受阻。

案例 6-7 分析

1. 同伴推动抽样法和滚雪球法类似，并在此基础上做了改进。首先，通过延长招募链获得预期数量的样本，当核心变量达到平衡（变量构成随着招募链的延伸达到一个相对稳定状态）时，能消除非随机化选择种子带来的偏倚。其次，采用双重激励机制，同时利用了同伴的影响，减少了拒绝参加的比例，提高了招募效率，降低了志愿者偏倚。再次，通过限制每个人能招募的同伴数量，可以使招募过程中不同特征的同伴均能被抽中，从而减少在人群特征上的相似性而造成的偏倚。最后，该方法必须收集有关招募过程和每个研究对象的社会网络大小的信息，并在分析过程中通过统计学分析校正，以控制社会网络大小差异和招募效率不同而造成的偏倚，获得对人群特征的近似无偏估计。

2. 样本在重要指标的构成上是否达到平衡性是评价样本代表性的关键指标，当相邻两轮重要指标的构成比变化不到 2% 时，可认为这种变动可忽略，即该变量达到平衡状态。特征变量一般选择年龄、户籍、受教育程度、婚姻状况等常规人口学指标和调查关注的行为或生物学指标，研究过程中应当尽量多选几个指标，以免在未达到样本的稳态之前出现个别指标的平衡现象。

本案例中以年龄、婚姻状况和户籍所在地作为重要指标，以了解样本构成是否达到平衡状态。附图 6-4、6-5、6-6 分别显示了随着招募链的延伸，各个变量构成比的变化。前述各变量在第 8 轮招募达到平衡，因此在第 8 轮后即可停止招募。

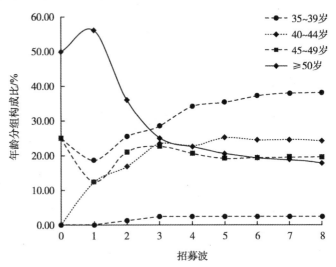

附图 6-4　同伴驱动抽样法招募年龄构成比变化趋势

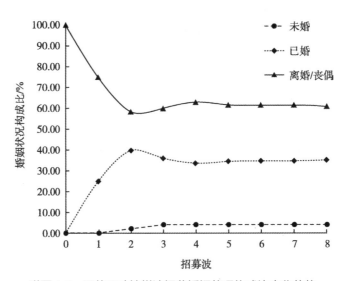

附图 6-5　同伴驱动抽样法招募婚姻状况构成比变化趋势

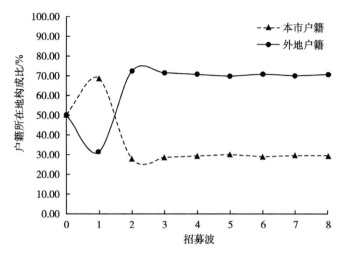

附图6-6 同伴驱动抽样法招募户籍所在地构成比变化趋势

案例6-8分析

根据总体的构成和样本规模，得到的样本具体分布见附表6-7。

附表6-7 1 000名大学本科生构成情况

男生(400)								女生(600)							
文科(80)				理科(320)				文科(120)				理科(480)			
年级 一	二	三	四	一	二	三	四	一	二	三	四	一	二	三	四
人数 24	24	16	16	96	96	64	64	36	36	24	24	144	144	96	96

定额抽样与分层抽样的相同点：定额抽样和分层抽样都是事先对总体中所有单位按照特征进行分类或分层，然后按各个类别分配样本例数。不同点：分层抽样属于概率抽样，是按随机原则在层内抽选样本；而定额抽样属于非概率抽样，是在层内按照固定配额用方便的方法选定样本。

案例6-9分析

由于无法测量大气CO的个人暴露剂量，故适合采取生态学研究。在上海市开展低浓度CO对心脑血管疾病死亡影响的研究，可通过上海市疾病预防控制中心死亡登记系统获得心脑血管疾病死亡资料，通过气象监测资料获得同期该人群整体低浓度CO暴露剂量，由于不同地区（主干道或工业园区为大气CO主要来源）CO暴露不同，故选择监测点时应该注意不同地区的比较，可进行生态比较研究；另外，由于不同时间CO差异较大，且有一定的变化趋势，故可以通过时间序列分析及暴露 - 反应关系曲线进行生态趋势研究，此外还需收集 $PM_{2.5}$、PM_{10}、SO_2、NO_2 等其他大气污染物可能产生混杂的因素。

案例 6-10 分析

相关资料中的暴露水平只是近似值或平均水平，而不是个体的真实暴露情况，因此不能精确评价暴露与疾病的关系，甚至还可能在疾病和暴露之间蒙上了更复杂的联系。相关性研究很难看出这种非线性关系。

案例 6-11 分析

1. 暴发调查的步骤（十步法）　①准备现场工作；②证实暴发存在；③核实诊断；④定义并识别病例（确定病例定义、识别与计数）；⑤开展描述流行病学；⑥提出假设；⑦评估假设；⑧推敲假设，开展另外研究，如实验和环境研究；⑨实施预防和控制措施；⑩交流发现。

2. 对此次不明原因肺炎病原学的研究，实验室采用基因组测序、核酸检测、病毒分离等方法对患者的肺泡灌洗液、咽拭子、血液等样本进行病原学检测。不同方法检测时间不同，从患者中发现病原的核酸、基因组和抗体证据，短期内可以完成。病原的分离和致病性鉴定等科学研究，则需要数周时间。截至 2020 年 1 月 7 日，实验室检出一种新型冠状病毒，获得该病毒的全基因组序列，经核酸检测方法共检出新型冠状病毒阳性结果 15 例，从 1 例阳性患者样本中分离出该病毒，电镜下呈现典型的冠状病毒形态。专家组认为，本次不明原因病毒性肺炎病例的病原体初步判定为新型冠状病毒，下一步需结合病原学研究、流行病学调查和临床表现进行专家研判。

确认引起某流行性疾病的病原，通常要满足以下几点：①可疑病原须在患者中均有发现，在患者临床样本中可检测到病原核酸；②从患者临床样本中可成功分离到病原；③分离的病原感染宿主动物后可引起相同的疾病症状。而患者恢复期血清中该病原的抗体滴度有 4 倍升高，可帮助确定病原。

案例 6-12 分析

通过该流行曲线可获得此次疫情的时间分布特征，百货大楼关联病例发病高峰出现在 1 月 31 日；其中顾客发病高峰分别出现在 1 月 26 日和 1 月 29 日；员工最后 1 例发病日期为 2 月 4 日，密切接触续发高峰为 1 月 31 日。发病流行曲线总体符合集中暴露后暴发流行模式。

1 月 21 日首发病例出现，26 日大楼关闭，31 日疫情达到高峰后下降，而后没有再次出现流行高峰，说明本次疫情相关病例基本得到及时控制，针对此次聚集性疫情的防控措施取得了阶段性成效。下一步需要进行：①消毒封闭，立即对大楼进行终末消毒后采取封控措施；同时对大楼周边 50m 范围内的路面展开全面消毒，避免环境接触传播；②集中隔离；③发布通告和入户排查，要求 1 月 19—25 日曾到百货大楼购物的市民立即居家隔离，并第一时间报告，报告内容包括：行动轨迹、密切接触者或出现类似症状，以便及时隔离治疗或检疫留验。排查发热等呼吸道症状顾客进行鉴别诊断，及时发现病例隔离治疗，同时减少传播和密切接触等工作。

思考题答案

两阶段 PPS 的具体操作方法如下：

（1）在确定的总体内，给每个抽样单位按序编号，并且写出它们的规模。

（2）累计相加每个抽样单位包含的单位数，并根据累计相加结果确定每个单位的号码范围。

（3）采用随机数表或等距抽样方法选择号码，号码所对应的单位入选第一阶段样本。

（4）在被抽取的单位中，按照抽样元素的多少进行第二阶段抽样。

（戴江红）

第七章
队列研究

【目的】
1. 掌握队列研究的原理和设计要点。
2. 熟练使用定义队列的常用方法。
3. 熟悉队列研究的数据分析过程和结果解读。

【基本概念】
1. **固定队列**（fixed cohort） 当队列以对象进入队列时的暴露状态定义，且随访只在对象发生了所研究结局或研究结束时终止，其所构成的队列称为固定队列。

2. **闭合队列**（closed cohort） 如果固定队列中的对象在随访中没有因失访、竞争风险等种种原因而无法被观察到所研究结局，这些对象就形成了一个闭合人群，其队列可称为闭合队列。

3. **动态队列**（dynamic cohort） 又称开放队列（open cohort），指对象可以在研究的不同时间进入相应的队列，或在随访期间因暴露的变化而进入不同的队列。

4. **风险人群**（person at risk） 队列研究中构成不同暴露水平队列的对象不仅需要有相应暴露人群的共同经历，而且必须有发生所研究疾病的可能性，这样的人群称为疾病风险人群或可能发生某病人群。

5. **疾病危及人时**（person-time at risk） 将观察人数与观察时间相结合的一种度量单位，是随访人群中各个体实际暴露于某因素的时间单位总和，常用"人年"等人时单位表示。

6. **危险比**（risk ratio，RR） 又称累积发病率比，指暴露组的累积发病率与非暴露组累积发病率之比。表示暴露于某危险因素的人群中疾病的累积发病或死亡是未暴露于该危险因素的人群累积发病或死亡危险的倍数，是反映所研究危险因素对个体作用大小的指标。

7. **率比**（rate ratio，RR） 又称发病密度比，指暴露组的发病密度与非暴露组发病密度之比。表示暴露于某危险因素的人群中疾病的发病或死亡频率是未暴露于该危险因素的人群发病或死亡频率的倍数，是反映所研究危险因素对个体作用大小的指标。

8. **归因危险度**（attributable risk，AR） 又称特异危险度、率差、超额发病率或超额危险，是暴露组发病率与非暴露组发病率之差。

9. **病因分值**（etiologic fraction，EF） 又称归因危险度百分比，指暴露人群中的发病或死亡归因于暴露的部分，占全部发病或死亡的百分比。

10. **人群病因分值**（population etiologic fraction） 又称人群归因危险度百分比，指整个人群在某一时期由于某危险因素所引起的某病新发病例占该人群中同时发生的所有该病新发病例的百分比。

11. **失访**（loss to follow-up） 在追踪观察的某一阶段，某些对象由于种种原因而脱离了观察，观察者无法再了解到他们的结局。

【重点与难点解析】

回顾性队列研究与横断面研究的差别

解析： 回顾性队列研究又称历史性队列研究，是指根据研究对象在过去某时点的特征或暴露情况而入选并分组，然后从已有的记录中追溯从该时点到其后某一时点或直到研究当前为止这一期间内每一成员的发病或死亡情况，这相当于从过去某时点开始的前瞻性队列研究。而横断面研究则是指根据事先设计的要求，在某一特定时间对某一人群，应用普查或抽样调查的方法收集有关变量与疾病的关系，以描述该人群中目前疾病的分布及某因素与疾病的关系。横断面研究的对象是当前确定的人群，并非过去某一时点未发生所研究疾病但可能发生该疾病的队列人群；横断面研究所收集的疾病信息是当前该疾病的患病情况，而非在某个随访期间的新发病例；横断面研究所收集的暴露因素可能是当前暴露状况，也可能是既往状况，如疾病史、出生信息等。

【案例】

案例 7-1

某研究人员为了评估出生体重对青少年时期超重/肥胖的影响，以上海市某区所有在读初中生为研究对象，测量这些学生的身高和体重，计算 BMI，并按公认定义将其分为体重正常组、超重组和肥胖组，查阅这些学生的出生登记档案，获得出生体重信息，分析出生体重与学生当前超重/肥胖的关联。该研究人员认为这是一项回顾性队列研究。你是否赞同？为什么？

案例 7-2

大量对铀矿工人的调查报道显示铀矿暴露的远期健康效应。这些研究提示，暴露于氡气（铀的放射性产物）及其放射性衰变产物可以导致肺癌发病率升高。为此，流行病学家基于美国公共卫生署的医学调查资料开展研究。资料显示，科罗拉多地区矿工自 1950 年以来开始接受医学检查，检查结果均登记在案，登记资料包括：姓名、社会保险号、种族、性别、出生日期、与研究有关的铀暴露史、暴露剂量、工种、入厂日期和离厂日期等。通过这些资料，研究人员可以得到科罗拉多矿工的铀矿暴露情况。1990 年，研究人员以接受过医学检查，且在 1964 年 1 月 1 日前在科罗拉多高原地下铀矿工作至少 1 年的白人男性工人为研究对象，对所有对象随访至1989年，调查1950—1989年期间这些工人的生存状况及死亡原因。同时，从医学调查资料中选取当地同期非铀矿工人作为对照，并以同期美国一般人群的发病和死亡数据作为背景资料。

1. 这是一个什么类型的研究？该种调查有何优缺点？

2. 研究人员所选暴露人群是什么类型的人群？这样选有何目的？

3. 该研究选取的对照为何种类型，有何优缺点？

4. 该研究的观察终点是什么？观察终止日期是什么时候？若有观察对象在1990年死于所研究的疾病，该对象是否应列为观察到终点的对象？

表7-1　所有研究对象在观察期间（1950—1989年）的死亡情况

死亡原因	观察死亡数	预期死亡数	标化死亡比
结核病	14	3.4	4.09
恶性肿瘤（合计）	264	117.2	2.25
肝胆管	2	2.8	0.71
胰腺	9	6.6	1.37
喉	0	1.9	0.00
肺	185	38.4	4.82
乳腺	1	0.2	4.53
前列腺	7	5.9	1.18
膀胱	3	3.2	0.94
皮肤	5	2.3	2.16
淋巴和血液	9	12.0	0.75
糖尿病	4	8.5	0.47
酒精中毒	7	2.6	2.73
事故	155	46.8	3.31
合计	950	600.3	1.58

5. 该研究得到的初步结果如表7-1所示。你可以得到哪些初步结论？如何进一步分析资料？

6. 研究人员主要针对肺癌和其他呼吸道非恶性疾病进行了深入分析。着重研究了入厂时年龄、工龄、工种及暴露剂量等可能的危险因素，结果见表7-2和表7-3。请问表7-2中的暴露人年是如何计算的？

表 7-2 各入厂年龄组铀矿工人与非铀矿工人观察期间肺癌死亡率比较

入厂时 年龄 / 岁	铀矿工人		非铀矿工人		合计	
	肺癌死亡数	人年数	肺癌死亡数	人年数	肺癌死亡数	人年数
<20	18	44 776	7	37 234	25	82 010
20 ~	41	12 983	53	62 528	94	75 511
30 ~	88	8 453	48	19 360	136	27 823
40 ~	38	2 951	15	7 236	53	10 187
合计	185	69 163	123	126 628	308	195 521

表 7-3 不同工作年限的观察对象因呼吸道疾病死亡的观察数和预期数

死亡原因		在地下铀矿工作的年限						
		0 ~ 4	5 ~ 9	10 ~ 24	25 ~ 29	30 ~ 34	>35	合计
肺癌	观察数	2	12	129	20	12	10	185
	预期数	1.8	4.3	25.3	2.8	1.8	2.5	38.4
	SMR	1.11	2.79	5.10	7.14	6.67	4.00	4.82
其他非恶性呼吸道疾病	观察数	0	5	55	9	9	5	83
	预期数	0.6	1.6	10.9	1.3	0.8	1.4	16.6
	SMR	0	3.12	5.05	6.92	11.25	3.57	5.00

7. 请根据表 7-2 提供的数据，计算不同入厂年龄铀矿工人相对于非铀矿工人肺癌死亡的相对危险度，并回答肺癌死亡归因于铀矿暴露的危险度为多少？在一般人群中发生肺癌死亡有多少可能是归因于铀暴露（假设人群中的铀暴露率为 1/ 万）？

8. 根据你的计算，肺癌死亡与工人入厂时的年龄是否有关？

9. 对表 7-3 的结果加以评述，并说明为何工作年限更长时（例如 >35 年）肺癌和其他非恶性呼吸道疾病的 SMR 反而降低？

10. 研究人员继续对铀的暴露剂量进行分析，研究不同暴露剂量（WLM，working level months）下肺癌的死亡率是否不同，结果见表 7-4。该结果提示了什么？

表 7-4　不同铀暴露剂量下观察对象的肺癌死亡率

暴露剂量（WLM）	观察人年数	肺癌死亡数	肺癌死亡率（1/万）
0 ~	26 105	8	3.064
15 ~	22 931	15	6.541
30 ~	9 886	32	32.369
60 ~	3 596	20	55.617
90 ~	3 197	48	150.140
120 ~	3 466	62	178.881
合计	69 163	185	26.748

11. 根据美国公共卫生署的资料，该研究还调查了铀矿暴露以外的因素，以排除可能存在的混杂因素。吸烟是肺癌的重要危险因素，以吸烟为分层变量进行分析，结果见表 7-5。请问：累积死亡率与死亡密度在概念上有何不同？根据表 7-5，能否判断吸烟是混杂因素？能否判断吸烟是效应修饰因子？

表 7-5　铀与肺癌累积死亡率资料的分层分析

分组	铀矿工人		非铀矿工人	
	死亡数	非死亡数	死亡数	非死亡数
吸烟组	145	1 122	95	1 285
非吸烟组	40	552	28	860
合计	185	1 674	123	2 145

12. 铀矿工人综合分析（PUMA，Pooled Uranium Miners Analysis）是迄今为止针对铀矿工人开展的最大规模队列研究，包括来自加拿大（比弗洛奇、镭港和安大略）、捷克共和国、法国和美国（科罗拉多高原和新墨西哥）7 个队列共 124 507 名矿工、451 万风险人年和 54 462 例死亡者，其中 7 825 例死于肺癌。在你看来，为什么需要联合多个相似的队列研究建立联合队列，进行综合分析？

案例 7-3

由于队列研究的高成本，研究人员常常建立队列研究平台，开展不同的队列研究。以欧洲肿瘤与营养前瞻性调查（EPIC，European Investigation into Cancer and Nutrition）为例，基于该队列平台，开展了一系列队列研究。各队列研究的样本量相差很大，例如，评估饮食炎症评分（ISD，Inflammatory Score of the Diet）与乳腺癌关联时，排除了乳腺癌现患病例、无确诊和随访数据者、无膳食调查数据或膳食数据异常者，共纳入318 686名妇女作为研究对象；分析膳食与结直肠癌关系时，排除结直肠癌现患病例、无确诊和随访信息者、无膳食调查数据或膳食数据异常者及来自希腊的研究对象，共纳入合格对象450 112人（男性131 426人，女性318 686人）；分析植物性食物和膳食纤维与缺血性心脏病风险关联时，去除无膳食和其他生活方式数据者、膳食数据异常者、基线时有明确心肌梗死或脑卒中史或病史不明者、无随访数据者，最终纳入研究对象490 311人。

1. 基于队列平台开展一项队列研究，确定研究对象时需考虑哪些因素？

2. 如果基于EPIC平台，评估吸烟与前列腺癌的关联，应如何选择队列研究对象？

案例 7-4

欲采用前瞻性队列研究方法评估新冠病毒感染对肺功能的长期影响，如何选择暴露组和对照组？所选对照组是什么类型的对照？这种对照存在何种局限性？

【思考题】

对前瞻性队列研究对象进行随访时，除收集结局信息外，还需收集哪些信息？

附 案例解析与思考题答案

案例解析

案例 7-1 分析

该研究并非回顾性队列研究，而是一项横断面研究。案例中研究对象的确定是现在，并非过去某个时点（如某区某年所有的新生儿）；研究结局是当前超重/肥胖患病状况，而并非从出生开始至当前随访期间的所有超重/肥胖的发生；所收集的暴露信息虽然来自出生登记档案，但横断面研究也可通过该方式获得既往暴露信息。可见，该案例是典型的横断面研究，只不过暴露信息来自出生登记档案。

案例 7-2 分析

1. 这是一项典型的历史性队列研究。1990 年研究开始时，铀暴露（1964 年 1 月 1 日前在科罗拉多高原地下铀矿工作至少 1 年）与事件（死亡）均已发生。先追溯美国公共卫生署医学调查资料这一历史资料，确定队列人群中的暴露组（接受过医学检查，且在 1964 年 1 月 1 日前在科罗拉多高原地下铀矿工作至少 1 年的白人男性工人）和非暴露组（接受过医学检查的当地同期非铀矿工人），然后通过各种途径调查所有研究对象在 1950—1989 年随访期间的死亡情况。

历史性队列研究的优点在于：①能短期内完成资料的收集和分析；②暴露和事件发生的时间符合前"因"后"果"的因果时序；③省时、省力、出结果快。缺点在于：①需要研究对象过去某段时间暴露和结局信息的完整可靠历史记录或档案材料；②历史资料的完整性和真实性将影响研究的可行性和结果可靠性。由于历史资料积累时未受到研究者的控制，内容上未必符合要求。

2. 该队列研究所选暴露人群为职业人群。这些人群因职业原因曾处于暴露之中，且有可靠的暴露史记录及医学检查资料，容易获得结局信息。

3. 首先，该研究选取当地同期非铀矿工人为对照，是外对照。除未暴露于铀矿这一所研究的因素外，对照组其他各种因素或人群特征如年龄、性别、种族、健康状况、社会经济地位等与暴露组相似。其次，该研究还以同期美国一般人群的发病和死亡数据为背景资料，作为总人群对照。此外，尽管所选暴露组均曾暴露于铀，但暴露时长和剂量存在差异，可以相互比较，互为内对照。因此，该研究采用了上述三种对照形式，为多重对照。

四种对照形式各有优缺点：①选取内对照比较方便，可比性好，且可准确无误地从总体上了解研究对象的发病情况。然而，如果研究对象均暴露于所研究因素，且暴露水平相差不大时，就无法采用内对照。②选取外对照的优点是随访观察时免受暴露组的影响，即没有暴露组的"污染"。缺点是需要选取并动员合适的另一组人群。③总人口对照是外对照的特殊形式，资料容易获取，但资料往往较为粗糙，可比性差。④多重对照可减少只用一种对照所带来的偏倚，增强结果的可靠性，但会增加研究的工作量。

4. 观察终点指研究对象出现了预期结果，不再继续随访。本研究中的观察终点是死亡。观察终止日期指整个研究工作截止的时间或预期可以得到结果的时间，决定了观察期的长短。本研究的观察终止日期是 1989 年 12 月 31 日。若有观察对象在 1990 年死于所研究的疾病，不在观察期内，不应列为观察到终点的对象。

5. 从表 7-1 可见，除事故外，肺癌和结核病的观察死亡数较多，标化死亡比较高，进一步分析资料时应重点关注肺癌和其他呼吸道疾病。

6. 该队列研究有明确的观察截止日期、所有对象的入厂日期和离厂日期记录以及观察截止前死亡者的死因和死亡日期信息，可采用精确法，以个人为单位进行计算。将死亡日期（发生在观察截止日期前）或观察截止日期减去入厂日期，得到观察人天，相加后折算成人年。

7. 相对危险度的计算结果见附表 7-1。

附表 7-1 各入厂年龄组铀矿工人与非铀矿工人观察期间肺癌死亡相对危险度

入厂年龄 / 岁	铀矿工人			非铀矿工人			RR
	肺癌死亡数	人年数	死亡密度(1/ 万)	肺癌死亡数	人年数	死亡密度(1/ 万)	
<20	18	44 776	4.02	7	37 234	1.88	2.14
20 ~	41	12 983	31.58	53	62 528	8.48	3.73
30 ~	88	8 453	104.11	48	19 360	24.79	4.20
40 ~	38	2 951	128.77	15	7 236	20.73	6.21
合计	185	69 163	26.75	123	126 628	9.71	2.75

铀矿暴露的肺癌死亡归因危险度 AR=26.75/ 万 −2.75/ 万 =24.00/ 万；$AR\%$=（24.00/ 万）/（26.75/ 万）=89.72%；如果一般人群铀暴露率为 1%，则一般人群的死亡率为 26.75/ 万 × 0.01+9.71/ 万 ×0.99=9.88/ 万。进一步计算 $PAR\%$=（9.88/ 万 −9.71/ 万）/（9.88/ 万）=1.72%，可见，一般人群中发生的肺癌死亡有 1.72% 归因于铀暴露。

8. 根据计算结果可见，随着入厂年龄的增长，无论是铀矿工人还是非铀矿工人，其肺癌死亡密度均呈显著的上升趋势；各入厂年龄组铀矿工人的肺癌死亡密度较非铀矿工人高，相对危险度 RR 随入厂年龄的增长而上升，趋势检验有显著统计学意义。

9. 从表 7-3 可见，观察对象随工作年限的增长，肺癌和其他非恶性呼吸道疾病的 SMR 呈增长趋势，但在工作年限 >35 岁组反而下降。这一方面可能是该组人群年龄较大，死于其他疾病的竞争风险较大；另一方面可能是因为存在健康工人效应。铀矿工人是典型的职业人群，以该人群为研究对象存在健康工人幸存者偏倚。其原因是疾病风险高者更倾向于离职，而健康个体发生肺癌和其他非恶性呼吸道疾病的风险较低，在职时间更长。能在地下铀矿工作 35 年以上者可能更健康。

10. 从表 7-4 可见，随着铀暴露剂量的增加，肺癌死亡率逐渐上升，呈剂量 - 反应关系，趋势检验达显著水平。

11. 累积死亡率指已知无某种疾病的人群，经过一段特定的观察期之后，死于某病的频率。分子是在某一特定观察期内发生的某病死亡病例数，分母是观察开始时的暴露人数。累积死亡率的范围在 0 ~ 1 之间，主要应用于慢性病。而以观察人时为分母计算出来的死亡率带有瞬时频率性质，称为死亡密度。附表 7-2 所示为观察期间肺癌的累积死亡率，分子为观察期间的死亡人数，分母为观察期初的人数。

先计算铀矿工人和非铀矿工人中吸烟者和非吸烟者的肺癌累积死亡率以及与非铀矿工人相比，铀暴露与肺癌死亡的 RR，结果如附表 7-2 所示。

附表 7-2　不同铀暴露剂量下研究对象的肺癌死亡率

分组	铀矿工人		累积死亡率 (1/万)	非铀矿工人		累积死亡率 (1/万)	RR
	死亡数	非死亡数		死亡数	非死亡数		
吸烟组	145	1 122	1 144.44	95	1 285	688.41	1.66
非吸烟组	40	552	675.68	28	860	315.32	2.14
合计	185	1 674	995.16	123	2 145	542.33	1.83

可见，铀矿暴露与肺癌死亡的粗 RR 值为 1.83，按吸烟分层后，吸烟组和非吸烟组的 RR 值分别为 1.66 和 2.14。非吸烟组的 RR 值较粗 RR 值高 14.4%（>10%），由此可以判断吸烟是混杂因素。进一步比较分层后吸烟组和非吸烟组中铀矿暴露与肺癌死亡的 RR 值，可见两者 RR 值有较大差别，由此可初步判断吸烟可能是效应修饰因子，需要进一步进行异质性检验明确。

12. 联合多个相似的队列研究，建立联合队列，不但增加了样本量和发生结局者的数量，而且扩大了人群暴露水平的波动范围，提高了研究的统计把握度、关联估计的精确性和价值。

本案例中 PUMA 研究是迄今世界上信息量最大的铀矿工人综合队列研究，汇集了不同国家、不同时期、不同工作条件下的铀矿工群体及相关信息，可评估更大范围暴露水平与死亡的关联，尤其是当代职业环境下低水平氡衰变产物暴露对肺癌和其他疾病风险的影响，为室内氡暴露的风险评估及终生风险的计算提供依据，还有利于评估联合暴露及与联合暴露相关疾病的发病及死亡风险，确定效应修饰因子。

案例 7-3 分析

1. 队列平台的建设往往不是基于某个特定的研究假设，因此纳入的研究对象中包括各种潜在研究结局的现患病例，在开展一项某个暴露因素与结局关联的队列研究时，基于队列平台确定研究对象时需要考虑：①研究人群未患所研究疾病但可能患所研究疾病；②有准确的暴露信息；③有可能的混杂因素信息；④有随访信息，并进行过结局变量的测量。

2. 如需基于 EPIC 平台评估吸烟与前列腺癌的关联，队列研究对象应具备：①男性、基线调查时无前列腺癌病史（未患所研究疾病）、未切除过前列腺（有可能患所研究疾病）；②有吸烟史信息（暴露信息）；③有家族史等重要混杂因素信息；④随访并进行过前列腺癌筛查，明确是否发病。

案例 7-4 分析

采用前瞻性队列研究方法评估新冠病毒感染对肺功能的长期影响，所选暴露组应为明确感染过新冠病毒（病毒核酸检测阳性）并已治愈（病毒核酸检测转阴）的人群。对照组可采用内对照、外对照和多重对照三种形式。内对照来自新冠病毒感染人群，将感染者根据病情、所感染病毒类型或其他指标进行分组，以其中某一组作为内对照。外对照则选择与感染者其他特征尽可能相同，但未感染过新冠病毒者为对照。多重对照指同时选择内对照和外对照。基线和随访时检测队列成员的肺功能，评估新冠病毒感染对肺功能的长期影响。

内对照的局限性在于研究对象均暴露于所研究因素（新冠病毒感染），如果暴露水平相差不大，则无法采用内对照，如果暴露效应相差不大，则无法获得研究结果。选择外对照的局限性在于需要选取并动员合适的另一组人群，确保其与暴露组的差别仅为是否暴露，以便将两组结局的差异归因于暴露因素。多重对照可减少只用一种对照所带来的偏倚，增强结果的可靠性，但会增加研究的工作量。

思考题答案

前瞻性队列研究随访时，除收集结局信息外，还需收集的信息包括：①截尾数据信息，如队列成员的死亡日期和死亡原因、失访原因和最近一次访到日期等；②暴露因素的变化，例如，以饮酒为暴露因素时，需收集队列成员在随访时的饮酒状况或饮酒量等详细信息；③可能混杂因素的变化，例如生活方式、疾病史、家族史、女性月经生育史等；④联系地址及联系人信息的更新，以便下一次随访。

（徐望红）

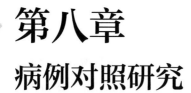

第八章
病例对照研究

【目的】

1. 熟悉病例对照研究的定义、用途和适用条件。
2. 熟悉不同类型病例对照研究中病例和对照的选择。
3. 掌握病例对照研究的衍生类型及用途。

【基本概念】

1. **以人群为基础的病例对照研究**（population-based case-control study） 病例组来自社区或社区监测、普查或抽查人群的病例对照研究，又称以社区为基础的病例对照研究。

2. **以医院为基础的病例对照研究**（hospital-based case-control study） 病例组为门诊或住院患者，或有记录的既往病例的一种病例对照研究。

3. **匹配病例对照研究**（matched case-control study） 要求对照在某些因素或特征上与病例保持一致，使两组进行比较时，排除匹配因素的干扰。

4. **源人群**（source population） 指产生病例的人群。

5. **巢式病例对照研究**（nested case-control study） 是一种在队列研究中嵌套病例对照研究的设计，其研究对象在队列研究的基础上确定，以队列中某种疾病的所有病例作为病例组，再根据病例发病时间及其他匹配条件，从研究队列的非病例中随机匹配一个或多个对照，组成对照组。按配对病例对照研究的方法进行分析。此种研究设计尤其适合研究因素需进行复杂化学或生化检测的分子流行病学研究。

6. **病例队列研究**（case-cohort study） 又称病例参比式研究（case-base reference study），是一种将队列研究与病例对照研究相结合的设计。在队列研究开始时，从队列中按一定比例随机抽样选出一个有代表性的样本作为对照组，观察结束时，以队列中的各种新发疾病为病例组，与上述随机对照组分别进行比较。此种研究设计也适合研究因素需进行复杂化学或生化检测的分子流行病学研究。

7. **单纯病例研究**（case-only study） 疾病病因研究中评价基因与环境交互作用的一种研究设计。以患某一疾病的群体为对象，评价基因型与环境暴露的交互作用，但不能评价二者各自的主效应。

8. **病例交叉研究**（case crossover study） 如果暴露与某急性事件有关，那么在事件发生前较近的一段时间（危险期）内，暴露的发生应比事件发生前较远的一段时间（对照期）更频繁或强度更大。病例交叉设计比较个体危险期和对照期内的暴露信息。由于是以病例自身作为对照，避免了混杂因素的干扰。

【重点与难点解析】

1. 病例对照研究中病例组与对照组的代表性和可比性

解析：病例对照研究中病例组的代表性指病例组能否代表病例总体，即源人群所产生的所有该病病例。一般来说，社区来源的病例代表性强，新发病例代表性好。对照组的代表性指对照组的暴露率能否反映产生病例源人群的暴露水平。两组的可比性指对照组必须来自产生病例的源人群，且两组除暴露因素外，在其他主要特征方面无明显差异。

2. OR 值准确估计暴露与疾病关联强度 RR 值的条件

解析：OR 指病例组与对照组的暴露与非暴露比值之比，用于估计相对危险度 RR，即暴露组的发病风险是非暴露组的多少倍。OR 与 RR 的定义及计算方法均不同，但在满足以下几个条件下，OR 可准确估计 RR：①所研究的疾病为罕见病；②不存在信息偏倚，即病例组和对照组提供的疾病发生前的暴露信息准确；③不存在选择偏倚，即对照组的暴露与非暴露的比值与产生病例的源人群的暴露与非暴露比值相同。

3. 巢式病例对照研究和病例队列研究的异同

解析：巢式病例对照研究和病例队列研究都是队列研究与病例对照研究相结合的杂交设计，病例和对照都来自同一队列，减少了选择偏倚；均兼有队列研究暴露与结局的因果时序和病例对照研究省时、省力、省钱的优点，统计效率和检验效率高，都适合开展分子流行病学研究。

两者的区别在于：①巢式病例对照研究中的对照与病例进行匹配，而病例队列研究中的对照是随机选取的；②巢式病例对照研究选择对照是在病例发生之后，而病例队列研究的对照在病例发生之前已经选定；③巢式病例对照研究中病例和对照不同，而病例队列研究中随机选取的对照组如发生所研究的疾病，则既为对照，又同时为病例。④巢式病例对照研究中的对照只与一种疾病的病例匹配，而病例队列研究中 1 个随机对照组可以同时和几个病例组进行比较和分析。

【案例】

案例 8-1

为了解某地学龄前儿童肥胖的主要危险因素，以该地区所有 15 所幼儿园符合 WHO 肥胖定义的 2～6 岁肥胖儿童 150 人为病例组；按 1：2 的比例，从同一幼儿园按性别、年龄（±6 个月）和身高（±5cm）匹配体重正常的健康儿童 300 人作为对照组，调查两组儿童的人口学特征、出生体重和身长、母亲孕期情况、喂养情况（饮食习惯）、生活习惯、家庭情况、疾病史等，开展病例对照研究，探讨肥胖发生的主要危险因素。结果显示，进食速度快、体力活动少、睡眠时间短、父亲 BMI 高是学龄前儿童肥胖的危险因素。该研究结果是否可靠？为什么？

案例 8-2

为了解影响子宫内膜异位症发病的相关危险因素，采用以医院为基础的病例对照研究进行探索。以某医院 2019—2020 年妇科病房 120 例子宫内膜异位症住院患者为病例组，以同期妇科病房患其他妇科疾病的 250 名住院患者为对照组，所有对照均通过腹腔镜检测或开腹手术排除子宫内膜异位症。采用结构化问卷收集两组人群的人口学信息、月经生育史、既往疾病史和手术史等。研究结果显示，病例组比对照组有更多的人工流产次数，每增加 1 次人工流产，子宫内膜异位症的发病风险增加 3 倍，提示人工流产是子宫内膜异位症的危险因素。该研究结果是否可靠？为什么？

案例 8-3

某研究者采用以人群为基础的病例对照研究探索子宫内膜癌的危险因素。病例每年从某市肿瘤登记系统及时获得，对照则根据前一年病例组的年龄分布，采用年龄频数匹配的方法从该市人口登记系统获得。采用统一的调查表面访调查后进行数据分析，评估各暴露因素与子宫内膜癌的关联，探索可能病因。尽管该研究设计科学严密，但还存在一个问题可导致研究结果的不可靠。请问是什么问题？

请针对案例 8-4 至案例 8-9 的情况，分别回答以下问题：

1. 采用何种类型的研究设计最优？为什么？
2. 如何选择病例和对照？
3. 如何计算样本量？
4. 如何进行统计描述和分析？
5. 如何解释分析结果？
6. 该研究设计存在何种优势和局限性？

案例 8-4

探索女性乳腺癌的危险因素和可能病因。

案例 8-5

探索胰腺癌的危险因素和可能病因。

案例 8-6

探索神经内分泌肿瘤的危险因素和可能病因。

案例 8-7

基于大型队列研究平台，分析茶多酚摄入量与女性乳腺癌的关联。

案例 8-8

基于大型队列研究平台，筛选多种高发恶性肿瘤的代谢标志物。

案例 8-9

驾驶机动车时手机通话时间与车祸发生的关联。

【思考题】

在肿瘤专科医院开展以医院为基础的病例对照研究，探索或检验某种恶性肿瘤的危险因素或病因，应该如何选择对照？

附 案例解析与思考题答案

案例解析

案例 8-1 分析

该研究结果不可靠，只能为病因学假设提供线索。

首先，该研究所比较的是某地区幼儿园肥胖现患儿童与非肥胖儿童各因素当前的暴露情况，无法确定肥胖与喂养情况（饮食习惯）、生活习惯、家庭情况等危险因素的时间先后顺序，是一种横断面研究设计，而非病例对照研究设计。其次，即使可以明确出生体重和身长及母亲孕期情况发生在疾病（肥胖）之前，但本次横断面研究设计导致"对照组"不能代表产生"病例"的源人群，关联估计中存在较大的选择偏倚。最后，儿童肥胖患病率较高，并非罕见病，采用病例对照研究设计估计的 OR 值与 RR 值相差较大，不适合采用病例对照研究设计。因此，本次研究结果只能提示进食速度快、体力活动少、睡眠时间短、父亲 BMI 高可能是学龄前儿童肥胖的危险因素，需要进一步采用队列研究检验这些病因假设。

案例 8-2 分析

该研究结果不可靠。所研究的暴露因素可能也是同期妇科病房其他妇科疾病的危险因素。以其他妇科疾病患者为对照，可能会高估或低估暴露因素的作用。以健康妇女或患其他与子宫内膜异位症无关疾病的妇女作对照组更合适。

案例 8-3 分析

该病例对照研究采用以人群为基础的研究设计，病例和对照来自同一总体，且对年龄进行了频数匹配，具有较好的代表性和可比性。然而，子宫内膜癌是一种常见于中老年妇女的疾病，该人群中子宫切除者比例较高。而该研究未排除对照组中行子宫切除者，可能会造成暴露因素与子宫内膜癌关联的低估。因为子宫切除后的个体不会有发生子宫内膜癌的机会，但当初切除子宫的原因可能与子宫内膜癌的病因及发生有关。

案例 8-4 分析

1. 可采用以人群或以医院为基础的病例对照研究。乳腺癌作为一种恶性肿瘤，属罕见病，探索罕见病的危险因素或病因采用病例对照研究最合适。考虑到女性乳腺癌发病率相对较高，且预后较好，如有肿瘤登记系统和户籍系统数据支撑，采用以人群为基础的病例对照研究最优，更不易受选择偏倚的影响，所得结果更为可靠。

2. 病例组可基于肿瘤登记系统获得，以当年及后续一定时间某地区全人群范围内的新发病例作为病例组；对照组可从该地区全人群户籍登记系统获得，采用成组或按年龄组进行频数匹配的方式选取对照。

3. 样本量计算采用成组病例对照研究的样本量计算公式。

$$N=\frac{(Z_\alpha\sqrt{2\overline{pq}}+Z_\beta\sqrt{p_1q_1+p_0q_0})^2}{(p_1-p_0)^2}$$

取 $\alpha=0.05$，$\beta=0.10$，弱效应暴露因素的预期 OR 值取 1.5，对照组暴露率为 $p_0=0.1$；假设病例与对照人数接近，采用 PASS 软件计算得到病例组和对照组分别需要 1 219 人。考虑到失访率，可适当增加样本量。

4. 数据收集、整理完成后，可列表比较病例组和对照组人口学特征及其他相关因素，进行统计描述。其中，连续变量可采用均数（标准差）或中位数（25%，75% 分位数）进行统计描述，采用 t 检验或 Wilcoxon 非参数检验比较两组均数或中位数的差别；分类变量采用频数（百分比）进行描述，采用卡方检验比较两组分布的差异。

统计分析包括暴露因素在病例组和对照组分布差异的检验以及 OR 和 95% 置信区间（$95\%CI$）的估计。前者采用四格表卡方检验或 Woolf logit 近似法进行；后者采用非条件 logistic 回归分析控制混杂因素并计算，95% 置信区间基于 Miettinen 法或 Woolf 法估计。

5. 结果的解释根据所得卡方值和 P 值及 OR 值和 $95\%CI$ 值进行。如果卡方检验 $P<0.05$，两组暴露因素的分布有显著差异；进一步根据计算所得 OR（$95\%CI$）判断暴露与疾病的关联是否显著，如有显著关联，则采用 OR 值估计 RR 值，即暴露组发生乳腺癌的风险是非暴露组的多少倍。

6. 相比于队列研究，病例对照研究的优势在于：①特别适用于罕见病如肿瘤的研究；②节省人力物力和时间，易于组织实施；③可同时研究多个暴露因素与某种疾病的关联，广泛探索疾病病因。缺点在于：①不适合研究暴露比例很低的因素；②不能计算发病率；③暴露信息的收集在疾病发生后进行，暴露与疾病的时序难以判断；④选择偏倚和回忆偏倚难以避免，以人群为基础的病例对照研究较以医院为基础的病例对照研究可信度略高。

案例 8-5 分析

1. 胰腺癌是罕见病，探索危险因素或病因适合采用病例对照研究。因为胰腺癌确诊时多已发展至中晚期，进展快，生存时间短，需要及时收集相关信息，不适合基于肿瘤登记系统获得病例，采用以医院为基础的病例对照研究比较合适，在患者住院确诊及治疗期间收集既往相关暴露信息。

2. 病例组从一所或多所医院确诊胰腺癌的住院病例中按纳入排除标准招募；对照组为在相应医院就诊的其他疾病病例，对照组所患疾病应与胰腺癌无共同危险因素。

3 ~ 5. 本案例的样本量计算、统计描述、统计分析及结果解释同案例 8-4。

6. 与以人群为基础的病例对照研究相比，以医院为基础的病例对照研究更容易招募研究对象，数据质量高。但对照组的选择更易受选择偏倚的影响。

案例 8-6 分析

1. 神经内分泌肿瘤（neuroendocrine neoplasm，NEN）指所有源自神经内分泌细胞的肿瘤，是一类十分罕见的疾病。为提高研究效率，可采用个体匹配的病例对照研究。

2. 神经内分泌肿瘤十分罕见，病例组可从多所医院同时招募，对照组从各医院患其他疾病的患者中招募，并根据匹配条件按 1∶1 或 1∶R 匹配。

3. 由于该病为罕见病，病例数极其有限，适合根据所能收集到的样本量，采用匹配病例对照研究的样本量计算公式，反推统计把握度。假设病例组人数为 n，则对照数人数为 R×n。

$$n=\frac{\left[Z_\alpha\sqrt{(1+\frac{1}{r})\bar{p}(1-\bar{p})}+Z_\beta\sqrt{\frac{p_1(1-p_1)}{r}+p_0(1-p_0)}\right]^2}{(p_1-p_0)^2}$$

其中，

$$p_1=\frac{OR\times p_0}{1-p_0+OR\times p_0} \qquad \bar{p}=\frac{p_1+rp_0}{1+r}$$

取 $\alpha=0.05$，对照组暴露率为 0.15，暴露因素的预期 OR 值取 5.0。在招募 30 例病例情况下，采用 PASS 软件估计把握度（$1-\beta$），发现，如按 1∶1 配对，所得把握度为 78%，未达到所要求的 80% 或 90% 的把握度；如按 1∶2 或 1∶3 匹配，把握度分别达 89% 和 93%，可根据实际情况选用 1∶2 或 1∶3 匹配的病例对照研究。

4. 数据收集、整理完成后，列表比较病例组和对照组的人口学特征及其他相关因素。连续变量采用均数（标准差）或中位数（25%，75% 分位数）进行统计描述，采用配对 t 检验或 Wilcoxon 非参数检验比较两组连续变量的差异，采用 McNemar's 检验比较两组分类变量的差异。

根据病例组和对照组的不同暴露状况分布情况，采用 McNemar's 检验比较暴露因素在病例组和对照组分布的差异，采用条件 logistic 回归分析计算暴露与乳腺癌关联的比值比（OR）和 95% 置信区间。

5. 分析结果的解释同案例 8-4。

6. 个体匹配病例对照研究可提高研究效率，控制强混杂因素，尤其适用于非常罕见疾病的病因研究。其缺点在于如果所选匹配因素不是混杂因素，容易导致过度匹配而歪曲研究结果，此外还可能增加选择对照的难度，且有残余混杂的可能性。

案例 8-7 分析

1. 该研究涉及生物样本的使用及实验检测，为分子流行病学研究，适合采用杂交设计如巢式病例对照研究或病例队列研究。考虑到研究目的为单一乳腺癌这一恶性肿瘤，采用巢式病例对照研究最优。

2. 病例组为队列随访期间该队列的所有新发女性乳腺癌病例，对照组为从队列人群中按性别、年龄、采样日期、居住地等条件匹配并抽取的未发生乳腺癌者。

3. 巢式病例对照研究样本量计算公式同配对或 1 ：R 匹配病例对照研究。

4 ~ 5. 统计描述、统计分析及结果的解释同案例 8-4。

6. 巢式病例对照研究的优点是病例和对照来自同一队列，减少了选择偏倚；暴露资料在疾病诊断前收集，避免了回忆偏倚，资料可靠；符合因果推断的时序，论证强度高；兼有队列研究和病例对照研究的优点，统计效率和检验效率高、省时、省力、省钱，适合分子流行病学研究。其缺点是需要依托队列研究实施。

案例 8-8 分析

1. 该研究同样涉及生物样本的使用及昂贵的代谢标志物检测，为分子流行病学研究，适合采用巢式病例对照研究或病例队列研究等杂交设计。考虑到研究结局为多种高发恶性肿瘤，采用病例队列研究，共用一个对照组更具成本效益。

2. 共同对照组为基线调查时从队列人群中随机抽取的子队列人群，病例组为队列随访期间收集的各种高发恶性肿瘤新发病例。

3. 子队列的样本量根据研究要求和所研究疾病的发病率确定，一般只需全队列人群的 1/6。若要求对照组中非病例数与全队列中病例的总数相等，那么子队列的人数至少为：病例总数 ×[1/（1− 该病发病率）]。

当两组的截尾数据分布相同，整个队列失效数据非常少，且失效时间相互无影响，采用 log-rank-type 检验估计的病例队列研究效力约为：

$$P_{SP}=\Phi\left\{Z_a+\tilde{n}^{1/2}\theta\sqrt{\frac{p_1p_2p_D}{q+(1-q)p_D}}\right\}$$

其中 Z_a 表示标准正态分布中 α 对应的统计值，θ 表示两组的对数风险比，p_j（$j=1$，2）表示第 j 组的人口比例，n 表示子队列的受试者总数，p_D 表示整个队列的失效比例，q 表示子队列的抽样比例。

4. 数据收集、整理完成后，列表比较病例组和子队列人群的人口学特征及其他相关因素。连续变量采用均数（标准差）或中位数（25%，75% 分位数）进行统计描述，采用 t 检验或 Wilcoxon 非参数检验比较两组连续变量的差异，采用卡方检验比较两组分类变量的差异。

统计分析可排除子队列中的病例，比较病例组和对照组（子队列）的暴露情况，计算 OR（95%CI）；也可基于子队列的暴露和发病情况，计算暴露组和非暴露组的虚拟危险度，估计 RR（95%CI）；还可采用 Cox 回归结合加权技术进行分析，估计 HR（95%CI）。

5. 根据计算所得 OR、RR、HR 及相应 95%CI，判断暴露与各类疾病的关联及关联强度。

6. 病例队列研究的优点在于：子队列为随机抽取，研究一开始即可确定，无须考虑后续发病情况；一个对照组可用于多种疾病的研究，研究效率高；节省人力物力，适合分子流行病学研究；可计算 OR 值、RR 值，还可考虑暴露对发病时间的影响，采用 Cox 模型估计

HR 值。缺点是子队列中可能发生所研究的疾病，因此对相同数量的病例，病例队列研究比病例对照研究需要更多对照才能获得同样的统计效率；病例队列研究数据分析比较复杂。

案例 8-9 分析

1. 采用病例交叉设计。其原理是比较相同研究对象在急性事件发生时及事件发生前的暴露情况及程度，以判断暴露因素与某事件有无关联及关联大小。本案例中车祸发生是一种急性事件，比较驾驶员车祸发生时的手机通话时间及之前某段未发生车祸时的通话时间，如果车祸发生时的通话时间长，则表明驾驶时手机通话时间与车祸发生有关。

2. 选择某段时期因车祸受伤住院的机动车驾驶员为研究对象。以这些研究对象车祸发生时使用移动电话情况为病例时期，车祸前一周相同时段开车时移动电话使用情况为对照时期。

3. 病例交叉设计样本量计算公式同配对病例对照研究，可根据已知条件和参数，使用 PASS 软件估计样本量。

暴露情况不一致的对子数 *m*：

$$m = \frac{[Z_\alpha/2 + Z_\beta\sqrt{p(1-p)}]^2}{(p-1/2)^2}$$

$$p = OR/(1+OR) \approx RR/(1+RR)$$

总对子数 *M*：

$$M \approx \frac{m}{p_0 q_1 + p_1 q_0}$$

$$p_1 = \frac{p_0 RR}{1 + p_0(RR-1)}$$

其中，P_0 为对照时期暴露率，P_1 为病例时期暴露率。

4. 所对比的是同一组研究对象，统计描述中只需列出研究对象的基本特征。统计分析主要是比较个体在危险期和对照期的暴露信息。将两个时期的暴露信息按配对病例对照研究格式进行整理，分为两个时期均暴露（a）、两个时期均不暴露（d）、仅危险期暴露（c）和仅对照期暴露（b）四组，计算 *OR* 值（c/b）及 95%*CI*，估计手机使用与车祸发生的关联。

5. 根据 *OR* 值及 95%*CI* 的取值估计两者的关联及强度。

6. 病例交叉设计是一种适合研究短暂暴露对罕见急性病瞬时影响的流行病学方法，以病例自身作为对照，可避免诸多混杂因素的干扰。其缺点在于不适合评估慢性暴露的效果，尤其是随时间推移而"自然增加"的暴露（如药物）；此外，还可能由于个体某一特征随时间而变化造成个体内的偏倚。

思考题答案

　　以医院为基础的病例对照研究可信度较以人群为基础的病例对照研究弱，主要是因为难以确定产生病例的源人群，因而难以找到能代表源人群暴露状况的对照组，容易发生选择偏倚。这种研究设计需首先定义产生病例的源人群（一旦患所研究疾病，就会到该医院就诊），从中选取有代表性的样本作为对照，以减少选择偏倚。综合性医院可从因其他疾病就诊的人群中选取，其假设是该人群因其他疾病来这所医院就诊，那么如果患所研究疾病，很大可能也会来这所医院就诊。但肿瘤专科医院几乎所有入院病例均为恶性肿瘤患者，病例组的纳入较为方便，但对照组难以获得。此时，如果有转诊医院（referral hospital）存在，那么对照可从转诊医院患其他疾病的患者中选取，这是基于"来转诊医院就诊的患者一旦患所研究疾病，即被转至该专科医院治疗"这一假设；也可从本院其他肿瘤患者的家人或亲属中选取，这也是基于"这些家人或亲属一旦患所研究疾病，来该专科医院治疗的可能性更大"这一假设，而且该人群相对容易招募。

（徐望红）

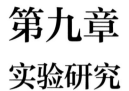

第九章
实验研究

【目的】

1. 了解实验研究的定义、基本特征及用途。
2. 掌握实验研究的主要类型及其应用场景。
3. 掌握实验研究设计、实施过程。

【基本概念】

1. **实验流行病学**（experimental epidemiology） 又称流行病学实验（epidemiological experiment）、干预研究（intervention study），是以人类（患者或健康人）为研究对象，将研究对象随机分为实验组和对照组，给予实验组干预措施，然后对研究对象进行相应的前瞻性随访观察，并比较两组人群的结局，对比分析实验组与对照组之间效应上的差别，判断干预措施的效果。在人群中开展实验研究与传统的实验室和动物实验相比并非那么严格，因此称为试验。实验流行病学通常分为临床试验、现场试验和社区试验三类。

2. **临床试验**（clinical trial） 是指以患者个体为单位进行实验分组和施加干预措施，通常用来评价某种药物或治疗方法的效果。临床试验多在医院进行，以患者作为研究对象，多为治疗性试验，随机分配治疗措施，尽可能采用盲法。

3. **现场试验**（field trial） 又称人群预防试验，是以尚未患病的个人作为研究对象，评价某种预防措施（预防制剂或方法）的效果。现场试验研究周期相对较长，易受外界条件影响，然而现场试验在现实环境中开展实施，具有较好的外推性。为了提高现场试验的效率，通常在高危人群中进行研究。例如在吸烟人群中进行低剂量螺旋 CT 用于预防肺癌的效果评价的随机对照试验研究。

4. **社区试验**（community trial） 又称社区干预试验（community intervention program），是指以社区整体人群作为观察对象，对某种预防措施或方法进行考核或评价，通常采用整群随机抽样的方法选择研究人群。例如在社区人群中评价采用粪便潜血的方法用于大肠癌筛查的有效性。

5. **PICO** 实验流行病学研究涉及的四个要素，即患者（patient）或人群（population）、干预（intervention）、对照（control）、结局（outcome），PICO 是这四个要素对应单词首字母组合而成。

6. **霍桑效应** 是指人们因为成为研究中特别感兴趣和受注意的目标而改变了其行为的一种倾向，与他们接受的干预措施的特异性作用无关。例如某些研究对象迷信知名医院和医疗单位而产生的一种正向心理和生理效应，而非干预措施带来的正面效果。反之，当研究对象由各种原因产生抗拒心理而会产生负面效应。

7. **安慰剂效应**　某些研究对象由于依赖医药而表现的一种正向心理效应，因此，当以主观感觉的改善情况作为疗效评价指标时，其"效应"中可能包括安慰剂效应。

8. **向均数回归**　在临床实践中出现一些极端的临床症状或体征有向均数回归的现象。

9. **意向性分析**（intention-to-treat，ITT）　在进行临床试验效果评价时，所有研究对象被随机分配至干预组和对照组，无论是否完成实验或者真正接受干预，研究对象都保留在原组进行统计分析，称为意向性分析。

10. **符合方案集分析**（per-protocol，PP）　对符合实验研究方案，依从性较好且完成试验过程的研究对象进行分析，称为符合方案集分析。

11. **全分析集**（full analysis set，FAS）　全分析集是指尽可能按照意向性分析原则进行效果评价统计分析，即包括所有随机化的患者。从所有随机化的患者中以合理的方法尽可能少地排除患者。

12. **符合方案集**（per-protocol set，PPS）　完全按照研究方案进行研究的受试研究才能纳入临床试验效果评价统计分析，称作符合方案集。一般情况下，受试者没有严重违背方案即认为符合方案。

13. **安全性分析集**（safety analysis set，SAS）　在临床试验中，尤其进行某药物和治疗措施临床效果评价时，收集至少进行一次干预的研究对象的安全性指标等数据信息，由此构成安全性分析集，即 SAS 集。

14. **相对危险度**（relative risk，RR）　干预组结局事件发生率与对照组结局事件发生率之比。

15. **效果指数**（index of effectiveness，IE）　对照组结局事件发生率与干预组结局事件发生率之比。

16. **保护率**（protective rate，PR）　对照组结局事件发生率与干预组结局事件发生率的差值与对照组结局事件发生率之比。

17. **绝对危险度**（absolute risk，AR）　对照组结局事件发生率与干预组结局事件发生率的差值。

18. **需治疗人数**（number needed to treat，NNT）　指预防一例结局事件发生所需治疗的人数，NNT 为绝对危险度的倒数，通常情况下 NNT 越小干预措施产生的效果越好。

【重点与难点解析】

1. **实验研究原理、研究设计和实施步骤**

解析：实验研究原理如图 9-1 所示。

实验研究通常以人作为研究对象来施加干预措施并开展实施。为确保研究对象的安全和权益，制定标准操作手册（standard operation protocol，SOP）时需要对研究方案进行伦理审

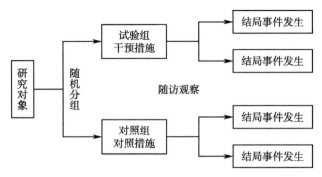

图 9-1　实验研究原理示意图

查。研究未动，伦理先行，保证实验研究顺利和有效开展。在制定研究方案之前首先要进行预实验，通过实际摸底来调整和优化研究方案。在研究开展时需要通过 ClinicalTrial.gov 等网站进行注册。实验研究设计和实施主要涉及以下几方面内容（表 9-1）。

表 9-1　实验研究设计和实施关键环节、主要内容及注意事项

关键环节	主要内容及注意事项
1. 提出明确问题并确定研究目的	实验研究是围绕研究目的开展和实施，因此提出明确的研究问题是实验研究成功与否的关键和前提。实验研究耗时耗力，因此实验研究应当以解决在疾病人群预防和临床治疗及效果评价实践中面临的亟待解决的重大公卫生和临床疑难问题为首要目的。在提出研究问题时，需根据 PICO 准则对研究对象、干预措施、对照人群和研究结局，即进行实验研究涉及的四个要素进行明确定义。通常一项实验研究只解决一个问题
2. 确定研究现场	开展药物研发及临床试验的场所主要为医院,而现场试验和社区试验通常选择社区、学校及工厂等场所作为研究现场。当进行现场试验和社区试验时,研究现场的选取需要考虑的主要方面包括:研究现场相对稳定并确保具有充足的人数;在该地区研究目标结局事件的发生率较高,以确保在试验结束后有足够的终点事件发生来进行效果评价及统计分析;研究开展的地区需具备较好的经济卫生条件和完善的医疗保健制度。在进行疫苗效果评价时,应选择近期未发生目标疾病的地区作为研究现场
3. 研究对象的选择	需根据研究目的制定研究对象的入选和排除标准。选取研究对象时需注意以下几点:干预措施对研究对象有效;预期结局事件在研究人群有较高的发生率;干预措施对研究人群无害;选择依从性较好且容易随访的人群。干预组和对照组研究对象的年龄、性别等特性的分布要均衡,保证研究对象的选取具有代表性
4. 样本含量估计	选择合适的样本量是实验研究的重要环节。样本量过大和过小都将影响研究的效果,样本量过小难以保证统计分析效率,样本量过大则浪费人力、财力、物力。影响样本量的因素主要包括:结局事件在干预组和对照组中的差异,差异越大所需样本量越小;显著性水平(α 值),即错误拒绝有效假设检验的概率,该值越小所需样本量越大;把握度($1-\beta$),即检验效能,拒绝无效假设的能力,把握度越大需要的样本量越大;单侧检验比双侧检验需要的样本量小,研究对象的分组越多样本量越大

关键环节	主要内容及注意事项
5. 随机分组	随机化是实验研究的重要原则之一,采用随机化的方式将研究对象均等地分配到干预组和对照组,以此来避免未知混杂因素带来的干扰。随机化的原则主要为:简单随机设计,采用完全随机化方法进行随机分组;分层随机设计,将研究对象按照可能产生混杂的重要因素(年龄、性别等)进行分层,在每一层内再进行完全随机分组;整群随机设计,将社区和团体(例如一个学校、一家医院、一个村庄、一条街道等)作为研究单位进行随机分组
6. 设立对照	选择合适的对照是实验研究成功的关键因素。由于受不能预知结局、向均数回归现象、霍桑效应、安慰剂效应以及某些潜在未知因素的影响,要想验证效果是否真正由干预措施所致,在进行实验研究时需要设立对照组。对照组的形式主要包括标准疗法对照、安慰剂对照、自身对照、交叉对照、历史对照及空白对照等
7. 盲法的应用	在实验研究设计和实施阶段通常采取盲法措施来避免来自研究对象和研究者所导致的选择偏倚和信息偏倚。盲法的应用主要有以下几种形式:单盲,研究对象不知道实验分组情况;双盲,研究对象及研究者均不了解实验分组信息;三盲,除研究对象和研究者外,数据收集和分析者也不了解分组情况
8. 结局事件的定义及测量	在进行实验研究设计和效果评价时,要明确定义结局变量。根据研究目的确定主要结局和次要结局。主要结局 1 ~ 2 个即可,次要结局可根据需要进行设置,但是样本量要通过主要结局进行估算。在定义结局事件的同时需要确定终点指标的收集及测量方法,应尽量避免测量偏倚
9. 施加干预措施及随访	在施加干预措施后需按照研究方案对研究对象进行前瞻性随访。一般而言传染病相关研究的随访期限较短,而慢性非传染性疾病(肿瘤、心血管疾病等)的随访期限较长,有的长达数十年之久。要尽量对研究对象随访到底,严格控制失访率,进而获得足够多的终点事件数完成效果评价。随访内容主要包括干预措施的执行情况、相关影响因素及结局事件等信息
10. 数据收集	在研究设计和执行时需制定病例报告表(case report form,CRF),用以基线和随访资料的收集。无论通过实验室检测、临床检查、问卷调查还是对接相关监测系统,都应按照预先设计好的 CRF 进行实验数据的收集,没有记录就没有发生。需要注意的是在数据收集的同时应进行严格的质量控制,以确保数据的准确性
11. 数据统计分析	在进行数据统计前需对原始数据进行清洗和整理。针对不合格、不依从及失访的研究对象要详细记录原因,对这些原因进行分析是研究的一部分,而且不合格和不依从者应参与意向性分析(ITT)。通常会采取意向性分析、依从者分析等进行实验研究的效果评价。对应 ITT 和依从者分析的数据集分别称为全分析集(full analysis set,FAS)和符合方案集(per-protocol set,PPS)。在进行临床试验时,需要收集研究对象在被施加干预措施后发生的安全性相关的信息,由此形成安全性分析集(safety analysis set,SAS)。评价治疗措施效果的主要指标包括有效率、治愈率及生存率。评价预防措施效果的主要指标有保护率、效果指数及需要治疗人数等指标
12. 研究结果报告	临床试验结果报告的标准化是实验研究的重要环节。在对研究结果进行发表时,很多杂志都要求研究者采用试验报告统一标准(consolidated standards of reporting trials,CONSORT)指南进行结果报告

2. CONSORT 准则及其主要内容

解析： CONSORT（Consolidated Standards of Reporting Trials）为临床试验报告规范，是由国际临床试验者、统计学家、临床流行病学家和生物医学编辑共同制定而成，旨在为研究者提高随机对照试验报告质量提供标准和规范。CONSORT 2010 版准则对文题和摘要、前言（背景和目的）、方法（试验设计、研究对象、干预措施、结局指标、样本量、随机化方案、盲法及统计方法）、结果（研究对象招募流程、基线资料、纳入分析的例数、结果及估计值、辅助分析及危害）、讨论（局限性、可推广性、结果阐释、试验注册、试验方案及资助情况）等 25 个条目进行梳理和规范（2010，Schulz K F，BMJ）。CONSORT 2010 版准则的主要内容见表 9-2。

表 9-2　CONSORT 2010 版准则的主要内容

项目名称	项目编号	项目内容
文题和摘要	1a	从文题中能识别是随机对照试验
	1b	用结构式摘要概括试验设计、方法、结果和结论
前言		
背景和目的	2a	阐述科学依据及试验理由
	2b	列出具体研究目的和假设
方法		
试验设计	3a	描述研究设计(如平行设计、析因设计)包括受试者分配到各组的比例
	3b	说明试验开始后对方法所作的重要改变(例如纳入标准)，及其理由
研究对象	4a	描述研究对象的入选标准
	4b	描述收集资料的场所
干预措施	5	详细描述各组干预措施的细节，以使同行能够重复,包括在何时、如何实施
结局指标	6a	清晰界定主要和次要结局指标,包括在何时、如何测评
	6b	试验开始后结局指标是否有更改,若有,应说明原因
样本量	7a	说明样本量如何确定
	7b	必要时,说明进行中期分析和终止试验原则
随机化序列的产生	8a	描述产生随机分配序列的方法
	8b	描述随机化的类型及任何限定的细节(如怎样分区组和各区组的样本量)

项目名称	项目编号	项目内容
分组隐蔽机制	9	描述执行随机分配序列的方法(如按顺序编码的容器或密闭的不透明信封);实施干预前为隐藏分配序列所采取的措施
随机的实施	10	说明由谁产生随机分配序列,由谁招募受试者;由谁将受试者分配到各组中
盲法	11a	若实施盲法,描述分配干预措施后对谁设盲(如受试者、干预实施者、结果测评者);如何实施盲法
	11b	如有必要,描述干预措施的相似之处
统计方法	12a	描述比较各组主要和次要结局指标的统计学方法
	12b	描述附加分析方法,如亚组分析和调整分析
结果		
受试者招募过程(极力推荐使用流程图)	13a	描述随机分配到各组的受试者例数,接受预期干预的例数,纳入主要结局分析的例数
	13b	描述随机分组后,各组脱落和被剔除的例数,说明原因
招募受试者	14a	描述招募和随访日期
	14b	描述中断或停止试验的原因
基线资料	15	用表格列出每一组受试者的基线数据,包括人口学资料和临床特征
纳入分析的例数	16	描述各组纳入分析的受试者数目,以及是否按最初的分组进行分析
结果和估计值	17	报告各组每项主要和次要结局指标的结果、效应值及其精度(如 95%置信区间)
辅助分析	18	报告所做的其他分析,包括亚组分析和调整分析,指出哪些是预先设定的,哪些是探索性分析
危害	19	报告各组出现的所有不良事件或非预期效应
讨论		
局限性	20	指出试验的局限性、潜在偏倚和不精确的原因,以及出现多种分析结果的原因
可推广性	21	指出结果的可推广性(外部效度和实用性)
结果阐释	22	对结果进行阐释,与其他相关证据比较异同,并权衡获益与危害
试验注册	23	试验的注册号和注册机构名称
试验方案	24	如果可能,告知从何处获取完整的试验方法
资助情况	25	基金资助和其他支持(如提供药物)来源,资助者所起的作用

【案例】

案例 9-1

以 2012 年开始开展的国产双价人乳头瘤病毒（human papillomavirus，HPV）疫苗（大肠埃希菌）有效性、安全性及免疫原性效果评价研究（Qiao Y L，JNCI，2020）为例，解析Ⅲ期多中心随机对照双盲试验研究现场试验的实施过程。

案例 9-2

以在美国开展的采用低剂量螺旋 CT 进行肺癌筛查的 NLST 研究（National Lung Screening Trial Research Team，NEJM，2011）为例，解析以医院为基础的随机对照试验的实施过程。

案例 9-3

以在英国开展的采用单次前列腺特异性抗原（prostate-specific antigen，PSA）进行前列腺癌筛查的整群随机对照研究（Martin R M，JAMA，2018）为例，解析社区试验的实施过程。

【思考题】

1. 实验研究设计的基本特征是什么？
2. 实验研究实施过程包括哪些环节？
3. 实验研究随机化方法主要有哪些？
4. 实验研究对照设置方式有哪些？
5. 实验研究中的盲法操作有哪些？
6. 实验研究优点和缺点有哪些？

附　案例解析与思考题答案

案例解析

案例 9-1 分析

该项研究获得各级伦理委员会的批准，并在 ClinicalTrial.gov 完成注册，注册编号为 NCT01735006。来自中国五个研究中心的 7 372 名 18～45 岁合格受试对象按年龄分层被随机分配到干预组（HPV 疫苗组）和对照组（戊肝疫苗组），分别在 0 天、1 个月、6 个月接受疫苗注射。以组织病理学确诊的与 HPV16 和 / 或 HPV18 相关的宫颈、外阴和 / 或阴道上皮内瘤变二级及以上病变及半年（150 天）以上时间 HPV16 和 / 或 HPV18 持续性感染作为结局指标。中期分析结果显示，按符合方案集进行分析疫苗预防高级别生殖道病变及持续性感染的有效性分别为 100%（95%CI：55.6%～100%）和 97.8%（95%CI：87.1%～99.9%）。没有发生疫苗相关严重不良事件。HPV16/18 疫苗可有效预防女性 HPV16/18 相关的高级别生殖道病变及持续性感染。

该项研究具体实施过程及步骤解析如下：

（1）研究问题及研究目的：双价 HPV 疫苗（大肠埃希菌）有效性、安全性及免疫原性效果评价的研究。

（2）研究现场：该项试验研究选取山西省阳城县、河南省新密市、河北省丰宁县、江苏省阜宁县及广西壮族自治区柳州市作为研究现场。

（3）研究对象的选择：该研究选取 18～45 岁健康未孕的妇女作为研究对象。

（4）样本含量估计：为了确保足够的检验效能，在进行中期分析能达到效能为 80%，双侧检验 α 值为 0.004，最终分析达到效能至少为 90%，双侧检验 α 值为 0.049，疫苗有效性在 85%～90%，预期每年病理诊断结局终点事件发生率为 0.2%，至少需要 4 327 名遵照研究方案的研究对象。为了弥补由于失访造成的样本量损失，共需要 6 000 名研究对象。

（5）随机分组：在每一个研究现场，将研究对象按照年龄进行分层，分成 18～26 岁和 27～45 岁两个年龄组。按照 1：1 匹配的原则将研究对象随机分配到干预组和对照组。

（6）设立对照：本研究对干预组研究人群进行双价 HPV16/18 疫苗的注射，对照组研究对象接受商业化重组戊型肝炎疫苗注射。

（7）盲法的应用：本研究采用双盲措施，即研究者和研究对象均不知道试验分组情况。

（8）结局事件的定义与测量：本研究采用复合研究终点，即病理学确诊研究终点和病毒学持续性感染研究终点。病理学研究终点为发生组织病理学确诊的与 HPV16 和 / 或 HPV18 相关的宫颈、外阴和 / 或阴道上皮内瘤变二级及以上病变。病毒学终点为发生半年（150 天）以上时间 HPV16 和 / 或 HPV18 持续性感染。在中国医学科学院肿瘤医院进行细胞学、病理学诊断及 HPV DNA 检测对终点指标进行测量。

（9）施加干预措施及随访：分别在研究之初（0天）、一个月左后（28～60天）及半年左右（150～240天）对研究对象进行 HPV 疫苗及对照疫苗的注射。临床随访包括妇科检查并收集宫颈细胞标本进行细胞学检查和 HPV DNA 检测。分别在研究之初（0天）、7个月、12个月、18个月、24个月、30个月、42个月、54个月及66个月时对所有研究对象进行随访。

（10）数据收集：按照标准操作手册制定的病例报告表（CRF）收集研究执行过程中各个环节产生的数据。采用严格的质量控制保证研究的真实性和可靠性。

（11）数据统计分析：本研究对 PPS 队列分别就病理学和病毒学研究终点进行符合方案集分析。同时对所有研究对象分别针对病理学和病毒学研究终点进行意向性分析（ITT）。

（12）研究结果报告：本研究按照 CONSORT 准则对截止到42个月收集的数据研究结果进行了总结报告。

案例 9-2 分析

该项研究获得当地伦理委员会的批准，并在 ClinicalTrial.gov 完成注册，注册编号为 NCT00002540。该项研究于2002年8月—2004年4月期间从美国33家医学中心纳入53 454名肺癌高风险者作为研究对象。研究对象被随机分配到干预组（每年一次 LDCT 筛查，连续进行3年）和对照组（接受一次胸部 X 线检查）。研究发现接受低剂量螺旋 CT 筛查组肺癌死亡率及总死亡率分别下降了20%（95%CI：6.8%～26.7%，P=0.004）和6.7%（95%CI：1.2%～13.6%，P=0.02）。

案例 9-3 分析

该项研究获得相关伦理委员会批准，并且在 ISRCTN 进行注册，注册编号为 ISRCTN92187251。该项研究的主要研究目的是评估采用单次 PSA 检测进行筛查是否能够有效降低前列腺癌的死亡率。该研究采用整群随机对照试验研究设计。以每个初级保健点作为一个群组，按其所在地区进行分层随机抽样。研究对象来自英国573个初级保健点的419 582名50～69岁男性。在2001—2009年期间完成研究对象招募，随访截止日期为2016年3月。干预组人群接受单次 PSA 检测，对照组人群接受常规医疗服务不接受筛查。本项研究的主要结局指标为由前列腺癌导致的死亡发生情况。临床资料收集的同时与英国国家死亡及癌症统计部门对接获得研究对象死亡及生存信息。本研究主要根据意向性分析对比干预组与对照组结局事件的发生率。本研究的研究结果是采用单次 PSA 检测不能有效降低前列腺癌的死亡率。

思考题答案

1. 实验研究设计的基本特征

（1）属于前瞻性研究；

（2）随机分组；

（3）具有均衡可比的对照组；

（4）有干预措施。

2. 实验研究实施过程

（1）提出明确问题并确定研究目的；

（2）确定研究现场；

（3）选择研究对象；

（4）确定样本量；

（5）随机分组；

（6）设立对照；

（7）盲法的应用；

（8）结局事件的定义及测量；

（9）随访；

（10）数据收集；

（11）数据统计分析；

（12）研究结果报告。

3. 实验研究随机化方法

（1）简单随机：采用完全随机化方法进行随机分组。

（2）分层随机：将研究对象按照可能产生混杂的重要因素（年龄、性别等）进行分层，在每一层内再进行完全随机分组。

（3）整群随机：将社区和团体（例如一个学校、一家医院、一个村庄、一条街道等）作为研究单位进行随机分组。

4. 实验研究对照设置方式

（1）标准疗法对照；

（2）安慰剂对照；

（3）自身对照；

（4）交叉对照；

（5）历史对照；

（6）空白对照。

5. 实验研究中的盲法操作

（1）单盲：研究对象不知道实验分组情况。

（2）双盲：研究对象及研究者均不了解实验分组信息。

（3）三盲：除研究对象和研究者外，数据收集和分析者也不了解分组情况。

6. 实验研究优点和缺点

实验研究的优缺点总结如附表 9-1 所示。

附表 9-1　实验研究的优缺点

优点	缺点
· 随机分组,能够较好地控制偏倚和混杂 · 为前瞻性研究,因果论证强度高 · 有助于了解疾病的自然史 · 获得一种干预与多种结局的关系	· 难以保证好的依从性 · 难获得一个随机的无偏样本 · 容易失访 · 费用常较观察性研究高 · 容易涉及伦理道德问题

（林春青）

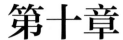

第十章
精确性和研究样本量

【目的】

1. 理解随机误差与系统误差的区别。
2. 掌握不同类型研究的样本量计算方法。
3. 了解提高研究精确性的方法。

【基本概念】

1. **随机误差**（random error） 在测量过程中因一系列相关因素微小的随机波动而形成的具有相互抵偿性的误差。

2. **样本量**（sample size） 又称样本含量，指为了保证研究结果的可靠性，确定实验研究或调查研究所需要的最低观察对象的数量。样本量估计是一个成本 - 效果和检验效能的权衡过程，样本量小，研究结果不可靠；样本量过大，则会造成人、财、物的不必要浪费。

3. **检验效能**（power） 又称假设检验的功效，也叫把握度，用 1-β 表示。其意义是：如果两总体参数实际上有差异（H_1 成立），按 α 水准，假设检验能发现这种差异的能力（真阳性）。通常要求达到 80% 或 90%。

4. **统计效率**（statistical efficiency） 每个受试者的统计信息量或给定样本量的精确度。

5. **非劣效界值**（non-inferiority margin） 从临床意义上判断试验药疗效不差于对照药所允许的最大差异值，用 Δ 表示。如果试验药与对照药疗效差异 >- Δ，则认为试验药非劣效于对照药。

6. **优效界值**（superiority margin） 从临床意义上判断试验药疗效优于对照药所允许的最小差异值，用 Δ 表示。如果试验药与对照药疗效差异 >Δ，则认为试验药优效于对照药。

7. **等效界值**（equivalence margin） 从临床意义上判断试验药疗效与对照药相同所允许的最大差异值，用 Δ 表示。如果试验药与对照药疗效差异 ≤Δ或≥ - Δ，则认为试验药等效于对照药。

8. **差异性检验**（difference test） 推断 2 个总体均数的差异是否有统计学意义，未体现实际的临床意义。

9. **优效性试验**（superiority trial） 目的是验证试验组效应 T 是否优于对照组效应 C。设定优效界值为 Δ（>0），优效性试验的无效假设为 T-C ≤ Δ，备择假设为 T-C>Δ。以安慰剂为对照的试验常用优效性试验。

10. **等效性试验**（equivalence trial） 目的是确认两种或多种药物治疗效果的差别在临

床上并无重要意义。试验组效应 T 在对照组效应 C 高低限范围内，才认为两组等效。既需证明试验组效应 T 非劣效于对照组效应 C，又需证明对照组效应 C 非劣效于试验组效应 T，才能得出"等效"的结论。

11. 非劣效性试验（non-inferiority trial） 目的是确认试验组效应 T 在临床上不劣于阳性对照组效应 C，即证实试验组效应 T 不如对照组效应 C 的程度不超过事先指定的界值 Δ。无效假设为 T-C ≤ -Δ，备择假设为 T-C>-Δ。

【重点与难点解析】

1. 随机误差与系统误差对比（表 10-1）

表 10-1 随机误差与系统误差的比较

	随机误差	系统误差
定义	在测量过程中由于一系列有关因素微小的随机波动而形成的具有相互抵偿性的误差	有固定方向和大小的误差，来自对象选取，测量和统计分析等的方法学缺陷
特点	无规律、不可预测、具有抵偿性，只能估计不能消除	有规律、可预测、具有累加性，可分析产生的原因并采取措施予以减少或消除
类型	抽样误差、测量误差	选择偏倚、信息偏倚、混杂
原因	多种不稳定随机因素的影响，如室温、相对湿度和气压等环境条件的不稳定，分析人员操作的微小差异以及仪器的不稳定等，在测量时随机出现	由一些固定因素产生，如仪器未进行归零校正、标准试剂校准不好、测量者读取测量值有固定方向等，产生系统误差的因素在测量前就已存在
调查结果	服从随机分布	有大小和方向
控制方法	增加测量次数或样本量	采用严格规定研究对象的纳入和排除标准、提高研究对象合作度、采用多重对照等方法避免选择偏倚；通过质量控制减少信息偏倚；通过限制、随机和匹配及分层分析、多因素分析等方法控制混杂

2. 研究的精确性和有效性

解析： 研究的精确性指研究中的随机误差小。精确性与总体参数估计的置信区间有关，置信区间越宽，研究的精确性越差，置信区间越窄，研究的精确性越高。通常情况下，可通过两种方法提高研究精确性：①增加样本含量。这是减少随机误差最基本和最常用的方法，但样本量过大会增加研究成本，需根据研究目的确定适宜的样本大小。②提高统计效率，即在样本量一定的情况下，提高单位样本含量下所能获得的统计信息量。

研究的内部有效性指研究结果是否无偏地反映了所研究因素与疾病的真实关联，主要受系统误差的影响，涉及总体参数的点估计。提高研究内部有效性需控制选择偏倚、信息偏倚和混杂偏倚。

研究的精确性和有效性均十分重要，有时需要在两者之间进行权衡，但不应该为了更好的精确性而牺牲有效性。如果一项研究缺乏有效性，再好的精确性都毫无意义。

3. 抽样误差与选择偏倚

解析：抽样误差是指在遵循随机原则的条件下，由于研究对象个体差异、机会因素或偶然原因，使得样本测量值偏离总体真实值的一类不恒定、随机变化的误差。抽样误差是统计推断所固有的，虽然无法避免，但可以运用数学公式计算，确定具体的数量界限，并通过抽样设计程序加以控制。因此抽样误差也可称为可控制的误差。影响抽样误差的因素包括：①抽样单位数量。抽样单位数量越多，抽样误差越小。当样本量扩大到总体时，则为普查，不存在抽样误差。②总体的变异程度。总体变异程度越小，抽样误差越小。如果总体变异度为零，则样本指标等于总体指标，不存在抽样误差。③抽样方式。按抽样误差大小排序，整群抽样 > 单纯随机抽样 ≥ 系统抽样 > 分层抽样。④抽样方法。不重复抽样（抽中的单位不再放回总体）的误差小于重复抽样（每次抽中的单位仍放回总体）。

选择偏倚指由于选择研究对象方法上的错误，使选入的研究对象与未选入的研究对象在某些特征上存在差异，导致研究结果系统地偏离真实值。选择偏倚是一种系统误差，主要产生于选取研究对象、分组比较、无应答和失访等过程中，而与样本量无关。可采用严格规定研究对象的纳入和排除标准、提高研究对象合作度、采用多重对照等方法避免选择偏倚的产生，也可在分析阶段进行一定的校正。

4. 检验效能和统计效率

解析：检验效能又称假设检验的功效，也叫把握度，用 $1-\beta$ 表示。提高检验效能的方法主要有：①增加样本量。在两总体均数与标准差固定的条件下，尽管总体分布的范围不变，但随着样本含量（n）增大，标准误缩小，总体分布趋向集中，α 与 β 都减小，因而检验效能增加。②提高测量精准度：在两个总体均数与样本含量固定的条件下，各总体分布的面积不变，但其范围与标准差成正比。因此，尽量减小个体差异，严格控制实验条件，认真遵守操作规程，努力使标准差减小到合理水平，这是提高检验效能的重要途径之一。③提高检验水平。通常 H_0 与 H_1 两个总体存在一定的重叠面积，界值移动必然引起 α 与 β 同时改变。当样本含量固定时，α 与 β 呈反向变化关系，即 α 增大，β 减小，反之亦然。故通过增大 α 值可提高检验效能 $1-\beta$。

统计效率指每个受试者的统计信息量或给定样本量的精确度，是有效提高研究精确性的方法之一。提高统计效率，即在样本量一定的情况下，提高单位样本含量下所能获得的统计信息量。主要方法有：①充分收集和利用所有信息，不轻易将连续变量转化为分类变量；②限制研究对象的特征，减少统计分析中需要控制的混杂变量个数；③合理应用统计模型分析数据，运用多因素回归模型控制较多混杂变量，获得比分层分析更高的统计效率；④平衡各比较组群间的研究对象数。

【案例】

案例 10-1

小王设计了一项整群随机干预试验，评估健康素养干预措施对社区 2 型糖尿病患者 HbA₁c 控制水平的影响。正式试验开始前，他招募了 20 名社区 2 型糖尿病患者进行预试验，试验组和对照组按照 1∶1 匹配，将 10 人随机分为试验组，另 10 人为对照组。有人认为小王只招募 20 人，样本量根本不够。你怎么看？

案例 10-2

采用 ^{14}C- 呼气试验对某人群幽门螺杆菌（HP）感染进行筛检，以胃镜 + 胃黏膜活检为金标准，评估 ^{14}C- 呼气试验的灵敏度和特异度。估计呼气试验的灵敏度为 96%，特异度为 99%，筛检试验需要纳入多少 HP 感染者和未感染者？据报道，某地邻近地区人群 HP 感染率 P=11%。设 α 为 0.05，允许误差为 0.1P，至少需要调查多少人才能了解该地区人群的 HP 感染率？现已完成抽样调查 1 000 人，样本量是否足够？

案例 10-3

胃癌患者 HP 感染比例高于非胃癌患者，胃癌组 HP 感染率估计值为 60%，非胃癌患者估计为 50%。分别实施一项配对和成组病例对照研究评估 HP 感染与胃癌的关联，分别至少需要多少样本量？

案例 10-4

查阅文献发现，HP 感染者胃癌发病率高于未感染者，随访 10 年后，HP 感染组胃癌累积发病率为 0.1%，无感染组累积发病率为 0.05%。欲在某地区设计一项队列研究评估 HP 感染与胃癌的关联，至少需要多少样本量？

案例 10-5

HP 是已知的胃癌危险因素。现设计一项随机对照试验（RCT），纳入胃癌高危人群，验证 HP 根除人群胃癌发病率是否低于未根除人群。预期 HP 根除组胃癌发病率为 800/10 万，未根除组发病率为 1 200/10 万。以胃癌发生为观察结局，至少需要多少样本量？如果采用整群 RCT 设计，共纳入人数相等的 40 个群，至少需要多少样本量？

案例 10-6

试验组 9 个月预期置入支架后的晚期管腔丢失为 0.14mm，对照组为 0.35mm，通用标准差为 0.54mm，取 α（双侧）=0.05，检验效能 =0.90，试验组与对照组比例 =3∶1，请计算样本量。假设性别为混杂因素，考虑进行协方差分析（ANCOVA）。性别所占 R^2 为 0.3 时，需要多少样本量？

案例 10-7

贝伐珠单抗（Bev）和西妥昔单抗（Cet）是批准用于治疗晚期结直肠癌（mCRC）的两种主要靶向药物。现须评估 Cet 联合 FOLFIRI 方案一线治疗 KRAS 野生型 mCRC 患者的疗效。将 Bev 联合 FOLFIRI 方案作为对照组，两组样本量相同。以客观缓解率（objective response rate，ORR）为主要终点，总体生存期（overall survival，OS）为次要终点。

1. 若预期对照组 ORR 为 50%，中位 OS 估计为 22 个月；试验组 ORR 为 62%，中位 OS 为 27.5 个月。所有患者入组 2 年，随访 3 年，脱落率为 6%。请分别计算客观缓解率及中位生存时间的差异性检验所需样本量。

2. 若对照组 ORR 为 50%，试验组 ORR 为 45%，临床界值为 −0.1 和 0.1，请计算在保证检验效能 0.8 的前提下，进行非劣效性检验和等效性检验需要多大样本量？

3. 已知对照组 ORR 为 50%，临床界值为 0.1，若试验组 ORR 为 62%，在保证检验效能为 0.8 时，进行优效性检验需要多大样本量？若试验组 ORR 为 65% 呢？样本量需求有什么区别？

案例 10-8

2003 年 8 月 22 日—2010 年 1 月 31 日期间，按随机分配原则化疗组纳入 85 名乳腺癌局部孤立复发灶患者，非化疗组纳入 77 名患者。中位随访 4.9（*IQR*：3.6 ~ 6.0）年后，化疗组有 24 例（28%）发生无病生存事件，而非化疗组有 34 例（44%）。两组 5 年无病生存率分别为 69%（95%*CI*：56% ~ 79%）和 57%（44% ~ 67%），风险比为 0.59（95%*CI*：0.35 ~ 0.99，*p*=0.046）。研究结果证实了化疗对乳腺癌局部孤立复发灶的疗效，至此，研究人群准备提前终止研究对象的纳入，并建议在乳腺癌局部孤立复发灶患者中推广使用化疗。该研究结果是否可靠？为什么？

【思考题】

1. 以某地区全人群作为研究对象，开展队列研究。该研究是否存在随机误差？

2. 确定临床试验研究目的后，样本量估计需考虑哪些主要因素？

附 案例解析与思考题答案

案例分析

案例 10-1 分析

预试验主要目的是评估试验设计方案及实施流程的可行性，无须计算样本量。

案例 10-2 分析

1. 筛检试验需纳入的 HP 感染者和未感染者估计（采用 PASS 14 软件）

（1）感染者人数估计：PASS 选项：Proportion → One proportion → Confidence interval → Confidence interval for one proportion。参数设置：P 为 0.96，95%（$1-\alpha$）置信区间，精确性（precision，two-sided）选择 0.01 或 0.02，多数情况选用 0.02（two-sided），样本量估计为 422 人。当精确性设置为 0.01（two-sided）时，样本量为 1 578 人（附图 10-1 上）。软件因版本不同，参数选择可能有差别，以图中显示参数为准。

（2）非感染者人数估计：PASS 选项：Proportion → One proportion → Confidence interval → Confidence interval for one proportion。参数设置：P 为 0.99，95%（$1-\alpha$）置信区间，精确性（precision，two-sided）选择 0.01 或 0.02，多数情况选用 0.02（two-sided），样本量估计为 158 人。当精确性设置为 0.01（two-sided）时，样本量为 497 人（附图 10-1 下）。软件因版本不同，参数选择可能有差别，以图中显示参数为准。

Confidence Intervals for One Proportion

Numeric Results for Two-Sided Confidence Intervals for One Proportion
Confidence Interval Formula: Exact (Clopper-Pearson)

Confidence Level	Sample Size (N)	Target Width	Actual Width	Proportion (P)	Lower Limit	Upper Limit	Width if P = 0.5
0.950	1578	0.020	0.020	0.960	0.949	0.969	0.050
0.950	422	0.040	0.040	0.960	0.937	0.977	0.097

Confidence Intervals for One Proportion

Numeric Results for Two-Sided Confidence Intervals for One Proportion
Confidence Interval Formula: Exact (Clopper-Pearson)

Confidence Level	Sample Size (N)	Target Width	Actual Width	Proportion (P)	Lower Limit	Upper Limit	Width if P = 0.5
0.950	497	0.020	0.020	0.990	0.977	0.997	0.090
0.950	158	0.040	0.040	0.990	0.959	0.999	0.161

附图 10-1 HP 感染者（上）和非感染者（下）样本量计算 PASS 输出结果

2. PASS 选项：Proportion → One proportion → Confidence interval → Confidence interval for one proportion。参数设置：*P* 为 0.11，95%（1-*α*）置信区间，精确性（precision, two-sided）选择 0.011（two-sided），样本量估计为 3 198 人；考虑到 15% 的无应答率，计算结果为：3 198 /（1−0.15）=3 762.4，取 3 763 人（附图 10-2）。软件因版本不同，参数选择可能有差别，以图中显示参数为准。

Confidence Intervals for One Proportion

Numeric Results for Two-Sided Confidence Intervals for One Proportion
Confidence Interval Formula: Exact (Clopper-Pearson)

Confidence Level	Sample Size (N)	Target Width	Actual Width	Proportion (P)	Lower Limit	Upper Limit	Width if P = 0.5
0.950	3198	0.022	0.022	0.110	0.099	0.121	0.035

Dropout-Inflated Sample Size

Dropout Rate	Sample Size N	Dropout-Inflated Enrollment Sample Size N'	Expected Number of Dropouts D
15%	3198	3763	565

附图 10-2　随机抽样样本量计算 PASS 输出结果

3. *P*=0.11，当抽样 1 000 人时，若需得到 95% 置信区间（*α*=0.05），经 PASS 软件计算（附图 10-3），95% 置信区间为（0.099，0.121），此时区间范围较宽（0.04），总体率估计精确性下降。PASS 选项同上：选择 solve for confidence level，sample size 为 1 000，*p* 为 0.11，precision 为 0.011 及 0.02（two-side）。软件因版本不同，参数选择可能有差别，以图中显示参数为准。

Confidence Intervals for One Proportion

Numeric Results for Two-Sided Confidence Intervals for One Proportion
Confidence Interval Formula: Exact (Clopper-Pearson)

Confidence Level	Sample Size (N)	Target Width	Actual Width	Proportion (P)	Lower Limit	Upper Limit	Width if P = 0.5
0.711	1000	0.022	0.022	0.110	0.099	0.121	0.035
0.951	1000	0.040	0.040	0.110	0.091	0.131	0.063

附图 10-3　给定样本量计算置信区间 PASS 输出结果

（案例 10-3 分析）

1. 配对设计 PASS 选项：Proportion → Two correlated（paired）proportions → Tests for two correlated proportions in a matched case-control design。参数设置：power 为 0.8，$\alpha=0.05$，M（number of controls for per case）为 1，P_0 为 0.50，$OR=1.5$（P_1/P_0），phi（correlation between case and control）推荐为 0.2，计算每组所需样本量为 467 人（附图 10-4）。1：1 配对设计时所需病例组和对照组样本量分别为 467 人。

Tests for Two Correlated Proportions in a Matched Case-Control Design

Numeric Results

Power	Cases (N)	Controls Per Case (M)	Odds Ratio (OR)	Probability Exposed (P0)	Correlation (Phi)	Alpha	Beta
0.80021	467	1	1.50	0.50000	0.20000	0.05000	0.19979

附图 10-4 1：1 配对病例对照研究样本量计算 PASS 输出结果

2. 成组设计 PASS 选项：Proportion → Two independent proportions → Test（inequality）→ Test for two proportions。参数设置：power 为 0.8，$\alpha=0.05$，$N_1=N_2$，P_1 为 0.6，P_2 为 0.5。样本量估计 $N_1=N_2=388$（附图 10-5）。成组设计时所需病例组和对照组样本量分别为 388 人。

Tests for Two Proportions

Numeric Results for Testing Two Proportions using the Z-Test with Pooled Variance
H0: P1 - P2 = 0. H1: P1 - P2 = D1 ≠ 0.

Target Power	Actual Power*	N1	N2	N	P1	P2	Diff D1	Alpha
0.80	0.80067	388	388	776	0.6000	0.5000	0.1000	0.0500

* Power was computed using the normal approximation method.

附图 10-5 成组（1：1）病例对照研究样本量计算 PASS 输出结果

（案例 10-4 分析）

PASS 选项：PASS 选项：Proportion → Two independent proportions → Test（inequality）→ Test for two proportions。参数设置：power 为 0.8，$\alpha=0.05$，$N_1=N_2$，P_0 为 0.000 5，P_1 为 0.001。样本量估计为两组分别需要 47 057 人。即，如随访队列 10 年，且无失访时，HP 感染者和非感染者分别需要 47 057 人；如随访 5 年且无失访，则样本量加倍，两组分别需要为 94 114 人，PASS 计算所得结果相近，分别为 94 150 人。PASS 软件输出结果如附图 10-6 所示。

Two Independent Proportions (Null Case) Power Analysis

Numeric Results of Tests Based on the Difference: P1 - P2
H0: P1-P2=0. H1: P1-P2=D1<>0. Test Statistic: Z test with pooled variance

Power	Sample Size Grp 1 N1	Sample Size Grp 2 N2	Prop|H1 Grp 1 or Trtmnt P1	Prop Grp 2 or Control P2	Diff if H0 D0	Diff if H1 D1	Target Alpha	Actual Alpha	Beta
0.8000	47057	47057	0.0010	0.0005	0.0000	0.0005	0.0500		0.2000

Note: exact results based on the binomial were only calculated when both N1 and N2 were less than 100.

Tests for Two Proportions

Numeric Results for Testing Two Proportions using the Z-Test with Pooled Variance
H0: P1 - P2 = 0. H1: P1 - P2 = D1 ≠ 0.

Target Power	Actual Power*	N1	N2	N	P1	P2	Diff D1	Alpha
0.80	0.80000	94150	94150	188300	0.00050	0.00025	0.00025	0.0500

* Power was computed using the normal approximation method.

附图 10-6　队列研究样本量计算 PASS 输出结果

案例 10-5 分析

RCT 设计时，PASS 选项：Proportion → Two independent proportions → Test（inequality）→ Test for two proportions。参数设置：power 为 0.8，α=0.05，N_1=N_2，P_0 为 0.012，P_1 为 0.008。样本量估计为两组分别需要 9 712 人，见附图 10-7。

Tests for Two Proportions

Numeric Results for Testing Two Proportions using the Z-Test with Pooled Variance
H0: P1 - P2 = 0. H1: P1 - P2 = D1 ≠ 0.

Target Power	Actual Power*	N1	N2	N	P1	P2	Diff D1	Alpha
0.80	0.80001	9712	9712	19424	0.012000	0.008000	0.004000	0.0500

* Power was computed using the normal approximation method.

附图 10-7　RCT 设计时样本量计算 PASS 输出结果

整群 RCT 设计时，PASS 选项：Proportion → Two proportions（cluster randomized）→ Test（inequality）→ Test for two proportions in a cluster randomized design。参数设置：power 为 0.8，α=0.05，cluster in group1 及 group2 均为 20，每组内人数相同，P_0 为 0.012，P_1 为 0.008，*ICC* 设置为默认（0.002）。样本量估计为两组分别 20 个群，每群需要 1 755 人，各需 35 100 人，见附图 10-8。

Two Independent Proportions - Cluster Randomization Power Analysis
Numeric Results of Tests Based on the Difference: P1 - P2
H0: P1-P2=D0. H1: P1-P2=D1<>D0. Test Statistic: Z test (unpooled)

Power	Group 1 Clusters/ Items K1/M1	Group 2 Clusters/ Items K2/M2	Intra- Cluster Corr. ICC	Prop Grp 2 Control P2	Prop|H0 Grp 1 or Trtmnt P1.0	Prop|H1 Grp 1 or Trtmnt P1.1	Diff if H0 D0	Diff if H1 D1	Alpha	Beta
0.8000	20/1755	20/1755	0.0020	0.0080	0.0120	0.0080	0.0040	0.0000	0.0500	0.2000

附图 10-8　整群 RCT 设计样本量计算 PASS 输出结果

> **案例 10-6 分析**

1. PASS 选项：Means → Two independent means → T-test（inequality）→ Two-sample T-test assuming equal variance。参数设置：power 为 0.9，$\alpha=0.05$，$\mu_1=0.35$，$\mu_2=0.14$，$SD=0.54$，$N_2/N_1=3.0$。计算结果为试验组需要 282 人，对照组需要 94 人，见附图 10-9。假设随访脱落率为 20%，则试验组需要纳入 353 例受试者，对照组需要 118 例受试者。

Two-Sample T-Tests Assuming Equal Variance

Numeric Results for Two-Sample T-Test Assuming Equal Variance
Alternative Hypothesis: H1: δ = μ1 - μ2 ≠ 0

Target Power	Actual Power	N1	N2	N	Target R	Actual R	μ1	μ2	δ	σ	Alpha
0.90	0.90267	94	282	376	3.00	3.00	0.350	0.140	0.210	0.540	0.050

附图 10-9　两均数比较样本量计算 PASS 输出结果

2. 考虑到性别的混杂作用，进行协方差分析。PASS 选项：Means → Analysis of covariance → Analysis of covariance。参数设置：power 为 0.9，$\alpha=0.05$，number of groups 为 2，group allocation ratio 为（1，3），hypothesized means 为（0.35，0.14），SD 为 0.54，number of covariates 为 1，R^2 为 0.3。所得样本量试验组需要 198 人，对照组需要 66 人（附图 10-10）。

Analysis of Covariance

Numeric Results

Power	Ave. n	Groups (k)	Total N	Alpha	Beta	Std Dev of Means (Sm)	Standard Deviation (S)	Effect Size	Cov's	R2
0.90289	132.0	2	264	0.05000	0.09711	0.09	0.54	0.1684	1	0.300

附图 10-10　ANCOVA 分析样本量计算 PASS 输出结果

```
Details when Alpha = 0.05000, Power = 0.90289, SM = 0.09, S = 0.54, Cov's = 1, R2 = 0.30
                    Percent              Deviation            Ni
                    Ni of                From                 Times
Group     Ni      Total Ni    Mean       Mean                Deviation
1         66      25.00       0.35       0.16                10.40
2         198     75.00       0.14       0.05                10.40
ALL       264     100.00      0.19
```

附图 10-10（续）

案例 10-7 分析

1. 生存率差异性检验时，PASS 选项：Proportion → two independent proportions → test（inequality）→ test for two proportions。参数设置：power 为 0.8，$\alpha=0.025$（one side），$N_1=N_2$，P_1 为 0.62，P_2 为 0.50。样本量估计为两组分别需要 268 人。考虑 6% 的脱落后，分别需要 286 人，见附图 10-11。

Tests for Two Proportions

Numeric Results for Testing Two Proportions using the Z-Test with Pooled Variance
H0: P1 - P2 ≤ 0 vs. H1: P1 - P2 = D1 > 0.

Target Power	Actual Power*	N1	N2	N	P1	P2	Diff D1	Alpha
0.80	0.80085	268	268	536	0.620000	0.500000	0.120000	0.0250

* Power was computed using the normal approximation method.

Dropout-Inflated Sample Size

	Sample Size			Dropout-Inflated Enrollment Sample Size			Expected Number of Dropouts		
Dropout Rate	N1	N2	N	N1'	N2'	N'	D1	D2	D
6%	268	268	536	286	286	572	18	18	36

附图 10-11 生存率差异检验样本量计算 PASS 输出结果

生存时间差异性比较时，PASS 选项：Survival → Two survival curves → Test（inequality）→ Logrank tests。参数设置：power 为 0.9，$\alpha=0.05$（two sides），$N_1=N_2$，T_1 为 22，T_2 为 27.5，accrual time 为 24，total time 为 60，脱落率为 0.06 时。样本量估计为两组分别需要约 1 370 人，见附图 10-12。

Logrank Tests

Numeric Results for the Logrank Test in Terms of Sample Size
Alternative Hypothesis: Two-Sided

Power	N1	N2	N	Haz Ratio (HR)	Ctrl Med Surv Time (M1)	Trt Med Surv Time (M2)	Acc-rual Pat'n	Acc-rual Time/ Total Time	Ctrl Loss	Trt Loss	Ctrl to Trt	Trt to Ctrl	Alpha	Beta
0.9002	574	575	1149	0.8000	22.00	27.50	Equal	24 / 60	0.0000	0.0000	0.0000	0.0000	0.0500	0.0998

Logrank Test Power Analysis
Numeric Results in Terms of Sample Size when the Test is Two-Sided

Power	N1	N2	N	Haz Ratio (HR)	Ctrl Med Surv Time (M1)	Trt Med Surv Time (M2)	Acc-rual Pat'n	Acc-rual Time/ Total Time	Ctrl Loss	Trt Loss	Ctrl to Trt	Trt to Ctrl	Alpha	Beta
0.9001	1370	1370	2740	0.8000	22.00	27.50	Equal	24 / 60	0.0600	0.0600	0.0000	0.0000	0.0500	0.0999

附图 10-12　中位生存时间差异性检验的样本量计算 PASS 输出结果

2. 对照组 ORR 为 50%，试验组 ORR 为 45%，临床界值为 −0.1 和 0.1，检验效能为 0.8。

（1）非劣效性检验：H_0：试验组 - 对照组 ≤ −0.1；PASS 选项：Non-inferiority → Proportions → Non-inferiority tests for the difference between two proportions。参数设置：power 为 0.8，$\alpha=0.05$，$N_1=N_2$，D_0 为 −0.1，D_1 为 0.45−0.50=−0.05，P_2 为 0.50。计算结果如下，样本量两组分别为 1 231 人，见附图 10-13。

Non-Inferiority Tests for the Difference Between Two Proportions

Numeric Results for Non-Inferiority Tests for the Difference Between Two Proportions
Test Statistic: Z-Test with Unpooled Variance
H0: P1 - P2 ≤ D0 vs. H1: P1 - P2 = D1 > D0.

Target Power	Actual Power*	N1	N2	N	Ref. P2	P1|H0 P1.0	P1|H1 P1.1	NI Diff D0	Diff D1	Alpha
0.80	0.80019	1231	1231	2462	0.5000	0.4000	0.4500	-0.1000	-0.0500	0.050

附图 10-13　率的非劣效性检验样本量计算 PASS 输出结果

（2）等效性检验：H_0：试验组 - 对照组 ≤ −0.1 或试验组 - 对照组 ≥ 0.1。PASS 选项为：Equivalence → Proportions → Equivalence test for the difference between two proportions。参数设置：power 为 0.8，$\alpha=0.05$，$N_1=N_2$，upper equivalence difference 为 0.1，lower equivalence difference 为 −0.1，actual difference 为 −0.05，P_2 为 0.5。计算得样本量为每组 1 233 人，见附图 10-14。

Equivalence Tests for the Difference Between Two Proportions

Numeric Results for Equivalence Tests for the Difference Between Two Proportions
Test Statistic: Z-Test with Pooled Variance
H0: P1 - P2 ≤ D0.L or P1 - P2 ≥ D0.U.   H1: D0.L < P1 - P2 = D1 < D0.U.

Target Power	Actual Power*	N1	N2	N	Ref. P2	P1.0L	P1.0U	D0.L	D0.U	D1	Alpha
0.80	0.8002	1233	1233	2466	0.500	0.400	0.600	-0.100	0.100	-0.050	0.0500

附图 10-14　率的等效性检验样本量计算 PASS 输出结果

（3）优效性检验：H_0：试验组 - 对照组 ≤ 0.1。PASS 选项：Superiority by a margin → Proportions → Superiority by a margin tests for the difference between two proportions。参数设置：power 为 0.8，$\alpha=0.05$，$N_1=N_2$，D_0 为 0.1，D_1 分别为 0.12（62%-50%）和 0.15（65%-50%），P_2 为 0.5。计算得样本量分别为每组 7 580、1 200 人。说明两组之间率的差异对样本量的影响非常大，差异越大所需样本量越小，见附图 10-15。

Superiority by a Margin Tests for the Difference Between Two Proportions

Numeric Results for Superiority Tests for the Difference Between Two Proportions
Test Statistic: Z-Test with Pooled Variance
H0: P1 - P2 ≤ D0 vs. H1: P1 - P2 = D1 > D0.

Target Power	Actual Power*	N1	N2	N	Ref. P2	P1|H0 P1.0	P1|H1 P1.1	SM Diff D0	Diff D1	Alpha
0.80	0.80004	7580	7580	15160	0.5000	0.6000	0.6200	0.1000	0.1200	0.0500
0.80	0.80022	1200	1200	2400	0.5000	0.6000	0.6500	0.1000	0.1500	0.0500

附图 10-15　率的优效性检验样本量计算 PASS 输出结果

案例 10-8 分析

采用 PASS 软件进行分析，发现在该样本情况下，统计把握度仅 0.473 1，见附图 10-16。因此，对小样本阳性结果，考虑提前终止试验时需谨慎，不能仅看 P 值，还要看 Power。

Logrank Test Power Analysis
Numeric Results in Terms of Sample Size when the Test is Two-Sided and T0 is 5

Power	N1	N2	N	Haz Ratio (HR)	Ctrl Prop Surv (S1)	Trt Prop Surv (S2)	Acc-rual Pat'n	Acc-rual Time/ Total Time	Ctrl Loss	Trt Loss	Ctrl to Trt	Trt to Ctrl	Alpha	Beta
0.4731	77	85	162	0.6601	0.5700	0.6900	Equal	6 / 11	0.0000	0.0000	0.0000	0.0000	0.0500	0.5269

附图 10-16　检验效能计算（PASS）

思考题答案

1. 以某地区全人群作为研究对象开展队列研究，存在随机误差。虽然该队列研究的对象是某地区的全部人口，但在更大范围内，该地区的全人口也只是一个样本。

2. 确定临床试验研究目的后，样本量估计需考虑的主要因素

首先考虑该临床试验的设计，包括设计类型（平行、交叉、析因、成组序贯）、比较类型（差异性、优效性、非劣效性、等效性）、对照的选择（标准对照、阳性对照、安慰剂对照、剂量对照）、主要效应指标（定量、定性、生存时间）等；其次考虑统计分析方法，并提出效应量（effect size）的假定；然后根据试验特点定义统计特征，如统计分布、检验水准（significant level）、检验效能（power）、单双侧和分配比例等；再应用正确的样本量估计方法计算样本量；最后根据协变量、试验中的脱落率、剔除率和依从性等具体情况进行适当调整。

（张　薇）

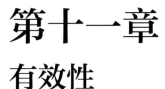

第十一章
有效性

【目的】

1. 掌握外部有效性和内部有效性的概念。
2. 熟悉选择偏倚、信息偏倚和混杂偏倚的概念、特点及其产生原因。
3. 了解混杂偏倚与效应修饰的区别及其识别方法。

【基本概念】

1. **有效性**　包括外部有效性和内部有效性。外部有效性指研究结果可否被外推至研究人群以外的其他人群。内部有效性指研究结果是否正确反映了所研究因素与疾病的真实联系，主要影响因素是系统误差。

2. **系统误差**　又称为偏倚，指观察值与真实值之间的偏离。偏倚可以发生在流行病学研究的设计、实施、数据分析以及结果发表等各个阶段。增加样本含量可以减少随机误差，但却不能减少系统误差。流行病学研究中的偏倚主要有三大类，即选择偏倚、信息偏倚和混杂偏倚。

3. **选择偏倚**　由于选择研究对象的方法有误，使得选入的研究对象与未选入的研究对象在某些特征上存在差异，从而导致研究结果偏离真实情况。

4. **信息偏倚**　又称为错分偏倚，在流行病学调查的信息收集和整理过程中出现的系统误差。

5. **无差异错分**　指暴露或疾病的错误分类同研究分组无关，各比较组间不存在差异。在大多数情况下无差异错分模糊了研究组间的差异，一般使研究效应的估计值趋向无效值。

6. **差异错分**　指暴露或疾病的错误分类同研究分组有关，各比较组间存在差异；由于错误分类组间存在差异的偏向可能不同，所以造成研究效应值被高估或低估。差异错分可来自被调查者，也可来自调查者本身，来自被调查者的有回忆偏倚、报告偏倚，来自调查者的有调查者偏倚等。

7. **混杂偏倚**　当研究某暴露因素与疾病之间的关系时，由于某个既与所研究疾病有联系又与所研究因素有联系的因素影响，掩盖或夸大了所研究的暴露与疾病之间的联系，从而使两者之间的真正联系被错误估计。

8. **混杂因素**　引起混杂偏倚的因素称为混杂因素。混杂因素的三个基本特征：①必须是所研究疾病的独立危险因素；②必须与所研究的暴露因素存在统计学联系；③不应是暴露因素与疾病因果链中的一个环节或中间变量。

9. **效应修饰因子** 效应修饰指两个及以上危险因素对疾病的联合作用不同于这些危险因素的单独作用，流行病学中也常称为交互作用。当一个危险因素和疾病之间的联系随着某个因素的改变而不同，称第三个因素修饰了所研究的危险因素对疾病的效应，第三个因素便称为效应修饰因子。

【重点与难点解析】

1. **错分偏倚（misclassification bias）原理及对结果的影响**

解析：错分偏倚因果图如图11-1（E= 真实暴露，D= 真实结局，E*= 测量暴露，D*= 测量疾病，U_E= 真实暴露外其他对测量暴露状态的影响因素，U_D= 真实疾病状态外其他对测量疾病状态的影响因素）。

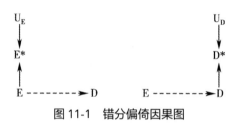

图 11-1　错分偏倚因果图

（1）无差异错分指暴露或疾病的错误分类与研究分组无关（即具有相同的灵敏度和特异度）。

暴露状态无差错分：如暴露为二分类变量，一般使研究效应的估计值趋向无效假设。如暴露为三分类变量，则中间暴露组效应估计值会远离无效假设，总体暴露效应估计值趋向无效假设。

疾病状态无差错分：一般使研究效应的估计值趋向无效假设。当特异度 =1、灵敏度 <1 的情况下，队列研究中相对危险度估计值不会受到偏倚影响，但是绝对危险度会趋向无效假设。当灵敏度 =1、特异度 <1 时，相对危险度和绝对危险度均趋向无效假设。

（2）差异错分指暴露或疾病的错误分类与研究分组有关（即具有不同的灵敏度和 / 或特异度）。

差异错分对于效应估计值的影响可以是远离无效假设、趋向无效假设或无作用，取决于研究对象被错分的比例。

2. **选择偏倚（selection bias）原理及对结果的影响**

解析：选择偏倚的产生主要是由于选入的研究对象与未选入的研究对象在某些特征上存在差异，导致结果偏离真实值。

选择偏倚因果图如图11-2（C= 混杂因素，E= 暴露，D= 结局，S= 是否入选）。

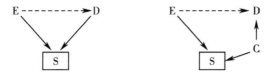

图 11-2　选择偏倚因果图

f、g、h、i 分别代表不同疾病和暴露状态选入概率。如表 11-1 所示：

表 11-1　目标人群与样本

目标人群			样本			
	D=1	D=0	合计		D=1	D=0	合计
E=1	a	b	a+b	E=1	fa	gb	$fa+gb$
E=0	c	d	c+d	E=0	hc	id	$hc+id$
合计	a+c	b+d	a+b+c+d	合计	$fa+hc$	$gb+id$	$fa+hc+gb+id$

假如 $f=g=h=i$，意味着是否选入与暴露和疾病状态无关。因此，无选择偏倚。

假如 $(f=g) \neq (h=i)$，意味着是否入选与暴露状态有关，但与疾病状态无关。因此，无选择偏倚。

假如 $(f=h) \neq (g=i)$，意味着是否入选与疾病状态有关，但与暴露状态无关。因此，无选择偏倚。

假如 $f \neq h \neq g \neq i$，意味着是否入选与暴露和疾病状态均有关。因此，存在选择偏倚。

3. 混杂偏倚（confounding）原理及对结果的影响

混杂偏倚主要由于暴露因素 E 与结局变量 D 存在一个共同的原因 C，导致对于两者关联效应的错误估计。

混杂偏倚因果图如图 11-3（C= 混杂因素、E= 暴露、D= 结局）。

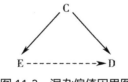

图 11-3　混杂偏倚因果图

混杂偏倚对效应估计值的作用大小及方向主要取决于混杂因素在暴露组与非暴露组的分布比例（C-E 关联）及混杂因素与结局的关联（C-D 关联）。假如 C-E 和 C-D 关联方向相同，一般使研究效应的估计值远离无效假设。假如 C-E 和 C-D 关联方向相反，一般使研究效应的估计值趋向无效假设。

【案例】

案例 11-1

开展一项糖尿病与冠心病的病例对照研究，用下面 2×2 表（表 11-2）展示了暴露与疾病状态分布的真实情况。

表 11-2　暴露与疾病状态分布的真实情况

	病例组	对照组
暴露组（糖尿病）	210（a）	60（b）
非暴露组（无糖尿病）	290（c）	440（d）

1. 计算 OR 值。

2. 假设表 11-2 现在病例组和对照组均有 20% 暴露组的对象被错误划分为非暴露组。根据此信息，展示新的 2×2 表。计算新的 OR 值，并与之前 OR 值比较，此次错分偏倚的方向是什么？

3. 假设表 11-2 现在病例组和对照组分别有 10% 和 20% 暴露组的对象被错误划分为非暴露组。根据此信息，展示新的 2×2 表。计算新的 OR 值，并与之前 OR 值比较，此次错分偏倚的方向是什么？

4. 假设表 11-2 现在病例组和对照组分别有 20% 和 10% 非暴露组的对象被错误划分为暴露组。根据此信息，展示新的 2×2 表。计算新的 OR 值，并与之前 OR 值比较，此次错分偏倚的方向是什么？

案例 11-2

研究人员开展一项关于饮酒与冠心病的前瞻性队列研究。研究期间，一部分研究对象因迁出或其他原因发生失访。尽管如此，研究人员可以获取到所有失访对象和在访对象的暴露与结局信息。对此数据分析发现：①暴露组与非暴露组失访率未存在明显差异；②研究期间发生冠心病对象与未发生冠心病对象的失访率未存在明显差异。基于上述结果，本研究中发生的失访是否会导致选择偏倚？在哪种情况下，会导致选择偏倚？

案例 11-3

设计一项队列研究来考察高脂饮食和直肠癌发病风险之间的关联，研究人员认为服用维生素可能是一个混杂因素，用 2×2 表估计服用维生素是否为高脂饮食与直肠癌间的混杂因素（表 11-3、表 11-4、表 11-5）。注：假设无未知其他混杂因素和信息偏倚。

表 11-3 高脂饮食组与低脂饮食组直肠癌发病情况

	病例	非病例	总人数
暴露组（高脂饮食）	218	2 682	2 900
非暴露组（低脂饮食）	125	2 775	2 900

表 11-4 暴露组：个体暴露于高脂饮食（N=2 900）

	病例	非病例	总人数
日常服用维生素	108	1 492	1 600
日常不服用维生素	110	1 190	1 300

表 11-5 非暴露组：个体不暴露于高脂饮食（N=2 900）

	病例	非病例	总人数
日常服用维生素	45	1 155	1 200
日常不服用维生素	80	1 620	1 700

1. 服用维生素是一个独立的危险因素或保护因素吗？

2. 服用维生素在高脂饮食和低脂饮食组的分布有区别吗？

3. 比较高脂饮食和直肠癌关联的粗 RR 和按服用维生素情况分层后的 RR。

4. 假定暴露和未暴露人群中维生素服用率不变，服用维生素者和未服用者的分层 RR 值也不变，但是直肠癌病例中服用维生素的 RR 是第 1 题中所计算 RR 的一半，粗 RR 会产生什么变化？请作出解释。

案例 11-4

在以人群为基础的病例对照研究中，经过年龄、性别、种族、教育和生活方式（如吸烟、饮酒、锻炼等）这些因素的调整后，与未接触农药的女性相比，接触农药的女性患乳腺癌风险显著增加（OR=1.13，95%CI：1.05～1.23）。研究人员还确定了其他因素（如月经初潮年龄、使用口服避孕药和乳腺癌家族）不符合混杂因素的标准。请问是否可以得出结论，在这项研究中，所有混杂偏倚的来源都被去除了？

案例 11-5

根据图 11-4 因果图，说明在什么情况下，控制某个混杂但不能充分调整混杂偏倚，仍然有混杂偏倚残留，并举例。

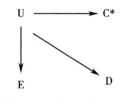

图 11-4 残留混杂因果图

案例 11-6

在随机对照试验中，意向性分析（intention to treat analysis，ITT）包括被随机分配到组中的所有患者，无论是否遵守入组标准及实际接受何种治疗，也无论随后是否退出治疗或偏离方案。ITT 分析的因果关系图如图 11-5，请据图解释其如何发挥作用。

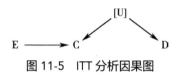

图 11-5 ITT 分析因果图

案例 11-7

表 11-6 展示了某研究因素 E 和某结局 D 关联的粗 RR 值、按性别分层计算所得 RR 值和经性别调整的 RR 值。在下列不同情况下，性别是属于混杂因素、效应修饰因子或均是、均不是？

表 11-6 研究因素 E 和结局 D 关联粗 RR 值、性别分层 RR 值和调整后 RR 值

	粗 RR cRR	性别分层		调整后 RR aRR
		$RR_{男性}$	$RR_{女性}$	
(1)	1.90	1.42	1.43	
(2)	1.90	1.91	1.90	
(3)	1.90	3.81	3.80	
(4)	1.90	1.50	3.40	1.89
(5)	1.90	1.41	2.40	1.61

【思考题】

混杂偏倚指由于另一个变量的存在，掩盖了某危险因素引起某疾病或结局的真正效应。可通过哪些方法来识别某项研究中的潜在混杂因素？

附 案例解析与思考题答案

案例解析

案例 11-1 分析

1. OR=（210×440）/（290×60）=5.31

2. 具体计算如下：

a=210−（210×20%）=168，c=290+（210×20%）=332

b=60−（60×20%）=48，　d=440+（60×20%）=452

新 2×2 表如附表 11-1：

附表 11-1　据题 2 校正错分后暴露与疾病状态的分布情况

	病例组	对照组
暴露组（糖尿病）	168	48
非暴露组（无糖尿病）	332	452

OR=（168×452）/（332×48）=4.76

此次错分为无差异错分，错分偏倚趋向于无效假设。

当病例组和对照组的暴露错误分类相等或暴露组和非暴露组的结局错误分类相等时，出现无差异错分，如果暴露和结局为二分类变量，那么偏倚通常将趋向于无效假设。

3. 具体计算如下：

a=210−（210×10%）=189，c=290+（210×10%）=311

b=60−（60×20%）=48，d=440+（60×20%）=452

新 2×2 表如附表 11-2：

附表 11-2　据题 3 校正错分后暴露与疾病状态的分布情况

	病例组	对照组
暴露组（糖尿病）	189	48
非暴露组（无糖尿病）	311	452

OR=（189×452）/（311×48）=5.72

此次错分为差异错分，错分偏倚远离无效假设。

4. 具体计算如下：

$a=210+（290×20\%）=268$，$c=290-（290×20\%）=232$

$b=60+（440×10\%）=104$，$d=440-（440×10\%）=396$

新 2×2 表如附表 11-3：

附表 11-3　据题 4 校正错分后暴露与疾病状态的分布情况

	病例组	对照组
暴露组(糖尿病)	268	104
非暴露组(无糖尿病)	232	396

$OR=（268×396）/（232×104）=4.40$

此次错分为差异错分，错分偏倚趋向于无效假设。

对暴露和结局的差异性错分均会导致偏倚，使得 RR 或 OR 等偏离或趋近 1.0（无效假设）。

案例 11-2 分析

当①和②同时满足时，失访并不会导致选择偏倚。当失访与暴露和结局均有关时，就会导致选择偏倚。根据以下因果图（附图 11-1），S 表示研究对象是否纳入。左图为常规失访偏倚图，暴露与疾病均与对象纳入相关。右图通常表示队列研究中的失访偏倚，在研究所处时间域中，失访先于结局发生。切断 E-S 或 D-C 或 S-C 路径可消除选择偏倚。

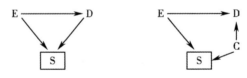

附图 11-1　选择偏倚的因果图

案例 11-3 分析

1. 在非暴露组，计算服用维生素和不服用维生素发生直肠癌的相对危险度（RR）即可判断服用维生素是否为独立的危险因素或保护因素。RR 可用来衡量服用维生素和直肠癌之间的关联强度，等于服用维生素组和不服用维生素组直肠癌发病率之比，是反映服用维生素对个体患直肠癌作用大小的指标，RR 越大，表明服用维生素致直肠癌作用越强。通常认为若 $RR>1$，该因素为危险因素；$RR=1$，该因素为无关因素；$RR<1$，该因素为保护因素。

由题知，非暴露组，*RR* 值为（45/1 200）/（80/1 700）=0.80，服用维生素的人群中直肠癌发病风险是不服用维生素组直肠癌发病风险的 0.80 倍，表明在研究人群中，服用维生素是直肠癌的一个保护因素。提示，该可疑混杂因素（服用维生素）在非暴露组与直肠癌相关。

2. 暴露组：1 600/2 900=55.2%，非暴露组：1 200/2 900=41.4%，服用维生素在两组的分布不同。提示在非病例组内，可疑混杂因素（服用维生素）在暴露组和非暴露组所占比例不同。判断可疑混杂因素是否起混杂作用必须满足两项基本条件：①可疑混杂因素在非暴露组内是该研究观察疾病的影响因素；②在非病例组内（队列研究为源人群），可疑混杂因素在暴露组和非暴露组分布不同。只有当可疑混杂因素满足了混杂的基本条件，且非病例中该因素在两组分布不同时才会导致混杂偏倚的发生。

3. 粗 *RR*=（218/2 900）/（125/2 900）=1.74，粗 *RR* 是在未考虑服用维生素这一可疑混杂因子时所计算出的粗 *RR*，高脂饮食同直肠癌发病有关。

分层 *RR* 值：

服用维生素组：*RR*=（108/1 600）/（45/1 200）=1.80

不服用维生素组：*RR*=（110/1 300）/（80/1 700）=1.80

按是否服用维生素分层后计算出的 *RR* 均为 1.80，说明无论是否伴随服用维生素这一可疑混杂因素，高脂饮食都是直肠癌发病的危险因素。粗 *RR*< 分层 *RR*，表明服用维生素对粗 *RR* 的估计产生了混杂效应。

4. 粗 *RR* 会趋向无效假设。由题知直肠癌病例中服用维生素的 *RR* 值为 0.40<1，提示混杂因素 - 疾病为负关联，而混杂因素 - 暴露因素为正关联，两关联方向相反，产生负向偏倚，会低估 *RR* 值，掩盖暴露与疾病之间的联系，所以观察到粗 *RR* 趋向无效假设。

可根据以下办法判断由一特定混杂因子引起混杂偏倚的方向：若混杂 - 疾病和混杂 - 暴露的关联为同向，即产生正向偏倚，高估真实 *RR* 值，夸大暴露与疾病之间的联系；反之若两关联为反向，产生负向偏倚，低估 *RR* 值，掩盖了暴露与疾病之间的联系。

（案例 11-4 分析）

不能。在观察性研究中，混杂偏倚不能被完全消除。混杂偏倚是指在估计暴露的结果效应时，由于源人群中暴露组和非暴露组之间缺乏可比性（不可交换性）产生的偏倚。

在病例对照研究中，只能估计混杂和暴露之间的关联，因为对照组仅是源人群的一个样本。混杂的定义是就源人群而言的，在研究中确定混杂因素的主要依据是源人群中关联的先验信息，而不仅仅是在一份数据中观察到的统计关联。通常来说，先验信息是不完全的，因此因果推断是极其有限的；在观察性研究这种非随机化研究中，对暴露和疾病了解得越少，就越不能确定效果估计是无偏的。所以一般在观察性研究中，不能认为可完全去除混杂偏倚。

案例 11-5 分析

图 11-4 中，U 指混杂变量的真实值，C* 指 U 的测量值或其代理混杂变量（proxy confounder），代理混杂变量并不是真正的混杂变量。在因果图中，若 U 是一个混杂因子，C* 与 U 相关但不受 E 和 D 的影响，C* 不在每个含 U 的通路上，那么可将 C* 视为代理混杂变量，如图 11-4 所示，C* 直接受混杂因素 U 的影响，但并不在 U-E 和 U-D 的病因通路上。除非 C* 和 U 完全相关，否则控制 C* 只能调整一部分由 U 引起的混杂偏倚，相当于测量 U 出现误差，控制 C* 相当于控制 U 的错分测量。

例如，在评估蓝色眼睛和冠心病之间的关联时，通常不能通过控制冠心病家族史来消除遗传因素造成的混杂偏倚。

案例 11-6 分析

对试验结果的分析是基于最初的治疗分配（E）而不是最终接受的治疗（C），目的是避免由于（U）引起的混杂偏倚。

随机化意味着治疗组和对照组之间的唯一基线差异是随机的，包括未测量或未识别因素的差异。随机对照试验并不能保证已经去除了所有的混杂偏倚。在研究的任何环节都可能会产生混杂偏倚，例如失访（删失）和无应答，被称为"随机试验背景下的破碎随机化"。所以 ITT 通过重新定义"治疗"为"意向治疗"来消除这种混杂。

案例 11-7 分析

混杂偏倚指由于某外来因素的存在，夸大或掩盖了所研究因素与疾病之间的真正联系，该外来因素称为混杂因子。混杂因子必须满足三项基本条件：①必须与所研究疾病相关；②必须与所研究因素相关；③必须不是研究因素与疾病因果链上的中间环节。当该因素符合以上条件时，且 $cRR \neq$ 分层 RR 或 $cRR \neq aRR$，各分层 RR 相等或近似，则可认为混杂偏倚存在。如果 $cRR>aRR$ 为正混杂，会夸大暴露与疾病之间的联系，反之为负混杂，会掩盖暴露与疾病之间的联系。

效应评价过程中，由于某种因素影响了其效应的大小，这种影响真实存在，即称为效应修饰因子。分层分析可用来识别效应修饰，可按照可疑的效应修饰因子分层，比较分层后的效应测量值，若各层效应修饰值不同，且差别具有统计学显著性，可认为效应修饰存在。

另外，当 $cRR \neq$ 分层 RR 或 $cRR \neq aRR$ 时，混杂和效应修饰因子可能同时存在。理论上，当样本量足够大时，若分层 RR 相等或相似，且 $cRR \neq$ 分层 RR，则该因素所致影响主要由混杂所致；若分层 RR 不等，则以效应修饰为主，但也不能排除混杂的作用。

效应修饰和混杂是不同的。效应修饰与研究设计无关，是客观存在的；效应修饰与研究的真实性无关，不可去除，只能在研究结果中加以详尽说明。混杂则是对真实联系的歪曲，其是否存在取决于研究设计，与研究的真实性相关，可通过严密的研究设计和科学的统计学方法去除。

在示例（1）（3）中，$cRR \neq$ 分层 RR，且各层 RR 相似，所以该协变量为混杂因素。示例（2）中，cRR、各层 RR 均相似，所以两者都不是。示例（4）中 cRR 与 aRR 相似，各层 RR 不等，所以为效应修饰因子。示例（5）中，cRR、各层 RR、aRR 均不相等，所以既可能是混杂也可能是效应修饰因子。

思考题答案

识别某项研究中潜在混杂因素的方法：

（1）确定混杂因素的主要依据是源人群中关联的先验信息，而不仅仅是在样本数据中观察到的统计关联。先验知识主要基于既往研究报道。忽略先验信息去评估暴露与疾病之间的联系，可能会产生误导性的结论。所以在控制混杂时，需要将先验信息和分析结合起来。

（2）数据中相关关联的统计分析：混杂因素一个必要（但不是充分）的特点是，它与暴露和疾病发生都有关，且不是暴露与疾病因果链上的中间环节。但较难从数据中评估这一标准，因为数据所得出的统计学联系会受多方面影响，比如其他变量对源人群中疑似混杂因素、暴露程度和疾病之间关系所产生的影响；选择目标人群的方式；限制；数据收集、研究对象分类和数据分析方面的缺陷。

（3）评估研究设计和实施（非必须）：包括随机化、选择目标人群的方式，例如限制和匹配等。

（丁盈盈）

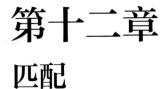

第十二章
匹配

【目的】

1. 熟悉匹配的定义、方法和用途。

2. 掌握匹配在不同研究设计中对结果的可能影响。

3. 掌握匹配在病例对照研究中的优势及局限性。

4. 了解倾向性评分匹配的原理及方法。

【基本概念】

1. **匹配**（matching） 要求相比较的各组在某些特征或因素上保持一致，保证各组具有可比性，以便对各组进行比较时排除匹配因素的干扰。其原理是如果相比较的各组在匹配因素上相同，那么各组之间的差别就是由匹配因素之外的其他因素造成的。

2. **频数匹配**（frequency matching） 又称成组匹配（category matching），使匹配因素所占的比例在各比较组一致。

3. **个体匹配**（individual matching，set matching） 病例对照研究中，以对照与病例个体为单位进行匹配，可根据病例的某个或某几个特征或因素选择对照，与病例按固定比例（fixed-ratio）（如 1 ： 2）或非固定比例（variable-ratio）（如 1 ： 2 ~ 5）进行匹配。

4. **直接匹配**（direct matching） 根据病例的某个或某几个特征或因素，直接从产生病例的源人群中选择与之匹配的对照，称为直接匹配。

5. **自然匹配**（natural matching） 又称隐性匹配，指匹配集合产生于家庭或社会关系，包括邻居、同胞、同事、配偶匹配等，也包括自身暴露前后匹配、相同解剖部位左右匹配等。

6. **过度匹配**（overmatching） 把不起混杂作用的因素作为匹配变量进行匹配，试图使比较的各组在多方面一致，导致所研究的因素也趋于一致，反而降低了研究效率，这种情况称为过度匹配。

7. **反向配比**（counter-matching） 从队列或具有某种危险因素的人群中获取对照进行巢式病例对照研究的一种方法。在巢式病例对照研究抽样方法的基础上，根据感兴趣的暴露因素或替代变量而非混杂因素进行分层抽样，从而评价那些极为少见的感兴趣因素。

8. **倾向性评分**（propensity score，PS） 以干预因素（组别）为因变量，以所有观测到的非研究因素为自变量进行 logistic 或 probit 回归分析，在给定的协变量条件下，计算所得个体接受干预因素处理的概率。

9. **倾向性评分匹配**（propensity score matching，PSM） 根据倾向性评分对试验组和

对照组进行筛选，实现不同组之间非研究因素的均衡，从而削弱或平衡协变量对效应估计的影响，使组间结局差异完全归因于实验因素，达到"类随机化"的效果，又称为事后随机化。常采用贪婪匹配（greedy matching）、卡钳匹配（caliper matching）或半径匹配（radius matching）等方法实现。PSM 可用于均衡大量的混杂因素，但需要在样本量较大的情况下进行，且只能均衡已观测变量，并可能以丢失样本为代价。

【重点和难点解析】

1. 匹配对混杂效应及统计效率的影响

解析：匹配是一种采用分层方法提高统计效率、控制混杂因素的方法。病例和对照的入选按层进行，确保有足够的层数，但每层的样本量较小。例如，1∶1 配对病例对照研究中，层数为病例人数，每一层的样本量仅为 2 人。这种特点使得匹配尤其适合开展极其罕见疾病的病因学研究，使数量有限病例的信息得到最大程度的利用，提高统计效率。

然而，采用匹配方法控制混杂因素的同时会引入负混杂，当匹配因素不是混杂因素时将导致过度匹配，反而会降低研究效率。例如，如果匹配因素与暴露因素有较强的关联，但与疾病无关联或仅有弱关联，这种匹配会引入较大的负混杂，且不可避免地使暴露一致的对子数（即配对四格表中 a 和 d 格子内的数量）增加，反而降低了研究效率；如果匹配因素与暴露因素 100% 关联，那么对该因素进行匹配实际上是对暴露因素进行匹配，如此只会产生暴露状况一致的对子数，无法进行比较，毫无研究效率可言。

因此，匹配病例对照主要用于极其罕见疾病的病因学研究，以提高统计效率。如果有足够样本量，不宜采用匹配病例对照研究。

2. 病例对照研究、队列研究和实验流行病学研究中的匹配及对结果的影响

解析：匹配最常用于病例对照研究，要求对照在某些特征或因素上与病例保持一致。由于匹配因素与暴露有关（混杂因素的特征之一），匹配会引入负混杂，低估暴露与疾病的关联。可进一步按匹配因素进行分层分析，去除这种负混杂，得到正确结果。

队列研究中的匹配指选择合适的非暴露人群与暴露组匹配，以控制匹配因素的混杂效应。分析过程不需要基于对子数进行。然而，如果匹配因素影响疾病的发生或者与数据删失（失访或死亡）有关，那么在随访过程中暴露组和非暴露组之间匹配因素的均衡分布将被打破，达不到控制混杂因素的作用。因此，需要长期随访的队列研究一般不使用匹配方法。

随机对照试验采用区组随机分组方式实现匹配。如果已知研究对象在某些特征上更趋向于一致，可以将研究对象按照这些特征先分区组，然后在区组内部进行随机化，这样可以保证随机化后的组间基线水平更加可比。比如同一时间同一病房内的患者在某因素上更相似，在随机分组时则应以"病房"为区组因素，将同一病房内的患者进行随机分组，称为"区组随机化"，也就是在随机化之前进行了匹配，然后在每个匹配集（区块）内进行随机化。这种设计既考虑了处理因素，也考虑了区组因素，比完全随机设计误差更小，更容易获得处理组间的差别，提高了试验效率。但该方法要求区组内受试对象数与处理数相等，结果中若有

数据缺失，则统计分析比较复杂。

3. 匹配在病例对照研究中的优势和局限性

解析: 匹配最常用于病例对照研究。匹配病例对照研究的优点包括: ①可控制强混杂因素; ②提高小样本研究的统计效率; ③匹配因素适当时更容易选择对照; ④匹配后仍可以评估匹配因素的效应修饰作用。匹配的局限性: ①不可避免地引入负混杂,低估暴露与疾病的关联; ②如果匹配因素为非混杂因子,导致过度匹配,会降低研究效率; ③匹配因素过多时不易选择对照; ④研究多个暴露因素时,匹配病例对照研究的作用有限; ⑤匹配后不再能对匹配因素与疾病的关联进行分析。

【案例】

案例 12-1

己烯雌酚 (diethylstilbestrol, DES) 是一种人工合成的非甾体雌激素,主要作为雌激素补充剂,在有流产或早产风险的妊娠期妇女中使用。20 世纪 40—50 年代, DES 在全美国高危孕妇中广泛使用。1966—1969 年期间, Herbst 医生在波士顿文森特纪念医院连续收治了 7 位女性阴道腺癌患者,全部是 25 岁以下的年轻女性。阴道腺癌通常发生于中老年妇女,这些不寻常病例引起了 Herbst 医生的强烈兴趣。Herbst 采用病例对照研究探讨病因,共纳入 8 例阴道腺癌病例及其母亲作为病例组,同时选择与病例在同时间 (误差不超过 5 天)、同医院生产的女婴及其母亲作为对照,为每例病例匹配 4 个对照。采用结构化问卷调查了病例组和对照组母亲在怀孕时 (特指这一胎) 各种危险因素的暴露情况。结果显示,母亲孕期使用 DES 与这些年轻女性发生阴道腺癌显著相关 ($P<0.000\,01$)。为此, 1971 年 FDA 发布警示公告,指出 DES 不能用于妊娠期妇女。请问该研究为什么采用 1∶4 匹配病例对照研究设计? 为什么以同时间 (误差不超过 5 天) 和同医院出生作为匹配因素?

案例 12-2

Ludvigsonn 等采用匹配队列研究方法,研究了乳糜泻 (CD) 与慢性肾病风险之间的关系。从瑞典医院记录中获得 1964—2003 年期间确诊的 CD 患者共 14 336 例,同时从人口登记系统中选取非患者 69 875 例,按至多 1∶5 的比例与患者进行年龄、性别、登记年份和居住地的匹配,使得这些变量在两组的分布均衡。随访观察至 2003 年 12 月 31 日。基于这一队列,研究人员分析了 CD 患者发生多种肾脏疾病的风险比,发现其更易发生肾脏疾病。该研究为何将 CD 患者与非患者按年龄、性别、登记年份和居住地进行匹配? 与匹配病例对照研究相比,匹配队列研究有何优缺点?

案例 12-3

某医院根据来院就诊时间顺序,将胆囊癌病例按每 4 人一组分为若干区组。根据电脑生成的随机数字，采用余数法确定区组排列序号，从 AABB、BBAA、ABAB、BABA、ABBA、BAAB 6 种排列中根据序号将每个区组的病例按 1∶1 比例随机分入新药治疗组（A组）和常规药物治疗组（B组）。为什么说这种区组随机分组是一种配对设计方法？这种方法与分层随机分组有何区别？

案例 12-4

为了分析系统性红斑狼疮的危险因素及病因，采用 1∶1 匹配病例对照研究，从患者邻居中招募性别相同、年龄 ±3 岁的对照，分别进行流行病学调查和数据分析。这是什么类型的匹配？有何优缺点？

案例 12-5

为了评估使用口服避孕药与子宫内膜癌的关联，研究人员决定实施一项病例对照研究。考虑到研究对象中有不同宗教信仰的人数较多，为了方便选择对照，研究人员在病例组所在教区或宗教团体按 1∶1 的比例选择种族相同、年龄 ±3 岁、未患子宫内膜癌的健康女性为匹配对照，收集所有研究对象既往服用口服避孕药的情况，分析使用口服避孕药与子宫内膜癌的关联。你认为本研究设计可能存在什么问题？

案例 12-6

为了评估出生体重与胰腺癌的关联，探索生命早期营养是否对个体成年后患胰腺癌的风险有影响，研究人员开展了一项病例对照研究。考虑胰腺癌是一种较为罕见的恶性肿瘤，为了提高统计效率，并控制吸烟这一因素的混杂效应，研究人员采用匹配病例对照研究方法，按病例组的吸烟状况选择与之配对的健康对照，并获得所有研究对象的出生体重信息，分析低出生体重、正常出生体重和高出生体重与胰腺癌的关联。你认为该研究设计存在什么问题？

案例 12-7

采用病例对照研究评估吸烟与心血管疾病的关联时，为了控制血脂水平在关联评估中的混杂效应，研究人员根据病例组的血脂水平，每名病例匹配 1 名对照，开展 1∶1 配对病例对照研究。你认为该研究设计存在什么问题？

案例 12-8

2012 年某市采用招募志愿者的方式对该市适龄人群开展了大规模肺癌筛查。项目实施期间，所有自愿参加的 50～74 岁居民接受了问卷调查，提供了年龄、性别、文化程度、既往肺部疾病史、相关职业暴露史、肺癌家族史和吸烟状况等信息。根据问卷调查信息，将具备以下条件之一者作为肺癌高危人群：①每天吸烟 20 支及以上；②具有既往肺部疾病史；

③有相关职业暴露史；④有一级亲属肺癌家族史。动员所有高危人群参加低剂量肺螺旋CT（LDCT）检查，以便筛查出肺癌。最终仅30%的高危人群接受了LDCT检查，并通过进一步的病理检查检出140名肺癌患者。如何基于这一项目，评估LDCT筛查能否降低肺癌死亡率？

【思考题】

如何理解匹配产生的对照与病例间的联系应贯穿整个研究过程？

附 案例解析与思考题答案

案例解析

案例 12-1 分析

该研究样本量非常小，病例组仅 8 人，采用匹配病例对照研究可提高研究效率。根据 Pitman 效率递增公式 2R/（R+1），当匹配比例超过 1∶4 时，随匹配比例的上升，对照数量增加，但研究效率的增幅不大。因此该研究采用了 1∶4 的匹配病例对照研究设计，使研究效率最大化。匹配时以同时间（误差不超过 5 天）和同医院出生作为匹配因素，可排除不同出生时间其他暴露因素或不同医院诊断水平差异造成的混杂。

案例 12-2 分析

本研究为队列研究，患乳糜泻组为暴露组，未患组为非暴露组。将两组人群按年龄、性别、年份和居住地进行匹配，使这些变量在两组中的分布均衡，可以排除这些因素对研究结果的影响，两组结局的差别可更好地归因于是否患乳糜泻。研究中所匹配的年龄和性别是肾脏疾病的危险因素，登记年份和居住地均隐含了对病例和对照乳糜泻诊疗状况、环境暴露和社会经济条件方面的平衡。

与匹配病例对照研究相比，匹配队列研究中的匹配不会对效应评估产生任何影响，而在匹配病例对照研究中，因匹配因素与暴露有关而不可避免地引入负混杂，低估暴露与疾病的关联，需要进一步对匹配因素进行分层分析；匹配队列研究不需要根据研究对象按匹配的对子进行特殊的统计分析，而在匹配病例对照研究中需要按对子进行统计分析。然而，由于队列研究往往样本量很大，采用匹配队列研究需要花费较大的人力物力收集匹配的对照；而且，由于队列研究随访时间长，不可避免出现失访，使得两组匹配因素的分布不再均衡。因此，队列研究很少采用匹配方法控制混杂因素。

案例 12-3 分析

本例采用区组随机分组方式，实现胆囊癌病例在就诊时间段上的匹配，使每个区组内的病例在就诊时间上有较好的同质性，一方面避免因就诊时间不同产生的差异，另一方面也方便病例的纳入。这样在随机化之前按就诊时间进行了匹配，然后在每个匹配集（区块）内进行随机化。

随机化区组设计又称组内设计，按照受试者某些特征进行分组，保持组内同质。随机化区组设计是一种双因素设计，既考虑处理因素，又考虑区组因素，可控制区组内的个体差异，但无法解决组间异质性问题。分层随机化设计则是根据研究对象的某些重要临床特征或危险因素分层（如年龄、性别、病情、疾病分期等），使层间差异最大化，然后在每一层内进行简单随机分组，形成试验组和对照组。分层随机法为单因素设计，仅考虑处理因素。

案例 12-4 分析

这种将病例的邻居、朋友、配偶及家人作为对照，进行个体匹配的方法又称自然匹配或隐性匹配，是一种便于控制难以测量混杂因素的方法。本案例选择邻居作为对照，隐含了对社会经济地位及局部环境暴露的匹配，控制了这些难以测量因素的混杂效应。这种匹配方法的优点是便于实施，且容易选择对照；其缺点是，无法找到匹配对照的病例将自动排除在分析之外，这将引入偏倚，降低统计效率和实施效率。

案例 12-5 分析

该研究中病例和对照的匹配因素实际包括性别、年龄、种族和宗教信仰，其中对宗教信仰的匹配可能存在过度匹配，因为宗教信仰与口服避孕药使用这一暴露因素有关，有些宗教信仰倡导多生育，几乎所有女性教众都不会服用口服避孕药，但宗教信仰并非子宫内膜癌的危险因素。因此，宗教信仰并不是混杂因素。这种过度匹配人为地造成了研究对象中同时不使用口服避孕药的病例 - 对照对子数增多，反而降低了统计效率。

案例 12-6 分析

该研究中的匹配因素吸烟与出生体重无关联，因此并非混杂因素，存在过度匹配。然而，正因为匹配因素（吸烟）与所研究的暴露因素（出生体重）无关，对吸烟状况进行匹配并不影响出生体重与胰腺癌关联强度的估计，只是增加了寻找与病例相匹配的对照所带来的额外工作量。

案例 12-7 分析

首先，心血管疾病并非罕见病，没必要采用配对病例对照研究，甚至不必采用病例对照研究，而可以设计一项队列研究，更有效地检验病因假设；其次，吸烟导致心血管疾病的生物学机制之一是导致血脂水平异常，即血脂水平高低是吸烟与心血管疾病发生的中间环节之一，将其作为匹配因素导致过度匹配，大大低估吸烟与心血管疾病的关联，甚至得不到关联结果。

案例 12-8 分析

该项目并未采用随机分组方法将高危人群随机分为筛查组和非筛查组，因此，接受 LDCT 筛查者和未接受者在肺癌重要危险因素的分布上可能存在较大差别。这种混杂因素的不均衡分布对效果评估的真实性将产生很大影响。为了控制混杂因素的影响，可以在高危人群层面采用倾向性评分匹配（PSM）方法。本例中，研究对象的倾向性评分可基于 logistic

回归模型，纳入性别、年龄、文化程度、婚姻状况、收入、职业、吸烟史、肺癌家族史、职业暴露史、既往肺部疾病史等变量而获得，然后采用最近邻匹配或卡钳匹配等方法，在未接受 LDCT 筛查的高危人群中寻找合适的个体，以 1 ∶ 1 的比例与筛查组进行匹配，使得两组在这些因素上尽可能一致。对两组人群随访足够的人年数后，借助肿瘤监测和死因监测系统，获得两组的肺癌发生或死亡信息，计算并比较随访期间两组的肺癌死亡率，并将两者肺癌死亡率的差别归因于 LDCT 筛查。

思考题答案

匹配产生的对照与病例间的联系应贯穿整个研究过程。

首先，在研究设计时就需要基于病例和对照的共同特点将两者联系在一起；其次，数据库中要有识别这种联系的额外变量，这个变量在频数匹配中是层（stratum），在集合匹配中是集合（set），在配对匹配中是对子（pair）。在每一"层、集合或对子"内，匹配病例和对照的识别变量值相同，而不同"层、集合或对子"的值不同；最后，在数据分析时应采用匹配分析方法，如 MacNemar 卡方检验（分类变量）、按匹配变量分层的方差分析（连续变量）、Mantel-Haenszel *OR* 值计算和条件 logistic 回归分析等。只有当匹配分析与非匹配分析结果一样时，才可打破病例与对照的匹配联系，采用成组病例对照研究的分析方法。

（徐望红）

第十三章
交互作用

【目的】

1. 理解交互作用的概念和类型。

2. 掌握统计学交互作用的识别和分析方法。

3. 了解交互作用和混杂的区别。

【基本概念】

1. **交互作用** 某一因素的真实效应随着其他因素（一个或多个）的不同水平发生了改变，则称这些因素间存在交互作用。

2. **统计学交互作用** 在研究人群中一种暴露因素的估计效应在另一种不同水平（或层）上不同，存在不一致性或者异质性。

3. **生物学交互作用** 指机制上的交互作用，即用暴露等因素导致的生理学变化和／或生化反应来阐述交互作用的具体机制。

4. **公共卫生学交互作用** 如果暴露或干预的成本或效益通过它们所致新增病例的增加或其他效应指标来衡量，则以这类效应指标为基础的交互作用称为公共卫生学交互作用。

5. **相加效应交互作用** 在以差值（如率差等）反映效应强度的研究中，多种暴露因素同时作用的效应强度不等于各因素单独作用时的效应强度之和。若多种暴露因素同时作用的效应强度大于各因素单独作用时的效应强度之和，称为超可加性交互作用；若多种暴露因素同时作用的效应强度小于各因素单独作用时的效应强度之和，称为次可加性交互作用。

6. **相乘效应交互作用** 在以比值（如率比、比数比等）反映效应强度的研究中，多种暴露因素同时作用的效应强度不等于各因素单独作用时的效应强度之积。若多种暴露因素同时作用的效应强度大于各因素单独作用时的效应强度之积，称为超相乘性交互作用；若多种暴露因素同时作用的效应强度小于各因素单独作用时的效应强度之积，称为次相乘性交互作用。

7. **基因 - 环境交互作用** 绝大多数疾病的发生，既有遗传的因素，又有环境的作用，而且两者的效应往往并非互相独立，呈现出一定的交互作用，称为基因 - 环境交互作用。

【重点与难点解析】

1. 交互作用的类型，如表 13-1 所示。

表 13-1　交互作用的类型

交互作用类型	特征	分类方式
统计学	交互作用的一种表现形式	按效应累计形式： ①相加效应的交互作用 ②相乘效应的交互作用
生物学	机制上的交互作用,关注因果关联	按效应方向形式： ①协同作用 ②拮抗作用
公共卫生学	根据公共卫生环境来选择测量指标,而非根据统计学便利或生物学假定	—

2. 交互作用的图形描述（对数尺度下），如图 13-1 至图 13-6 所示。

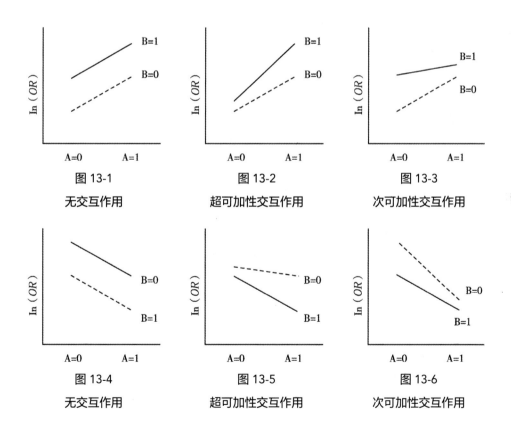

图 13-1　无交互作用　　　图 13-2　超可加性交互作用　　　图 13-3　次可加性交互作用

图 13-4　无交互作用　　　图 13-5　超可加性交互作用　　　图 13-6　次可加性交互作用

3. 统计学交互作用的识别与分析如表 13-2 所示。

表 13-2　统计学交互作用的识别与分析

方法	处理方式	评价方式	局限性
分层分析	把构成交互作用的两个因素中的一个作为分层变量(如 A 因素),将整个资料分成 k 层,那么交互作用将表现为在 A 因素决定的各层中,B 因素的效应存在异质性	比较各层间的效应指标,如相对危险度(RR)、比数比(OR)或率差(RD),若各层之间的效应指标存在统计学差异,则可能存在交互作用	难以分析多个因素间的交互作用,且无法调整和控制研究中的其他因素
定量描述	用指标定量测量暴露因素间的交互作用	在相加效应交互作用中(相乘效应交互作用可视为对数尺度下的相加效应交互作用),可用以下指标来评价[a]: (1)交互作用相对超额危险度($RERI$) (2)交互作用归因比(API) (3)交互作用指数(S)	各指标只是点估计,存在抽样误差,若判断交互作用是否存在,须通过置信区间或假设检验来实现
回归分析	应用常用的回归方法探讨多种暴露因素间的交互作用	相加效应交互作用的回归分析:常用一般线性模型;相乘效应交互作用的回归分析:常用 logistic 回归模型、Poisson 回归模型等	交互作用依赖于模型选择的合理性

注:a 令 R_{11}、R_{10}、R_{01}、R_{00} 分别表示暴露因素 A=1 和暴露因素 B=1、A=1 和 B=0、A=0 和 B=1 及 A=0 和 B=0,这 4 种组合下的风险。

（1）交互作用相对超额危险度（$RERI$）=$[R_{11}-(R_{10}+R_{01})+R_{00}]/R_{00}$,当 $RERI$=0,表示没有相加效应交互作用。

（2）交互作用归因比（API）=$[R_{11}-(R_{10}+R_{01})+R_{00}]/R_{11}$,当 API=0,表示没有相加效应交互作用。

（3）交互作用指数（S）=$(R_{11}-R_{00})/[(R_{10}-R_{00})+(R_{01}-R_{00})]$,当 S=1 时,两因素间没有相加效应交互作用,当两因素效应方向相同时,S 偏离 1 越远,往往意味着交互作用越强。

4. 基因 - 环境交互作用的模式,如表 13-3 所示。

表 13-3　五种基因 - 环境交互作用的模式

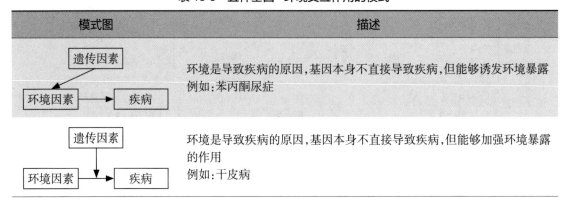

模式图	描述
	环境是导致疾病的原因,基因本身不直接导致疾病,但能够诱发环境暴露 例如:苯丙酮尿症
	环境是导致疾病的原因,基因本身不直接导致疾病,但能够加强环境暴露的作用 例如:干皮病

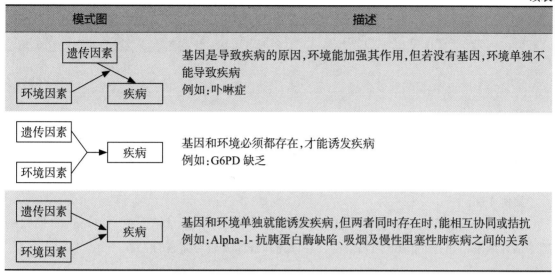

模式图	描述
遗传因素 → 疾病 ← 环境因素	基因是导致疾病的原因,环境能加强其作用,但若没有基因,环境单独不能导致疾病 例如:卟啉症
遗传因素 / 环境因素 → 疾病	基因和环境必须都存在,才能诱发疾病 例如:G6PD 缺乏
遗传因素 / 环境因素 → 疾病	基因和环境单独就能诱发疾病,但两者同时存在时,能相互协同或拮抗 例如:Alpha-1- 抗胰蛋白酶缺陷、吸烟及慢性阻塞性肺疾病之间的关系

5. 交互作用和混杂的区别,如表 13-4 所示。

表 13-4 交互作用和混杂效应的区别

类别	本质	与研究设计的关联	处理方式
交互作用	研究因素的固有属性,与研究设计无关,客观存在	无关;交互作用是研究者希望报告的客观效应,应加以准确而详尽地描述	通过统计学方法进行定量描述和评价,不可能去除其影响
混杂效应	由研究设计过程中的疏漏造成,可以消除	有关;混杂是对研究真实性的一种歪曲,在研究中要极力避免并防止发生	通过适当的统计学分析方法控制其对研究因素效应估计的干扰

【案例】

案例 13-1

某医院缺血性心脏病的病例对照研究数据见表 13-5,试分析年龄与收缩压之间是否存在交互作用?

表 13-5　以色列某医院缺血性心脏病的病例对照研究数据

年龄/岁	收缩压/mmHg	病例	对照	合计	OR	P
≥60	<140	6	73	79	1.00	0.929
	≥140	9	115	124	0.95	
<60	<140	21	1 171	1 192	1.00	0.044
	≥140	20	596	616	1.87	

案例 13-2

一项吸烟与肺癌关系的病例对照研究资料如表 13-6 所示。试结合表 13-7 logistic 回归模型的估计结果，建立 logistic 回归模型，并计算和解释吸烟与肺癌的关系。

表 13-6　一项吸烟与肺癌关系的病例对照研究资料

性别	吸烟	病例(Y=1)	对照(Y=0)	合计
男(sex=1)	是(smoke=1)	1 425	1 025	2 450
	否(smoke=0)	10	56	66
女(sex=0)	是(smoke=1)	85	82	167
	否(smoke=0)	20	58	78

表 13-7　logistic 回归模型之估计结果

变量	回归系数	标准误	z	P
吸烟	1.10	0.30	3.64	<0.001
性别	−0.66	0.43	−1.53	0.126
交互作用(吸烟×性别)	0.95	0.46	2.07	0.038
常数项	−1.06	0.26	−4.11	<0.001

案例 13-3

一项关于口服避孕药（环境因素 E）和 Leiden 因子 V 基因突变（遗传因素 G）与静脉血栓栓塞的病例对照研究获得的数据中，静脉血栓栓塞患者 15 例，健康对照 169 人，叉生表见表 13-8。试结合表 13-9 中 logistic 回归模型的估计结果，分析基因与环境暴露的交互作用。

表 13-8　病例对照研究的叉生表

G	E	病例数	对照数	OR
0	0	36	100	1.00
0	1	84	63	3.70
1	0	10	4	6.94
1	1	25	2	34.72
总计		155	169	

表 13-9　logistic 回归模型之估计结果

因素	回归系数	标准误	z	P
E	1.31	0.26	5.11	<0.001
G	1.94	0.62	3.11	0.002
G×E	0.30	0.98	0.31	0.759

案例 13-4

某研究观察槲皮素与缺血再灌注对某种酶的影响，采用了析因设计的方法。将 24 只成年家兔分为空白对照组、槲皮素组、缺血再灌注组、槲皮素 + 缺血再灌注组共 4 组，每组 6 只。对所有家兔检测该种酶的表达情况，比较四组的酶表达是否有差异。四组的酶表达情况如表 13-10 所示。经检验，四组酶表达数据均服从正态分布，采用广义线性模型输出的方差分析结果如表 13-11 和表 13-12 所示。试结合输出的结果，解释该研究中交互作用的实际意义。

表 13-10　四组家兔的酶表达情况

单位:mmol/L

非缺血再灌注组（g1=1）		缺血再灌注组（g1=2）	
槲皮素组（g2=1）	无槲皮素组（g2=2）	槲皮素组（g2=1）	无槲皮素组（g2=2）
0.671	1.191	0.27	0.705
0.947	1.613	0.423	0.589
1.241	1.585	0.507	0.751
0.953	2.112	0.399	0.804
0.111	1.956	0.454	0.725
0.977	2.181	0.535	0.652

表 13-11　广义线性模型输出结果

source	DF	Type Ⅲ SS	Mean Square	F value	Pr>F
g1	1	3.622 374	3.622 374	72.38	<.001
g2	1	1.913 091	1.913 091	38.22	<.001
g1×g2	1	0.510 417	0.510 417	10.21	0.004 6

表 13-12　多重比较校正方法（Bonferroni）输出的最小二乘均值结果

g1	g2	m LSMEAN
1	1	0.917
1	2	1.773
2	1	0.431
2	2	0.704

案例 13-5

过去的三十年里，肥胖患病率在全球范围内均呈上升趋势。许多流行病学研究揭示了油炸食物的消费量与肥胖患病率呈正相关，但此类研究未考虑个体基因构成差异的潜在影响。2014 年，Qi 等基于 NHS 和 HPFS 队列数据，分析了遗传风险评分和油炸食物消费水平的交互作用与 BMI 之间的关系，结果如表 13-13 所示。试分析油炸食物消费水平与 BMI 的关系是否在不同遗传风险评分水平下发生了改变。

表 13-13　不同油炸食物消费水平和遗传风险评分的 BMI 情况 *

遗传风险评分	BMI 均值 /(kg·m^{-2})（每周油炸食物消费水平分组）			趋势检验 P 值	交互作用 P 值
	<1 次	1 ~ 3 次	≥ 4 次		
总的油炸食物消费水平 †					
NHS 队列					
1（<27.5）	25.6(0.1)	25.9(0.1)	26.1(0.2)	0.005	
2(27.5 ~ 30.8)	26.1(0.1)	26.6(0.1)	26.9(0.2)	<0.001	0.005
3(≥ 30.9)	27.0(0.1)	27.4(0.1)	28.0(0.2)	<0.001	
HPFS 队列					
1(<27.5)	25.7(0.1)	25.9(0.1)	26.1(0.1)	0.01	0.02

遗传风险评分	BMI 均值 /(kg·m⁻²)			趋势检验 P 值	交互作用 P 值
	（每周油炸食物消费水平分组）				
	<1 次	1 ~ 3 次	≥ 4 次		
2(27.5 ~ 30.8)	26.0(0.1)	26.2(0.2)	26.6(0.1)	<0.001	
3(≥ 30.9)	26.4(0.1)	26.7(0.1)	27.1(0.1)	<0.001	0.02
在家就餐时油炸食物消费水平†					
NHS 队列					
1(<27.5)	25.7(0.1)	25.9(0.1)	25.2(0.3)	0.58	
2(27.5 ~ 30.8)	26.1(0.1)	26.6(0.1)	26.0(0.3)	0.002	0.02
3(≥ 30.9)	27.1(0.1)	27.4(0.1)	27.4(0.3)	0.01	
HPFS 队列					
1(<27.5)	25.8(0.1)	25.9(0.1)	25.8(0.3)	0.53	
2(27.5 ~ 30.8)	26.1(0.1)	26.4(0.1)	26.3(0.3)	0.04	0.07
3(≥ 30.9)	26.5(0.1)	27.0(0.1)	26.6(0.3)	0.04	
外出就餐时油炸食物消费水平†					
NHS 队列					
1(<27.5)	25.6(0.1)	26.4(0.2)	27.9(0.9)	<0.001	
2(27.5 ~ 30.8)	26.1(0.1)	27.2(0.2)	27.8(0.7)	<0.001	0.01
3(≥ 30.9)	26.9(0.1)	28.4(0.2)	28.2(1.0)	<0.001	
HPFS 队列					
1(<27.5)	25.7(0.1)	26.1(0.1)	26.3(0.3)	0.002	
2(27.5 ~ 30.8)	26.0(0.1)	26.4(0.1)	27.4(0.3)	<0.001	0.14
3(≥ 30.9)	26.5(0.1)	26.9(0.1)	27.1(0.4)	0.002	

注：* BMI 的均值（标准误）。

† 结果源于对 NHS 队列（1984—1998 年 4 次测量）和 HPFS 队列（1986—1998 年 3 次测量）的重复测量分析。调整了年龄、基因型、身体活动、电视观看时长、吸烟、饮酒、含糖饮料摄入水平、替代健康饮食指数和摄入膳食总能量。油炸食物消费水平的数据采集在测量 BMI 数据的四年之前。

案例 13-6

Qi 等基于 NHS、HPFS 等队列数据，分析了含糖饮料消费水平与遗传风险评分的交互作用与 BMI 之间的关系，结果如表 13-14 所示。试分析含糖饮料消费水平与肥胖的关系是否在不同遗传风险评分水平下发生了改变。

表 13-14　含糖饮料不同摄入水平下，每增加 10 个风险等位基因的 BMI 增加 *

分析	BMI 增加量 /(kg·m⁻²)				交互作用 P 值
	<1 份 / 月	1 ~ 4 份 / 月	2 ~ 6 份 / 月	≥1 份 / 天	
NHS 队列					
模型 1†	1.17±0.18	1.66±0.16	1.84±0.23	2.12±0.39	0.004
模型 2‡	1.18±0.17	1.56±0.16	1.78±0.22	2.03±0.38	0.008
HPFS 队列					
模型 1†	0.80±0.20	0.42±0.21	1.05±0.19	1.59±0.37	0.06
模型 2‡	0.77±0.19	0.43±0.20	1.08±0.19	1.54±0.37	0.02
汇总数据 §					
模型 1†	1.00±0.13	1.20±0.13	1.37±0.15	1.85±0.27	<0.001
模型 2‡	1.00±0.13	1.12±0.12	1.38±0.14	1.78±0.27	<0.001

注：* 回归系数 ± 标准误。数据源于对 NHS 队列女性对象 1980—1998 年的 5 次随访数据，以及 HPFS 队列男性对象 1986—1998 年的 3 次随访数据的重复测量分析。含糖饮料摄入的数据采集是在测量 BMI 数据的四年之前。

† 模型 1 调整了年龄及基因型。

‡ 模型 2 进一步调整了体力活动水平、电视观看时长、吸烟、饮酒、健康饮食指数、膳食总能量。

§ 经逆方差加权汇总的固定效应 meta 分析结果。

案例 13-7

在不同的修订心脏风险指数（revised cardiac risk index，RCRI）评分下，围手术期 β 受体阻滞剂治疗和非心脏大手术后死亡率的关系如图 13-7 所示，试对该结果进行分析。注：RCRI 是一种风险评估工具，旨在预测患者发生与非心脏手术相关的心脏并发症的风险；评分范围从 0 分（低风险）到 ≥ 4 分（非常高风险）。

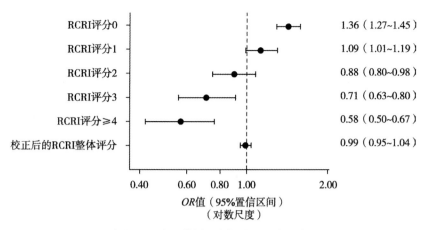

图 13-7　围术期 β 受体阻滞剂治疗与非心脏大手术后死亡的关联

案例 13-8

结合表 13-15 和表 13-16，试分析性别是否会改变红酒饮用与头痛之间的关联？红酒饮用是否会改变性别和头痛之间的关联？

表 13-15　饮用红酒与头痛之间的关联

头痛风险	CI_{E+} 饮用红酒	CI_{E-} 不饮用红酒	CIR	CID
男性	0.2	0.8	0.2/0.8=0.25	0.2−0.8=−0.6
女性	0.3	0.9	0.3/0.9=0.33	0.3−0.9=−0.6

注：CIR：累计发病率比（cumulative incidence ratio）；CID：累计发病率差（cumulative incidence difference）。

表 13-16　性别与头痛之间的关联

头痛风险	CI_{E+} 男性	CI_{E-} 女性	CIR	CID
饮用红酒	0.2	0.3	0.2/0.3=0.67	0.3−0.3=−0.1
不饮用红酒	0.8	0.9	0.8/0.9=0.89	0.8−0.9=−0.1

注：CIR：累计发病率比（cumulative incidence ratio）；CID：累计发病率差（cumulative incidence difference）。

【思考题】

1. 交互作用的类型有哪些？

2. 识别和分析交互作用的统计学方法有哪些？

3. 请分析图 13-8 所示六种交互作用情形。

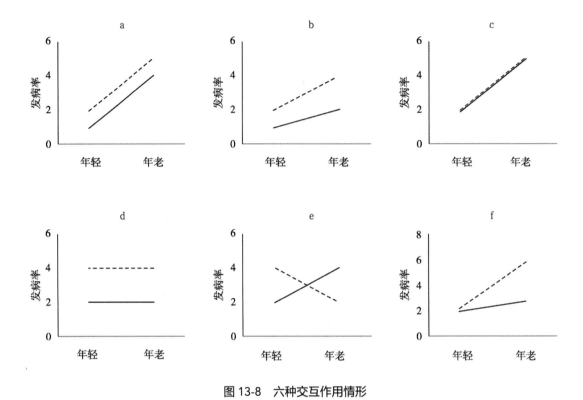

图 13-8　六种交互作用情形

附　案例解析与思考题答案

案例解析

案例 13-1 分析

以 *OR* 为效应尺度，对于年龄 ≥ 60 岁的研究对象，收缩压 ≥ 140mmHg 者发生心肌梗死的风险与 <140mmHg 者无差异（*OR*=0.95，*P*=0.929）；而对于年龄 <60 岁的研究对象，收缩压 ≥ 140mmHg 者发生心肌梗死的风险是 <140mmHg 者的 1.87 倍（*OR*=1.87，*P*=0.044）。可见，高血压导致心肌梗死的风险，在不同年龄段是不同的，可以认为高血压的效应被年龄的效应所改变。此时可认为年龄和血压间存在着"交互作用"。

案例 13-2 分析

logistic 回归模型的估计结果中，是否吸烟与肺癌的关系有统计学意义（*P*<0.001），性别与肺癌的关系无统计学意义（*P*=0.126），但两者之间存在的交互作用有统计学意义（*P*=0.038），故模型的表达式应为：

logit *P*=−1.06+1.10×smoke−0.66×sex+0.95×smoke×sex

根据模型，可以计算得：

$$OR_{女,吸烟/女,不吸烟}=\exp(1.10)=3.01$$

$$OR_{男,吸烟/男,不吸烟}=\exp(1.10+0.95)=7.77$$

$$OR_{男,吸烟/女,吸烟}=\exp(-0.66+0.95)=1.34$$

$$OR_{男,吸烟/女,不吸烟}=\exp(1.10-0.66+0.95)=4.01$$

可见，吸烟女性发生肺癌的风险是不吸烟女性的 3.01 倍；吸烟男性发生肺癌的风险是不吸烟男性的 7.77 倍；吸烟男性发生肺癌的风险是吸烟女性的 1.34 倍；而吸烟男性发生肺癌的风险是不吸烟女性的 4.01 倍。注意，此时由于交互作用项有统计学意义，一般不单独对某一因素的作用进行解释。

案例 13-3 分析

根据表 13-8 呈现的数据，以基因和暴露都为阴性者作为对照组，各组的 *OR* 呈现出相乘效应的交互作用。进一步结合 logistic 回归模型的估计结果，虽然环境和基因的主效应都有统计学意义，但在相乘效应的假设下，两者交互作用没有统计学意义（这种情况下，可进一步识别两者的相加交互作用，如检验 *RERI* 是否为 0）。

案例 13-4 分析

广义线性模型输出结果显示，g1 组间差别有统计学意义（$F=72.38$，$P<0.0001$），g2 组间差别有统计学意义（$F=38.22$，$P<0.0001$），g1 和 g2 的交互作用也有统计学意义（$F=10.20$，$P=0.0046$）。交互作用的实际意义为：非缺血灌注组的家兔中槲皮素组与无槲皮素组的差异，与缺血再灌注组家兔中槲皮素组与无槲皮素组的差异不同。结合均值输出结果可以看出，非缺血再灌注组中，槲皮素组与无槲皮素组的差值为 $1.773-0.917=0.856$；而缺血再灌注组中，槲皮素组与无槲皮素组的差值为 $0.704-0.431=0.273$，可见非缺血再灌注组中的差值大于缺血再灌注组。

案例 13-5 分析

根据表 13-13 呈现的结果，可以看出每周总的、在家和在外就餐的油炸食物消费水平越高，调查对象的 BMI 水平越高，尤其是在遗传风险评分较高的（$27.5 \sim 30.8$、$\geqslant 30.9$）人群中，趋势检验均有统计学意义。另外，油炸食物的消费频率和遗传风险评分的交互作用也有统计学意义，总体上呈现出油炸食物消费频率与 BMI 的关系在遗传风险评分较高者中更强（与遗传风险评分较低的调查对象相比），例如在遗传风险评分最高组中，每周总的油炸食品消费频率超过 4 次者和少于 1 次者之间的 BMI 差异在 NHS 队列中达到 $28.0-27.0=1.0$（SE 0.2），在 HPFS 队列中达到 0.7（SE 0.2），而相应的差异在遗传风险评分最低组中分别是 0.5（SE 0.2）和 0.4（SE 0.2）。

案例 13-6 分析

根据表 13-14 的结果，在 NHS 和 HPFS 队列中，含糖饮料摄入频率较高的参与者与 BMI 的遗传关联强于摄入频率较低的参与者，例如在合并的数据中，每增加 10 个风险等位基因，在含糖饮料每月摄入少于 1 份、每月摄入 $1 \sim 4$ 份、每周摄入 $2 \sim 6$ 份、每天摄入 $\geqslant 1$ 份者中，BMI 增加量分别为 1.00、1.12、1.38 和 1.78，并且含糖饮料摄入频率与基因的交互作用有统计学意义（$P<0.001$），可见含糖饮料导致的 BMI 效应，被遗传因素所改变。

案例 13-7 分析

整体来看，β 受体阻滞剂治疗与非心脏大手术后死亡率没有显著关系（$OR=0.99$，$95\%CI$：$0.95 \sim 1.04$）。而 RCRI 评分为 3 分和 $\geqslant 4$ 分时，β 受体阻滞剂治疗能显著降低非心脏大手术后死亡率（OR 分别是 0.71 和 0.58，$P<0.05$）；RCRI 评分为 0 分和 1 分时，β 受体阻滞剂治疗能增加非心脏大手术后死亡率（OR 分别是 1.36 和 1.09，$P<0.05$）。

案例 13-8 分析

饮用红酒与头痛的关联结果中，男性 CIR 为 0.25，低于女性的 0.33，而两组的 CID 均为 -0.6；性别和头痛的关联结果中，饮用红酒组 CIR 为 0.67，不饮用红酒组为 0.89，两组

CID 均为 −0.1。可见，性别会改变饮用红酒与头痛之间的关联，饮用红酒会改变性别和头痛之间的关联，均属于相乘效应作用。

思考题答案

1. 交互作用的类型见附表 13-1。

附表 13-1　交互作用的类型

类型	特征
统计学交互作用	交互作用的一种表现形式
生物学交互作用	机制上的交互作用,关注因果关联
公共卫生学交互作用	根据公共卫生环境来选择测量指标,而非根据统计学便利或生物学假定

2. 识别和分析交互作用的统计学方法见附表 13-2。

附表 13-2　识别和分析交互作用的统计学方法

方法	处理方式	评价方式
分层分析	把构成交互作用的两个因素中的一个作为分层变量(如 A 因素),将整个资料分成 k 层,那么交互作用将表现为在 A 因素决定的各层中,B 因素的效应存在异质性	比较各层间的效应指标,如相对危险度(RR)、比数比(OR)或率差(RD),若各层之间的效应指标存在统计学差异,则可能存在交互作用
定量描述	用指标定量测量暴露因素间的交互作用	在相加效应交互作用中(相乘效应交互作用可视为对数尺度下的相加效应交互作用),可用以下指标来评价[a]: (1)交互作用相对超额危险度($RERI$) (2)交互作用归因比(API) (3)交互作用指数(S)
回归分析	应用常用的回归方法探讨多种暴露因素间的交互作用	相加效应交互作用的回归分析:常用一般线性模型;相乘效应交互作用的回归分析:常用 Logistic 回归模型、Poisson 回归模型等

注: a 令 R_{11}、R_{10}、R_{01}、R_{00} 分别表示暴露因素 A=1 和暴露因素 B=1、A=1 和 B=0、A=0 和 B=1 及 A=0 和 B=0,这 4 种组合下的风险。

（1）交互作用相对超额危险度（$RERI$）=$[R_{11}-(R_{10}+R_{01})+R_{00}]/R_{00}$,当 $RERI$=0,表示没有相加效应交互作用。

（2）交互作用归因比（API）=$[R_{11}-(R_{10}+R_{01})+R_{00}]/R_{11}$,当 API=0,表示没有相加效应交互作用。

（3）交互作用指数（S）=$(R_{11}-R_{00})/[(R_{10}-R_{00})+(R_{01}-R_{00})]$,当 S=1 时,两因素间没有相加效应交互作用,当两因素效应方向相同时,S 偏离 1 越远,往往意味着交互作用越强。

3. 图 13-8 所示六种交互作用分析见附表 13-3。

附表 13-3　六种交互作用解析

图	类型	年轻组	年老组	交互作用
a	率差	2-1=1	5-4=1	无
	率比	2/1=2	5/4=1.25	有
b	率差	2-1=1	4-2=2	有
	率比	2/1=2	4/2=2	无
c	率差	2-2=0	5-5=0	无
	率比	2/2=1	5/5=1	无
d	率差	4-2=2	4-2=2	无
	率比	4/2=2	4/2=2	无
e	率差	4-2=2	2-4=-2	有
	率比	4/2=2	2/4=0.5	有
f	率差	2.25-2=0.25	5.75-2.75=3	有
	率比	2.25/2=1.125	5.75/2.75=2.1	有

（郑　琰）

第三篇

数据分析篇

第十四章
流行病学数据分析基本原则

【目的】

1. 了解基本的卫生统计学概念。
2. 了解核对资料的重要性。
3. 掌握良好的数据管理流程。
4. 掌握流行病学资料统计分析方法的选择。
5. 掌握数据分析的基本流程。

【基本概念】

1. **总体与样本** 总体（population）指研究对象的全体，由所有的同质观察单位或个体组成。样本（sample）指从总体中选取的有代表性的部分观察单位或个体。总体分为有限总体和无限总体。例如，比较两个社区高血压的患病情况，其总体是有限的；但研究 BMI 与心血管疾病死亡风险之间的关系时，是没有时间和空间的限制，其总体则是无限的。

2. **参数与统计量** 描述总体特征的统计学指标为参数（parameter），而通过样本计算出的特征指标为统计量（statistic），因此统计量是对参数的估计。为了保证总体的同质性和样本的代表性，应严格定义总体的范围，并用概率抽样的方法选取有代表性的样本。

3. **抽样与误差** 抽样（sampling）分为概率抽样和非概率抽样。前者获得的样本对总体代表性好，可对总体进行统计推断。常见的概率抽样方法包括单纯随机抽样、系统抽样、整群抽样和分层抽样。非概率抽样获得的样本对总体代表性差，不能根据常规理论计算抽样误差，因此不能对总体进行统计推断。但当总体或者抽样框架（指全部抽样单位组成的可用于抽样的清单）不明确时，该方法仍然是实用的。

误差（error）是指实际测量值与真值的差别，可分为随机误差和非随机误差，后者包括系统误差和非系统误差。随机误差是无法避免的，但在概率意义下，随机误差是有规律性的，统计学中的统计推断就是针对随机误差的。在抽样研究中，抽样误差是指从同一总体中多次随机抽样所得的样本统计量间的差异及样本统计量与总体参数之间的差异，也是随机误差。系统误差在流行病学研究中很常见，比如混杂（confounding）、选择偏倚（selection bias）和测量偏倚（measurement bias）。非系统误差常由研究者的偶然失误而造成，如记录错误等。

4. **统计推断** 统计推断包括参数估计（parameter estimation）和假设检验（statistical inference）。由样本信息估计总体参数的过程称为参数估计，分为点估计（point estimation）

和区间估计（interval estimation），两者都是对总体参数的定量推断，最常用的区间估计是95% 置信区间。总体参数一般都是未知的，但总体参数是固定的，并不是随机变量。样本统计量是随机的，每次抽样后计算出来的样本统计量是不相同的，而这些数值不同的样本统计量都可以作为总体参数的估计值，都是正确的。但是，当一个置信区间被估计出来后，其要么包含总体参数，要么不包含总体参数，二者必居其一，无概率可言。95% 的可信度是针对置信区间的构建方法而言：假设进行了很多次随机抽样，根据这些样本计算出很多置信区间，其中平均有 95% 的置信区间包含了总体参数。当样本量增加时，尽管置信区间变窄了，但并不因此降低或增加包含总体参数的可能性。由于总体参数不是随机变量，因此 95% 的置信区间不能理解为：①总体参数有 95% 的可能落在该区间内；②有 95% 的总体参数在该区间内，而 5% 的参数不在该区间内。

5. **假设检验**　也称为显著性检验（significant test），主要用于比较来自不同总体的样本之间总体参数有无差别或者总体分布是否相同。然而，总体是很难获得的，只能使用样本去推断总体。但由于存在抽样误差，因此不能简单根据样本统计量的大小直接比较总体参数。假设检验的基本思想是：①对拟比较的总体提出一个无差别的假设；②根据统计量的分布分析样本数据，判断样本信息是否支持该无差别假设；③做出拒绝或不拒绝无差别假设的抉择。

【重点与难点解析】

掌握基本的统计学概念、核对资料的准确性和完整性、遵循良好的数据管理流程、选择合适的统计分析方法以及熟练掌握基本的数据分析流程是进行流行病学研究的基础。编者将常见设计类型的统计方法选择及常用统计描述和分析过程分别总结如表 14-1 和表 14-2 所示，并通过本章案例分析，对这些基本方法进行论述。

表 14-1　统计分析方法的选择

资料类型	检验对象	统计分析方法
单样本定量资料	均数	单样本 t 检验：要求正态分布或资料偏离正态，但样本量 ≥ 60
	中位数或百分位数	① Wilcoxon 符号秩和检验：资料可偏离正态，且样本量 <60，该方法能充分利用样本信息，要求资料是对称分布或近似对称分布，否则应使用二项分布检验 ②二项分布检验：当 $n\pi_0(1-\pi_0)>5$ 时，单样本率近似正态分布，否则用确切概率法计算 P 值（π_0 为总体率，n 为样本量）
	分布是否一致	Pearson χ^2 检验
单样本分类资料	样本率与总体率是否一致	正态近似法：当样本量较大时，一般要求 $np(1-p)>5$（p 为样本率，n 为样本量）
	平均事件发生数	正态近似法：该类数据一般服从泊松分布，当样本观察事件总数大于 30 时，可认为该泊松分布的总体均数大于 20，可较好地近似正态分布

资料类型	检验对象	统计分析方法
两独立样本的连续性定量资料	均数	① t 检验：原始数据满足独立性（任意两个观测值间互不影响）、正态性（两个样本分别来自正态分布的总体或样本量足够大）和方差齐性（两样本的总体方差相等） ② t' 检验：原始数据满足独立性和正态性，但总体方差不齐 ③ Wilcoxon 秩和检验（仅要求独立性）
两独立样本的泊松分布资料	均数	当样本观察事件总数大于 30 时，使用近似正态分布方法
多组独立样本的连续性定量资料	均数	①方差分析：对原始资料的要求如同 t 检验，即独立性、正态性和方差齐性 ② Kruskal-Wallis 秩和检验（仅要求独立性）
配对设计资料	均数	①配对 t 检验：要求样本来自分布相同的总体，差值服从正态分布或近似正态分布，且不同对子间的测量值相互独立 ② Wilcoxon 符号秩和检验：当资料不符合配对 t 检验的要求时使用
随机区组设计资料	均数	①双向方差分析：要求独立性（各区组之间观察资料是相互独立的随机样本）、正态性（残差服从正态分布）和方差齐性（各处理组残差的总体方差相等） ② Friedman 检验：当资料不符合双向方差分析的要求时使用
两独立样本的四格表资料	构成比	① χ^2 检验（当 $n \geqslant 40$ 且各格子的理论频数 $T \geqslant 5$），其中 n 为总频数 ②校正 χ^2 检验（当 $n \geqslant 40$ 且 $1 \leqslant T < 5$） ③ Fisher 精确概率检验（当 $n < 40$ 或 $T < 1$）
多个独立样本 R×C 资料	构成比	χ^2 检验：一般要求不应有 1/5 以上的格子的理论频数小于 5 或有一个格子的理论频数小于 1
配对四格表资料	构成比	McNemar 检验
	处理效应的关联性分析	χ^2 检验 +Spearmen 相关分析
两独立样本有序资料	构成比	分组变量有序而指标变量无序时，采用 χ^2 检验 分组变量无序而指标变量有序时，采用 Wilcoxon 秩和检验
多个独立样本有序资料	构成比	Kruskal-Wallis 秩和检验
有序资料的相关性分析	两变量有无相关关系	Spearman 等级相关分析：分组变量和指标变量均为有序资料时使用 Spearman 等级相关也称为有序资料之间的 Pearson 相关

资料来源：表格内容整理自《玩转大数据：SAS+R+Stata+Python》的附录 1。

统计软件中（如 SAS、R 语言、Stata 或 Python）都有相应的程序代码来实现相应的统计方法，具体参见表 14-2。

表 14-2　常用统计描述和分析过程

设计类型、资料类型和统计分析方法	SAS	R语言	STATA	Python
单样本资料；连续型正态分布；单样本 t 检验	proc ttest； var X； run；	t.test(X)	ttest X	scipy.stats.ttest_1sam 或 statsmodels.stats.weightstats.DescrStatsW.ttest_mean
单样本资料；连续型非正态分布；中位数检验	proc univariate loccount mu0=指定数值； var X； run；	wilcox.test(X)	sigrank X	scipy.stats. wilcoxon 或 statsmodels.stats.descriptivestats.sign_test
单样本资料；二分类资料；二项分布检验	proc freq； tables X/binomial (p=.5)； exact binomial； run；	prop.test(sum(X)，length(X)，p=0.5)；	bitest X	scipy.stats.binom_test 或 statsmodels.stats.proportion.binom_test
单样本资料；无序分类资料；χ^2 检验	proc freq； tables X / chisq； run；	chisq.test(table(X))	tabulate X1 X2，chi2	scipy.stats.chi2_contingency 或 statsmodels.stats.contingency_tables.Table.test_nominal_association
两个独立样本；连续型正态分布；两独立样本 t 检验	proc ttest； class X； var Y； run；	t.test (X, Y)	ttest Y, by(X)； ttest X1==X2，unpaired	scipy.stats.ttest_ind 或 statsmodels.stats.weightstats.ttest_ind
两个独立样本；有序分类资料；Wilcoxon-MannWhitney 检验	proc npar1way wilcoxon； class X； var Y； run；	wilcox.test (X, Y)	ranksum Y, by(X)	scipy.stats.mannwhitneyu；
两个独立样本；无序分类资料；χ^2 检验	proc freq； tables X*Y / chisq； run；	chisq.test (table(X, Y))	tabulate Y X, chi2	scipy.stats.chisquare

设计类型、资料类型和统计分析方法	SAS	R 语言	STATA	Python
两个独立样本；无序分类资料；Fisher 检验	proc freq; tables X*Y / fisher; run;	fisher.test (table(X, Y))	tabulate Y X, exact	scipy.stats.fisher_exact
多个独立样本；连续型正态分布；单向 ANOVA 方差分析	proc glm; class X; model Y=X; means X; run;	summary(aov(X ~ Y))	anova Y X	scipy.stats.f_oneway
多个独立样本；有序分类资料；有序 logistic 回归	proc logistic; model Y=X; run;		ologit Y X	'mord' package
多个独立样本；二分类资料；logistic 回归	proc logistic; model Y=X; run;	glm(Y ~ X, family= binomial)	logistic Y X	statsmodels.api.OLS(Y,X)fit()
多个独立样本；无序分类资料；χ^2 检验	proc freq ; tables X*Y / chisq; run;	chisq.test(table(X, Y))	tabulate Y X, chi2	scipy.stats.chisquare
两配对样本；连续型正态分布；配对 t 检验	proc ttest ; paired X*Y; run;	t.test(X, Y, paired= TRUE)	ttest Y=X	scipy.stats. ttest_rel(a,b)
X:定量资料；Y:定量资料；相关分析	proc corr; var X Y; run;	cor(X, Y)	correlate Y X; pwcorr Y X	scipy.stats.pearsonr (X,Y) 或 statsmodels.stats. weightstats.DescrStatsW(X,Y). Corrcoef
X:定量资料；Y:有序分类资料；Spearman 相关分析	proc corr spearman; var X Y ; run;	cor.test(Y,X, method= "spearman")	spearman Y X	scipy.stats.spearmanr(X,Y)

续表

设计类型、资料类型和统计分析方法	SAS	R 语言	STATA	Python
X:定量资料; Y:无序分类资料; logistic 回归	proc logistic; model Y=X; run;	glm(Y ~ X, family=binomial)	logistic Y X	
多个 X:定量资料; Y:定量资料; 线性回归	proc reg; model Y=X1 X2 X3…; run;	lm(Y ~ X1+X2+X3+X4…)	regress Y X1 X2 X3	statsmodels.api.OLS()
多个 X:定量资料; Y:定量资料; 协方差分析	proc glm; class X1; model Y=X1 X2 X3…; run;	summary(aov(Y ~ X1+X2))	anova Y X1 X2 X3	statsmodels.stats.anova.anova_lm
多个 X:定量资料; Y:分类资料; logistic 回归	proc logistic; model Y=X1 X2 X3…/ expb; run;	glm(Y ~ X1+X2, family=binomial)	logistic Y X1 X2	statsmodels.formula.api.glm('Y ~ X1 +C(X2),data,family=sm.families.Binomial()) 注:X2 为分类变量
生存资料; Cox 回归	proc phreg; model response=*censor(list) =<effects>; run;	Cox	stcox Y X1 X2 X3	statsmodels.formula.phreg('time ~ X1+C(X2)',df, status=df[event]).fit() 注:X2 为分类变量

资料来源：表格内容整理自《玩转大数据：SAS+R+Stata+Python》第三章。由于完成一项统计任务的方法有很多，且 R 语言和 Python 的分析包更新较快，本表仅列出了众多可选方法中的一小部分。

【案例】

案例 14-1

王同学的研究课题是探讨 20 岁时的 BMI 是否与心血管疾病发病风险的增加有关系，在获得相关数据资料后，王同学立即开始了数据分析工作，以求迅速得到研究结果。他的做法值得推荐吗？为什么？

案例 14-2

在进行数据分析时，王同学发现资料中存在缺失值后，直接将该条记录全部删除。他的做法值得推荐吗？为什么？

案例 14-3

在处理数据资料时，王同学几乎不考虑离群值对结果的影响。他的做法值得推荐吗？为什么？

案例 14-4

在开展一项研究时，王同学认真核对资料并进行了一部分数据分析工作，但由于一些特定原因，他需要先暂停对该项目的研究，专心完成另外一项紧急任务，任务结束后才能再继续现有的工作。他十分担心一段时间后自己不能很快回忆起现有工作的进展、储存数据的位置以及代码的用途。对于数据管理，你有何建议？

案例 14-5

王同学的卫生统计学和流行病学基础薄弱，在开展研究工作时，他不清楚如何针对已有的数据资料选择正确的统计分析方法。对此，你有何建议？

案例 14-6

假如王同学已经掌握了足够的流行病学和卫生统计学知识，建立了合理的研究假设，核对了资料的有效性和真实性，有效处理了缺失值和离群值等问题。接下来，他就可以开展数据分析工作。但由于他没有数据分析的经验，那么，他该如何开展数据分析工作呢？请简要阐述统计分析的基本步骤和注意事项。

【思考题】

在研究 20 岁时的 BMI 是否与心血管疾病发病风险的增加有关系时，王同学对如何拟合 BMI 拿不定主意，既可以将其直接当成连续型资料使用，也可以根据 2～4 个界值转换为分类资料后放入模型，例如根据 BMI 的中国参考标准分为体重过低（BMI<18.5kg/m^2）、正常（BMI：18.5～23.9kg/m^2）、超重（BMI：24～27.9kg/m^2）、肥胖（BMI ≥ 28kg/m^2）。对于王同学的困境，你有何建议？

附 案例解析与思考题答案

案例解析

案例 14-1 分析

不值得推荐。在对流行病学资料进行统计分析之前，首先需要进行核对，以判断资料的准确性和完整性。有缺陷的资料将导致研究结论的不准确甚至错误。在核对资料的过程中，研究者既可以发现人为造成的错误（例如，身高异常值 1 862cm）、漏填、重复、逻辑错误（例如，女性参与者在随访过程中被诊断为前列腺癌）、缺失值（missing value）、离群值（outlier）等问题，也可以初步判断资料的真实性。当资料的规模较大时，研究者常需借助计算机来核查资料。需要注意的是，有些错误只有通过双遍录入才能被发现，例如，将一名体重为 60kg 者的身高 167cm 错录为 187cm。由于使用两个身高计算出来的 BMI 都符合预期，分别为 $21.51kg/m^2$ 和 $17.15kg/m^2$，因此很难通过逻辑检查来发现该错误。这种由错误导致但落在预期范围内的点被称为错误内置点（erroneous inlier）。

案例 14-2 分析

不值得推荐。在流行病学资料中，缺失值很常见，其对研究结果的影响程度主要取决于三个方面，即缺失的方式、数量和原因。

数据缺失方式常可分为完全随机缺失（missing completely at random，MCAR）、随机缺失（missing at random，MAR）和非随机缺失（not missing at random，NMAR）。完全随机缺失是指缺失随机发生，与研究对象或其他变量无关，当缺失数量较少时（如 <5%），对结果影响不大，但这类缺失在工作中较少遇到。随机缺失是指缺失情况的发生与某些变量有关，而控制了这些变量后，缺失是随机发生的。非随机缺失是指缺失不仅与某些变量有关，也与研究对象有关，例如肥胖者不愿填写真实的体重、吸烟者不愿意如实填写吸烟年限及数量等。

在实际工作中，如需处理缺失值，首先应该对数据资料的缺失值情况进行描述和评估，了解缺失值的分布情况及缺失比例。如果缺失比例不大且为完全随机缺失时，删除存在缺失值的个体或变量为首选方法，操作简单且不会产生偏倚。然而多数情况下，需要采用特定方法进行缺失值的填补。常见方法包括先验法、均值替代法、回归估计法、期望最大法和多重填补法（详细请参照书末参考文献 [49][65]）。如果对缺失值进行了替代，则应对比含有替代值数据集与不含有替代值数据集的分析结果。当重复分析结果差异较大时，则应分析差异的原因，必要时同时报道两个结果。

案例 14-3 分析

不值得推荐。在流行病学资料中，有时会出现离群值，但在不了解其产生原因之前，盲目删除或者保留离群值，均会对分析结果产生很大影响，尤其当样本量较小时。

单变量的离群值常可通过是否大于或者小于均值加减 3 倍的标准差来识别，多变量的离群值常可通过马氏距离法来判断。若有离群值出现，首先要确认数据有无输入错误或者逻辑错误，若该错误无法纠正，则应删除该数据，例如，身高为 180cm，体重为 10kg。其次，如果该离群值没有明显的错误，则应保留在数据集中，并对比剔除离群值前后的分析结果是否稳定或者矛盾。如果结果不稳定或者矛盾，且研究者决定剔除离群值，则必须给出合理的解释，例如如何定义离群值以及产生的可能原因等。

案例 14-4 分析

在流行病学研究中，良好的数据管理是必不可少的环节，它有助于已发表结果的重现、数据的再利用、研究者间的交流和项目结束后的存档。为达到该目的，研究者需在研究过程中创建必要的文档，比如编码本（codebook，旨在说明变量名的含义及各变量值所指代的内容，附表 14-1）、日志本（logbook，旨在跟踪数据文件的运用情况，附表 14-2）、代码、统计分析计划（statistical analysis plan，附表 14-3）以及重要的邮件、会议记录等。同时，编者建议使用统一的文件夹结构来管理文件（附图 14-1），并建议文件夹名称中不使用中文字符，以防使用或更换统计软件时出现无法识别中文字符的错误。

附表 14-1　编码本（codebook）

变量名	变量含义	编码	单位
id	患者号	--	
sex	性别	1 ：女性 ；2 ：男性	
height	身高	—	厘米
income	家庭收入	1 ：<2 000 ；2 ：2 000 ～ 5 000 ； 3 ：5 000 ～ 10 000 ；4 ：>10 000	元 /（人·月）

附表 14-2　日志本（logbook）

文件位置			
输入数据集：C:\project_1\rawdata			
代码：C:\project_1\program			
输出数据集：C:\project_1\anadata			
输入数据集	代码	输出数据集	描述
baseline.sas7bdat	baseline_clean.sas	baseline_clean.sas7bdat	对基线数据集进行数据清洗,如生成 BMI、删除无出生日期的观测等
follow_up.sas7bdat	cvd.sas	cvd.sas7bdat	从随访数据集中识别新发的心血管疾病患者、生成随访时间等
baseline_clean.sas7bdat, follow_up.sas7bdat	cvd_analysis.sas	cvd_analysis.sas7bdat	合并数据集,并调用 Cox 回归进行数据分析
cvd_analysis.sas7bdat	table_1.sas		对数据进行描述,生成人群特征分布表

附表 14-3　统计分析计划（statistical analysis plan）

1. 研究假设和目的
2. 缩写词或符号
3. 研究设计
4. 研究人群
   4.1 数据来源
   4.2 纳入和排除标准
   4.3 匹配或其他抽样方法
5. 测量
   5.1 暴露的定义
   5.2 结局的定义
   5.3 潜在的混杂因素和效应修饰因子
   5.4 其他变量
6. 样本量与研究效力
7. 缺失值与离群值的处理
8. 统计分析
   8.1 描述性分析
   8.2 定量分析
   8.3 敏感性分析、亚组分析或其他分析
9. 数据质量
10. 研究的缺点
11. 伦理学考虑
参考文献
附录

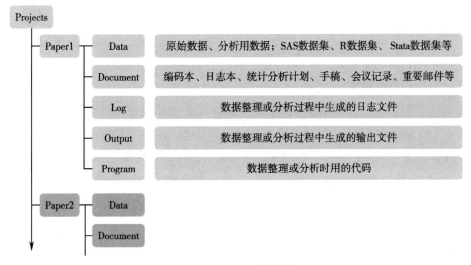

附图 14-1 文件夹结构

案例 14-5 分析

首先，在进行流行病学资料分析之前，需对基本卫生统计学或流行病学的概念有所了解，如总体与样本、参数与统计量、抽样与误差、统计推断、研究设计类型、资料类型和数据分布特征等。而基础薄弱的研究人员，需在有经验的研究人员指导下，进行数据分析工作，否则很容易出现无法解释的研究结果。

其次，诸多因素会影响流行病学资料统计方法的选择，比如研究目的、研究设计类型、资料类型、数据分布特征或比较组数等。

（1）研究目的：例如，当研究某新药与标准疗法治疗效果的比较时，可采用非劣性检验，也可采用等效检验或有效性检验；而研究变量之间的相互关系时，可采用相关分析，也可采用回归分析等。因此，研究目的不同，选用的统计分析方法也不同。

（2）研究设计类型：不同的研究设计类型常需要采用不同的分析方法。例如，设计类型为配对设计，在满足某些前提下，对两组定量资料的比较常可采用配对 t 检验，否则采用 Wilcoxon 符号秩和检验；若为完全随机设计，则可采用两独立样本的 t 检验、t' 检验或 Wilcoxon 秩和检验。若设计类型为纵贯研究（longitudinal study），则须采用如混合线性模型等分析方法。

（3）资料类型与数据分布特征：流行病学资料一般分为定量资料、分类资料和等级资料。定量资料是指有数值大小和度量衡单位的资料。根据其观测值取值是否连续，可进一步分为连续性（continuous，如身高、体重）和离散型（discrete，如每日住院人数、心跳次数）资料。若资料的分布特征服从正态分布可采用参数检验（如 t 检验、方差分析），否则应采用非参数检验方法（如秩和检验）。分类资料是指观察单位按照某种互不相容的属性或类别分组计数的资料，也称为无序分类变量（unordered categorical variable），常见的有二分类

（如性别）或多分类（如种族）资料，可采用卡方检验、Fisher 精确概率法、秩和检验等统计方法。等级资料（ranked data）也称为有序分类变量（ordinal categorical variable），是指按某种属性的不同程度分成等级后分组计数的资料，如蛋白尿浓度可分为"–、+、++、+++"四级，可采用秩和检验等统计方法。

（4）对比组数：例如，在单样本中，一个样本均数或率与总体均数或率的比较，可分别采用单样本 t 检验或 Wilcoxon 符号检验和二项分布检验。两独立样本的连续性定量资料，可根据是否满足正态性和方差齐性，分别采用 t 检验、t' 检验和 Wilcoxon 秩和检验。

常见设计类型的统计方法选择详见表 14-1。统计软件中（如 SAS、R 语言、Stata 或 Python）都有相应的程序代码来实现相应的统计方法，具体见表 14-2。

案例 14-6 分析

第一步，数据清洗。数据的清洗和处理不当，不仅会造成资源的极大浪费，也会直接影响研究质量。例如，直接从电子病历登记系统导出的数据集常存在各种问题，如观测值输入不规范、变量类型错误等。因此，数据清洗是科学研究中至关重要的环节，也是开展数据分析工作的第一步。附表 14-4 举例描述了常见的数据问题。

附表 14-4　常见的数据问题

变量名	变量含义	存在的问题	数据清洗拟达到的目的
id	患者号	—	—
sex	性别	观测值混乱：表示女性的观测值有"F"、"Female"、"f"、"女"，表示男性的观测值有"M"、"Male"、"m"、"男"	女性赋值为 1，男性赋值为 2
height	身高	观测值混乱：部分观测值中有"厘米"或"cm"，部分观测值中的小数点为"。"	去掉"厘米"或"cm"，并将"。"改为小数点
disease	疾病史	将疾病史写在一起，如"高血压糖尿病"	将患有某种疾病的患者赋值为 1，无该疾病的患者赋值为 0
birthday	出生时间	时间变量异常，如"13MAY1964:00:00:00.00"	提取出生日期 13MAY1964，并将其转换为日期型变量
entrydt	首次就诊时间	时间变量异常，如"2003-06-10:00:00:00.00"	提取首次就诊时间 2003-06-10，并将其转换为日期型变量
deathdt	死亡时间	部分观测仅有年、月，没有日，如 201706	填补缺失的日，并将其转换为日期型变量

* 注：表格内容整理自《玩转大数据：SAS+R+Stata+Python》第八章相关内容。

第二步，在数据分析之前，还需进行数据准备，该过程通常包括合并数据集和生成必要的变量（如生成随访结束时间、计算随访时间等）。

第三步，经过数据准备之后，可以进行统计分析。常见的数据分析过程包括统计描述（如描述定量资料的均值和标准差、分类资料的构成比）和构建回归。而对于每个分析过程，如线性回归、logistic 回归、Cox 回归或泊松回归，在常见的统计软件中（如 SAS、R、Stata 或 Python），均有固定的语法结构（详见表 14-2）。该语法结构常可通过查询相关软件或软件包的帮助文件来获得。需要注意的是，在运行任何模型之前，均需检验数据是否满足其假设或前提条件。例如，Cox 回归模型的一个重要理论假设是等比例风险假设（proportional hazards assumption），若资料不满足此假设，则需采用时变协变量模型或非比例风险模型进行分析。

第四步，整理分析结果。一个项目从开始数据分析到最终确定结果通常是一个漫长的过程，少则几周，多则数年。在这期间，研究人员需要对结果进行多次更新，且设计越复杂的研究更新所需的工作量越多，如包含亚组分析和敏感性分析的研究。如果每次都通过复制、粘贴的方式来整理结果，不仅费时费力而且容易出错，因此如何高效地提取和整理结果是研究人员需要掌握的一项重要技能。

综上所述，数据分析一般由四步组成，分别是数据清洗、数据准备、统计分析和结果整理。然后，再经过解读结果、撰写研究报告或论文、项目归档等步骤后，才算完成整个项目。

熟悉和掌握统计软件的使用，如 SAS、R、Stata 或 Python，是统计分析的必经之路。但是由于各个软件的语言代码、使用环境及所擅长处理的问题不同，读者需要根据各自的研究需求进行选择。学习使用多种统计学软件是非常具有挑战的事情，选对工具书很重要。《玩转大数据：SAS+R+Stata+Python》一书对上述步骤进行了详细叙述并提供了实践代码。该书首先创建了与真实世界电子病历数据清洗难度相当的模拟数据库（包含 6 个模拟医疗数据集），旨在用 SAS、R、Stata 和 Python 对医院电子病历库中存在的常见问题进行解析和处理；其次使用清洗后的数据集，重点介绍如何使用 SAS、R、Stata 和 Python 来实现科学研究和论文发表过程中常用到的数据分析过程，以及如何高效地提取和整理结果、创建可重复使用的程序。

思考题答案

研究某连续型变量与结局之间的关系，是常见的流行病学研究问题。通常有以下几种处理方法：

（1）不做处理，直接放进模型中调整。其潜在假设为：两者之间存在某种线性关系。例如，使用 logistic 回归时，与 logit(p) 成线性关系；而使用 Cox 回归时，与 $ln(\lambda(t))$ 成线性关系。优点是可以充分利用样本信息；缺点是一旦潜在假设不成立，则会导致：①错误估计该因素与结局之间的剂量-反应关系；②对模型中其他变量的估计值造成影响。例如该例中的 BMI，很多研究已表明，其与心血管疾病发病风险成 U 型关系，因此，直接放进模型调整是不妥的。

（2）将其分为若干组。在该例中，相对来说，根据 BMI 的中国参考标准，将其分成 4 组后放入模型，是比较合理的。该方法操作简单，结果较容易解释，但研究者在使用该方法时，却常遇到若干问题。①有些连续性资料，并不像 BMI 这样有较为统一的分组标准，例如新发现的某生物标志物。那么，如果按照中位数、三分位数或四分位数分组后放入模型调整，势必导致信息的损失和生物学意义不明；同时，使用不同的分割点往往会得出不同的结果，甚至相反的结论。②很多研究指标，即使有较为统一的分组标准，而按照该分组标准分组后，仅有少数研究对象被归在异常组，例如血中的铅、维生素 B_{12}、蛋白质的摄入量或睡眠时间等，从而导致在异常组中没有足够的研究效力。③有些通用分组标准是否在特定研究人群中适用，并不可知，例如儿童、孕妇或老年人等。④分组后，无法研究某连续性资料与结局之间的剂量-反应关系。在流行病学研究中，通常建议分为 3~6 组。分组越少，越容易出现残余混杂（residual confounding）；分组太多，在样本量较少时又行不通。因此，在使用该方法之前，研究者须仔细思考如何选择分割点的位置、分成几组以及分组依据等问题。

（3）用样条函数（spline function）进行拟合。样条函数是一种分段函数（piecewise function），其在每个区段分别构建低阶函数（即样条）以拟合某连续型变量与结局之间的剂量-反应关系。区段间的连接点称之为节点。在流行病学研究中有六种比较常用的样条函数，分别是二元（binary）、线性（linear）、二次（quadratic）、三次（cubic）、限制性二次（restricted quadratic）和限制性立方（restricted cubic）样条函数。与其他样条函数相比，限制性立方样条函数具有很强的优势，例如拟合灵活性、拟合出的剂量-反应关系多符合生物学预期等。因此，研究者在实际工作中可采用限制性立方样条函数来研究类似问题。需要注意的是，在限制性立方样条函数中，第一个节点前的关系是被限制为线性的，最后一个节点后的关系也是被限制为线性的，因此，在结果汇报时，一定要汇报各节点的位置，以便读者了解节点位置对剂量-反应关系走势的影响，并对剂量-反应关系进行非线性检验（non-linearity test），以研究两者之间是否存在非线性关系。诚然，限制性立方样条函数也有缺点，例如复杂的样条函数公式对编程的要求高、样条函数的估计值不易解释等。但这些问题在书末参考文献 [12] 中得到了解决，并提供了相应的 SAS 代码，感兴趣的同学可自行学习。

（孙江伟）

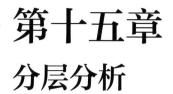

第十五章

分层分析

【目的】

1. 理解进行分层分析的原因和必要性。

2. 了解检测层间差异的方法。

3. 学会在流行病学研究中应用分层分析并解读结果。

【基本概念】

1. **分层分析** 分层分析是将资料按照某个或某些混杂因素的不同分类进行分层，在各层间估计暴露因素与某结局之间关系的一种资料分析方法。其主要用途有两方面：一是评估和控制混杂因子所致的混杂偏倚；二是评估和描述效应修饰作用。除此之外分层分析还可用于描述随访研究中的失访问题和竞争风险，研究两因子之间的生物学交互作用，并可用于生存分析和诱导期分析。

2. **效应修饰** 是指某种效应测量值的大小随某个第三变量（暴露因素和发病以外）值的变化而变化，这种作用称为效应修饰，也称效应变异。

3. **混杂** 在研究某疾病与某暴露因子的关系时，由于存在一个或多个既与疾病有关，又与暴露因子有关的第三变量的影响，歪曲了所研究的暴露因子与疾病的真实联系。这种作用被称为混杂，这个（些）第三变量就称为混杂因子。

4. **标化死亡比** 标化死亡比（standardized motality ratio，SMR）是用来比较某一人群与一般人群的死亡人数的。其方法是先列出该人群各年龄组的总人口数，再列出某年某地同年龄组的死亡率作为标准死亡率，计算该人群的预期死亡数。以实际死亡数为分子，预期死亡数为分母，计算出百分比即 SMR。

5. **同质性检验** 层别效应估计值的统计学显著性检验，即层别效应一致性的假设检验，又称为同质性检验。其是以一致效应的总估计值与层别效应估计值的比较为基础，即在同质性假设条件下，期望数与实际观察数的比较。

6. **辛普森悖论** 即在某个条件下的两组数据，分别讨论时都会满足某种性质，可是一旦合并考虑，却可能导致相反的结论。辛普森悖论是由于每层之间的差异过大导致。

【重点和难点解析】

1. **应用分层分析控制混杂时的方法与步骤**

解析：进行分层分析时，首先要判断某个（些）因子是否为混杂因素；然后从众多混杂因素中选择必须调整控制的混杂因素，并确定它们的分类。实施分层分析的基本步骤包括混杂因素的确定和分类、资料的整理、层间效应的同质性检验、估计分层调整后的合并估计值及效应修饰的描述。

2. 混杂因素的选择和分类

解析：年龄、性别因与疾病的发生、发展密切相关，被看作是医学研究中最常见的混杂因素而加以控制。但仅通过经验和主观判断混杂因素是不可取的，可通过一些客观方法筛选混杂因素：临界值判定法、向前选择策略、后退删除策略。混杂因素确定后，需要考虑混杂因素合适的分类数。分类太少，将不能完全控制混杂；分类过多将导致各层样本减少，进而导致偏倚。

3. 资料整理

解析：分层分析依据不同的资料类型有不同的分析方法，根据资料类型可将资料整理成以下 3 种模式。

（1）分层人时资料的归纳整理：人时资料即以人时为分母，以发病密度为主要测量指标的资料，一般为队列研究资料。该资料可整理为表 15-1 所示。

表 15-1　分层人时资料的归纳整理（i 层）

	暴露	非暴露	合计
病例	A_{1i}	A_{0i}	M_{1i}
人时	T_{1i}	T_{0i}	T_i

（2）分层纯计数资料的归纳整理：一般的纯计数资料包括累计发病率资料、病例对照研究资料和现况研究资料等。该资料可整理为表 15-2 所示。

表 15-2　分层纯计数资料的归纳整理（i 层）

	暴露	非暴露	合计
病例	A_{1i}	A_{0i}	M_{1i}
非病例	B_{1i}	B_{0i}	M_{0i}
合计	N_{1i}	N_{0i}	N_i

（3）分层病例队列资料的归纳整理：病例队列资料因对照组是一个既含有病例亦含有非病例的完整队列，资料可整理为表 15-3 所示。

表 15-3　分层病例队列资料的归纳整理（i 层）

	暴露	非暴露	合计
病例组的病例	A_{11i}	A_{01i}	M_{11i}
对照队列中的病例	A_{10i}	A_{00i}	M_{10i}
对照队列中的非病例	B_{1i}	B_{0i}	M_{0i}
合计	N_{1i}	N_{0i}	N_i

4. 同质性检验

解析： 分层资料整理完成后，首先计算各层的效应估计值，并对其进行同质性检验与分析，检验和分析的目的是明确各层别效应估计值的变化有无统计学意义和公共卫生意义。在进行同质性检验时，先要在同质性假设条件下，假设效应大小在各层间是同质的，求出一个一致效应的总估计值，然后与各层别估计值进行比较。同质性检验一般采用的方法为 Wald 卡方检验。

5. 分层调整后的合并估计值

解析： 如果同质性检验结果不拒绝无效检验假设，则认为各层别效应估计值是一致的，此时分层分析的目的主要是在调整控制混杂的基础上，计算效应的合并估计值。其计算主要包括一致效应的合并点估计、一致效应的区间估计及统计学显著性检验。

6. 效应修饰的评价与描述

解析： 如果同质性检验的结果拒绝了检验假设，即层间效应估计值的差异有统计学意义时，则认为该混杂因素具有效应修饰的作用。如果资料被判断为存在效应修饰，则对各层别估计值的任何粗合并估计和调整合并估计都是不适当的，资料分析重点应该为对效应修饰的精确描述，包括分别列出各层估计值及置信区间、效应函数、多因素模型（一般线性模型、logistic 模型及 Poisson 回归模型）及标准化 4 种主要方法。

【案例】

案例 15-1

在山东某地区开展的关于吸烟与糖尿病关系的队列研究实例中，总人群分析发现吸烟与糖尿病没有关系，效应值 $RR=1$。然而，在既往研究中发现，性别对吸烟率的影响非常大，性别可能是吸烟与糖尿病关系分析中的重要混杂因素。请结合案例说明进一步的分析思路。

案例 15-2

一项在河南某地区开展的关于吸烟状况与高血压关系的队列研究实例，队列随访时间为 1 年。既往研究中发现，吸烟率和高血压发病率在性别中存在差异，现按照研究对象性别分层整理资料，结果见表 15-4。请根据表 15-1 计算吸烟对高血压发病率在人群中的总效应以及分层效应，并阐明该分层分析的公共卫生意义。

表 15-4　不同性别人群吸烟状况与肺癌发生的关系

	男性		女性		合计	
	吸烟	不吸烟	吸烟	不吸烟	吸烟	不吸烟
发病人数	517	217	101	653	618	870
未发病人数	1 497	832	109	2 746	1 606	3 578
总观察人年数	2 014	1 049	210	3 399	2 224	4 448

案例 15-3

一项在河南某地开展的关于饮水与食管癌关系的队列研究实例，考虑到居住地点的混杂作用，现按照居住地为农村 / 城市分层整理资料如表 15-5 所示。计算该资料的粗发病率差，各层别的发病率差及相应的层别方差和权重；并假设在同质性检验结果不拒绝无效检验假设的条件下，计算率差的合并估计值。

表 15-5　不同居住地点人群饮水与食管癌发生的关系

	农村		城市		合计	
	饮地面水	饮深层水	饮地面水	饮深层水	饮地面水	饮深层水
发病人数	40	30	90	40	130	70
未发病人数	90	150	210	200	300	350
总人年数	1 300	1 800	3 000	2 400	4 300	4 200

案例 15-4

关于每日蔬菜和水果摄入与结直肠癌关系的研究实例，考虑到性别可能是潜在的混杂因素，按照性别分层将资料整理如表 15-6。根据资料，计算粗发病率比以及不同性别层每日蔬菜和水果摄入次数 ≤ 2 次和 >2 次的结直肠癌的发生率比、方差和权重；假设在同质性检验结果不拒绝无效检验假设的条件下，计算率比的合并估计值。

表 15-6　不同性别人群每日蔬菜和水果摄入次数与结直肠癌发生的关系

	男性		女性		合计	
	≤ 2 次	>2 次	≤ 2 次	>2 次	≤ 2 次	>2 次
发病人数	46	8	20	10	66	18
未发病人数	320	136	215	265	535	401
合计	366	144	235	275	601	419

案例 15-5

葡萄牙于 2009 年开展一项病例对照研究，以研究血清中抵抗素与乳腺癌的关系。考虑肥胖是可能的混杂因素，将资料按肥胖分层得到如表 15-7 的结果。试选择合适方法求出层别比值比及方差，并进行同质性检验。

表 15-7　血清抵抗素与乳腺癌的关联

	肥胖		非肥胖		合计	
	高血清抵抗素	低血清抵抗素	高血清抵抗素	低血清抵抗素	高血清抵抗素	低血清抵抗素
病例	20	15	15	2	35	17
对照	12	29	11	12	23	41
合计	32	44	26	14	58	58

案例 15-6

过往有病例对照研究关注女性口服避孕药与心肌梗死的关系，粗 $\widehat{OR}\approx 1.684$。考虑到年龄的混杂因素，因此在各年龄分层中整理资料如表 15-8，在同质性假设成立的基础上，试用 Mantel-Haenszel 方法求合并总效应与 95% 置信区间，并解释分析结果。

表 15-8　口服避孕药与心肌梗死关系研究的按年龄分层资料

年龄组 / 岁		口服避孕药	不服避孕药	小计
25 ~	病例	4	2	6
	对照	62	224	286
	小计	66	226	292
30 ~	病例	9	12	21
	对照	33	390	423
	小计	42	402	444

年龄组/岁		口服避孕药	不服避孕药	小计
	病例	4	33	37
35 ~	对照	26	330	356
	小计	30	363	393
	病例	6	65	71
40 ~	对照	9	362	371
	小计	15	427	442
	病例	6	93	99
45 ~	对照	5	301	306
	小计	11	394	405

案例 15-7

表 15-9 展示了截至 2020 年，詹姆斯与乔丹职业生涯命中率的对比情况。按照两名球员两分球、三分球和总计命中率分层整理资料，结果如表 15-9 所示。请根据表 15-2 分析为什么分层结果与合计结果不一致？

表 15-9　詹姆斯与乔丹投篮命中率对比

	两分球		三分球		合计	
	詹姆斯	乔丹	詹姆斯	乔丹	詹姆斯	乔丹
命中数	12 424	12 192	1 860	581	14 284	12 773
未命中数	12 230	12 345	3 549	1 197	15 779	13 542
总出手数	24 654	24 537	5 409	1 778	30 063	26 315
命中率	0.504	0.497	0.344	0.327	0.475	0.485

【思考题】

对混杂与效应修饰的区别与联系进行剖析。

附 案例解析与思考题答案

案例解析

案例 15-1 分析

根据案例描述发现，总人群分析中 $RR=1$，说明吸烟对糖尿病的发生没有影响。然而，既往研究发现性别可能是吸烟与糖尿病分析的重要混杂因素，因此进一步的分析需要考虑按照性别进行分层分析。

分析步骤为：①判断性别是否为混杂因素；②按照性别分层整理资料；③计算层别效应，进行各层别之间的同质性检验；④如果符合同质性，则根据层别效应计算合计效应，反之则汇报各层别效应。

案例 15-2 分析

根据表 15-1 及问题描述，效应可以由 RR 和 RD 来展示。

首先计算发病率，发病率由公式 $IR=\dfrac{发病人数}{总观察人年数}$ 计算而得，结合表 15-4 数据，发病率从左至右依次为 0.257、0.207、0.481、0.192、0.278 和 0.196。

随后计算各性别层以及总人群的效应。RD 表示为暴露组和非暴露组的发病率之差，RR 表示为暴露组与非暴露组的发病率之比。根据计算得到的发病率数据，计算相关的 RD 和 RR 并将表 15-4 补充完整，如附表 15-1 所示。

附表 15-1 案例 15-2 不同性别人群吸烟状况与肺癌发生的关系

	男性		女性		合计	
	吸烟	不吸烟	吸烟	不吸烟	吸烟	不吸烟
发病人数	517	217	101	653	618	870
未发病人数	1 497	832	109	2 746	1 606	3 578
总观察人年数	2 014	1 049	210	3 399	2 224	4 448
发病率(IR)	0.257	0.207	0.481	0.192	0.278	0.196
率差(RD)	0.050		0.289		0.082	
率比(RR)	1.242		2.505		1.418	

根据 RD 和 RR 的比较可以发现，吸烟对高血压发病的影响在不同性别之间存在明显差异。由于女性吸烟率较低，总人群效应与男性层别效应接近，掩盖了女性人群中吸烟对高血压发病的危险性。通过分层分析可以发现，应该更加关注吸烟女性人群中高血压发病风险，并对相应的目标人群采取有针对性的公共卫生措施预防高血压发生。

案例 15-3 分析

该资料的粗发病率差为：130/4 300−70/4 200=1.356×10⁻²Y⁻¹。

根据式 $RD=\sum_i W_i \hat{RD} / \sum_i W_i$，将不同居住地点层（农村／城市）的率差直接合并后得到 $\hat{RD}=1.359×10^{-2}Y^{-1}$，该调整估计值与其粗发病率差区别不大（附表 15-2）。

附表 15-2 案例 15-3 资料各层别的发病率差、方差和权重

	$\hat{RD}_i(×10^{-2}Y^{-1})$	$Var(\hat{RD}_i)(×10^{-6}Y^{-2})$	$W_i(×10^6Y^2)$
农村	1.410	0.329	3.040
城市	1.333	0.169	5.917

案例 15-4 分析

该资料的粗发病率比为：（66/601）／（18/419）=2.556。

根据式 $\hat{IR}=exp(\sum_i W_i \ ln(\hat{IR}_i)/\sum_i W_i)$，分层调整直接合并后的 $\hat{IR}=2.301$，该调整估计值与其粗发病率比有差别，提示性别对每日蔬菜和水果摄入与结直肠癌的关系有明显的正混杂效应（附表 15-3）。

附表 15-3 案例 4 资料各层别的发病率比、方差和权重

	$\hat{IR}_i$	$ln(\hat{IR}_i)$	$Var[ln(\hat{IR}_i)]$	W_i
男性	2.262	0.816	0.147	6.815
女性	2.340	0.850	0.150	6.667

案例 15-5 分析

首先计算表资料的层别估计值（附表 15-4）：

附表 15-4 案例 15-5 资料 OR 估计值及权重

	$\hat{OR_i}$	$\ln(\hat{OR_i})$	$Var[\ln(\hat{OR_i})]$	W_i
肥胖	3.22	1.17	0.23	4.27
非肥胖	8.18	2.10	0.74	1.35

需要进行进一步检验与分析，明确层别效应估计值（3.22 和 8.18）的变化有无统计学意义。若各层的效应估计值相等，则认为各层效应大小 U 在各层是同质均匀的。在同质性检验前，需要在同质性假设条件之下，求出一个一致效应的总的估计值，然后与各层别估计值进行比较。根据样本量及精度的不同，可以选择直接加权法、最大似然法或 M-H 法估计以及合并效应。这里使用直接加权法求得 $\hat{OR} = \dfrac{4.27 \times 3.22 + 1.35 \times 8.18}{4.27 + 1.35} \approx 4.41$。

同质性检验一般采用 Wald 卡方检验，基本形式为 $\chi^2_{wald} = \sum_i (\hat{u}_i - \hat{u})^2 / \hat{v}_i$，其中 $\hat{u}_i$ 是第 i 层的层别效应估计值，$\hat{u}$ 为总的效应估计值，$\hat{v}_i$ 是第 i 层的方差估计。对于率比资料，效应 u 应看作比的对数，使用

$$\chi^2_{wald} = \sum_i (ln\hat{u}_i - ln\hat{u})^2 / Var[\ln(\hat{u}_i)] = \frac{(1.17 - 1.48)^2}{0.23} + \frac{(2.10 - 1.48)^2}{0.74} \approx 0.94$$

查表得 $0.94 < \chi^2_{0.05} = 3.84$，因此接受原假设即各层效应值一致，差异无统计学意义，肥胖与血清抵抗素之间并不存在交互作用。

> 案例 15-6 分析

$$\hat{OR}_{MH} = \frac{\sum_i A_{1i} B_{0i} / N_{+i}}{\sum_i A_{0i} B_{1i} / N_{+i}} = \frac{\dfrac{4 \times 224}{292} + \dfrac{9 \times 390}{444} + \dfrac{4 \times 330}{393} + \dfrac{6 \times 362}{442} + \dfrac{6 \times 301}{405}}{\dfrac{2 \times 62}{292} + \dfrac{12 \times 33}{444} + \dfrac{33 \times 26}{393} + \dfrac{65 \times 9}{442} + \dfrac{93 \times 5}{405}} \approx 3.97。$$

再求其对数方差，$\hat{Var}[\ln(\hat{OR}_{MH})] = \dfrac{\sum_i G_i P_i}{2(\sum_i G_i)^2} + \dfrac{\sum_i (G_i Q_i + H_i P_i)}{2\sum_i G_i \sum_i P_i} \dfrac{\sum_i H_i Q_i}{2(\sum_i H_i)^2}$，其中：

$$G_i = A_{1i} B_{0i} / N_{+i}$$
$$H_i = A_{0i} B_{1i} / N_{+i}$$
$$P_i = (A_{1i} + B_{0i}) / N_{+i}$$
$$Q_i = (A_{0i} + B_{1i}) / N_{+i}$$

得到 $\hat{Var}[\ln(\hat{OR}_{MH})] \approx 0.080\,6$，由于 $\ln(\hat{OR}_{MH})$ 的 95% 置信区间为 $\ln(\hat{OR}_{MH}) \pm 1.96 \times \sqrt{\hat{Var}[\ln(\hat{OR}_{MH})]}$ 即（0.822，1.935），则 OR 的置信区间为其反对数，为（2.28，6.93）。

与粗 OR 相比，$\hat{OR}_{MH}$ 较大（3.97 和 1.68），显示在口服避孕药与心肌梗死关系中，年龄有较大混杂作用。经过年龄调整后，口服避孕药的妇女患心肌梗死的概率是不服用避孕药妇

女的 3.97 倍。由于合并后的 *OR* 更大,表明由于混杂因素年龄的存在,低估了口服避孕药对心肌梗死的关联强度。

案例 15-7 分析

根据表 15-9 的结果及问题描述发现,分层分析时詹姆斯无论在两分球还是三分球方面的命中率均高于乔丹,但当合并分析时乔丹的命中率却高于詹姆斯,这个现象的本质便是辛普森悖论。辛普森悖论是由于每层之间的成功率差距过大导致的。如表 15-9 所示,詹姆斯与乔丹在两分球方面的命中率均接近 50%,然而在三分球方面命中率则不到 35%,由此造成两个层之间事件发生的成功率存在显著性差异。因而在总效应分析时,虽然詹姆斯在各层别效应上均高于乔丹,但由于詹姆斯相比于乔丹而言,三分球出手数过多,使得总效应分析时发生了反转。辛普森悖论的存在证明,数据分析时不能盲目进行分层,需要考虑层与层之间目标事件发生率的大小。

思考题答案

混杂与效应修饰的相同之处在于二者均能使所估计的暴露效应被歪曲,区别主要表现为以下 4 个方面:

(1)效应修饰不随调查研究设计的变化而变化,是独立于研究而存在的一种现象;而混杂是研究中的一种偏移,是系统误差,其存在与研究设计息息相关。

(2)效应修饰存在与否取决于所用的效应测量指标,而混杂的存在与效应测量指标无关。

(3)混杂是由于混杂因子在暴露与非暴露组(或病例与对照组)中分布不同所造成的;而效应修饰是由于效应修饰因子对暴露与疾病的关系产生了实质性的影响。

(4)两者的处理方式不同,研究者希望预防和消除混杂,而对效应修饰作用却要尽量发现和描述。通过改变源人群或设计策略(如匹配等),能减少潜在的混杂因子产生混杂作用,但同时也可能削弱了对效应修饰的发现。

(张 涛)

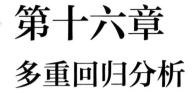

第十六章
多重回归分析

【目的】

1. 理解多重线性回归、logistic 回归分析的原理。

2. 掌握多重线性回归、logistic 的分析方法和模型、解释。

3. 能够正确选择模型进行分析。

【基本概念】

1. **相关系数**　是描述变量间关联强度和方向的统计指标。

2. **回归系数**　反映因变量随自变量变化的平均幅度。

3. **多重共线**　指自变量之间存在近似的线性关系。

【重点与难点解析】

正确应用各种回归分析

解析：根据因变量类型正确应用各种回归分析。因变量是近似正态分布的连续型变量，常采用线性回归，模型表示的是 Y 与 X 之间呈线性关系；如果因变量是分类变量，可采用 logistic 回归，模型表示的是 Y 取某个值（即某个结局事件发生）的概率 π 与 X 之间的关系，呈非线性形式，通过 logit 转换变换成线性关系。两种回归的参数解释不同：线性回归系数 β_i 表示 X_i 增加一个单位，Y 的总体均数的改变量；logistic 回归系数的 $exp(\beta_i)$ 为 OR_i，表示 X_i $=x+1$ 时结局事件发生的优势（即相对于未发生的比数）与 $X_i=x$ 时结局事件发生的优势之比。

两种模型均可以用于控制混杂因素，筛选危险因素以及对因变量进行预测。

【案例】

案例 16-1

研究者以某市社区 60 岁以上人群为对象创建老年队列，计划进行长期随访。研究者搜集了详细的基线资料，包括人口学信息（年龄、性别、受教育程度）、吸烟、饮酒、运动等生活习惯、详细的体格检查（心率、血压、BMI）、既往和现病史（高血压、高脂血症、糖尿病病史等），并进行认知功能诊断和简易精神状态评价（MMSE）量表评估。基线共调查 3 105 人，其中正常 2 300 人，轻度认知功能障碍（mild cognitive impairment，MCI）610 人，痴呆 195 人。

1. 在进行统计分析前，对数据如何整理？

2. 研究者想分析哪些因素可能与患痴呆有关，计划进行多因素 logistic 回归分析，应如何开展？

3. 多因素 logistic 回归分析发现受教育程度、每周运动、BMI 和高血压史等变量的 P 值小于 0.05，年龄、性别、吸烟、饮酒的 P 值大于 0.05。其中每周运动者相较不运动者 $OR=$ 0.7，研究者认为每周运动者患痴呆的概率是不运动者的 70%，即每周运动者痴呆患病率降低 30%，据此推断运动能预防痴呆发生，研究者的看法是否正确？

4. 研究者将痴呆患者与正常人进行 1：1 配对，以年龄、性别、文化程度进行匹配，再控制其他因素来研究运动与患痴呆的关系，采用什么统计方法？

5. 如果想要预测 MMSE 得分，可以做怎样的分析？

案例 16-2

康复科医生欲评价三种治疗方式（常规康复，针灸 + 常规康复，电刺激 + 常规康复）对脑卒中后一年之内发生的手功能障碍的治疗效果。搜集某市三家医院一年内采用这三种治疗的患者基本信息以及治疗前后的结果（表 16-1）并进行分析，以 Fugl-Meyer 上肢运动功能评分（最高分 66 分，分值越高代表上肢运动功能越好）作为主要评价指标，采用方差分析的方法（资料满足统计学要求）比较入院治疗 14 天后的患者 Fugl-Meyer 上肢运动功能评分，发现三种治疗的差别有统计学意义（$P<0.05$），方差分析两两比较显示电刺激 + 常规康复优于常规康复。

1. 这个结论可以接受吗？为什么？

2. 还需要进行怎样的分析？

3. 如果研究目的是分析 Fugl-Meyer 评分的改变与哪些因素有关，需怎样考虑？

表 16-1　患者基本信息及治疗后评价

指标	常规康复	针灸 + 常规康复	电刺激 + 常规康复
年龄（岁，均数 ±SD）	65.3±10.3	61.5±10.6	60.2±10.2
性别，男（%）	95（78.5）	123（65.8）	115（75.2）
病程（天，均数 ±SD）	99.7±96.1	81.2±82.1	76.4±80.8
治疗前 FM 评分（均数 ±SD）	19.5±7.8	18.4±7.6	18.1±6.9
治疗后 FM 评分（均数 ±SD）	26.1±8.2	27.3±9.7	30.4±7.3

注：表中数据为虚构。

【思考题】

什么是多重共线？多重共线如何诊断和处理？

附　案例解析与思考题答案

案例解析

案例 16-1 分析

1. 在进行统计分析前，需要先对数据进行清洗（整理），包括检查缺失值、异常值、超范围值；如果存在逻辑关联的项目，也要进行逻辑检查，比如填写有吸烟史，但吸烟量回答为 0 或没有填写；进行必要的编码（把文字编为数字以便于后续的统计分析）；通过简单的统计描述，如频数、均数、标准差、百分位数等了解数据的基本特征；根据数据频数分布可以考虑进行一些初步的合并，比如文化程度分类中，如果硕士、博士人数很少，可以与大学合并为"大学及以上"。

2. 当响应变量为分类变量时，可以使用多因素 logistic 回归分析来研究响应变量与多个自变量之间是否有关联，以筛选可能的影响因素。案例 16-1 的响应变量是二分类变量（是否患痴呆），哪些变量作为自变量放入 logistic 回归模型以及以什么样的形式放入，都要仔细考虑。

当自变量为无序多分类变量时，需要定义 $k-1$ 个哑变量（k 为水平数），以哑变量放入模型。当自变量为有序多分类变量或连续型变量时，需要考虑变量进入模型的形式，如果以原数据纳入模型，意味着该自变量每增加一个单位或增加一个水平，OR 值将增加 e^{β} 倍。以年龄为例，如果 61 岁相对 60 岁的 $OR=e^{\beta}$ 的话，那么 62 岁相对 60 岁的 $OR=e^{2\beta}$，这种倍增关系在现实中经常是不成立的。通常考虑将连续变量转为多分类变量（有序的），按照有序多分类或无序多分类（哑变量）纳入模型。对于有序多分类变量是同样的道理，如果倍增关系不成立，也可以考虑作为无序多分类变量处理，以哑变量形式纳入模型。

至于哪些变量放入模型，应结合因果图，识别已知混杂、潜在的混杂、将待研究的重要因素等纳入，而不能仅仅根据单因素分析的结果选择变量。自变量过多时，一方面可能影响变量间关系的判断，另一方面影响统计效能，应结合变量筛选（如 stepwise 法）选择恰当的模型。

对案例拓展：如果响应变量不是二分类，而是正常、MCI 以及痴呆三个分类，这时应采用累加的 logit 模型或通用 logit 模型。

3. 不能确定运动与否与患痴呆的因果联系。

首先要正确写出 logistic 回归方程，了解 OR 的计算：

$$logit(P)=ln\left(\frac{P}{1-P}\right)=\alpha+\beta_1 x_1+\beta_2 x_2+\cdots+\beta_n x_n=\alpha+\beta' X$$

比数：

$$\frac{P}{1-P}=e^{\alpha+\beta'X}=odds$$

假设 $P_1=P(y|x=1)$，$P_2=P(y|x=2)$，则：

$$OR=\frac{Odds_2}{Odds_1}=\frac{\dfrac{P_2}{1-P_2}}{\dfrac{P_1}{1-P_1}}=\frac{e^{\alpha+2\beta}}{e^{\alpha+\beta}}=e^{\beta}$$

可以看出 OR 是两个比数之比，其大小与 P_2、P_1 的大小变化一致。每周运动者相较不运动者 $OR=0.7$（$P<0.05$），说明调整其他因素后，每周运动者相较不运动者患痴呆的可能性低，但不能说每周运动者患痴呆的概率较不运动者低 30%。如果想要了解患病概率之比，即 RR，可以根据 logistic 回归方程分别计算运动和不运动的两种人患痴呆的概率，两者的比值即为 RR。概率表达式如下，代入不同的 X 的值，即可得到相应概率。

$$P(Y=1|x)=\frac{e^{\alpha+\beta x}}{1+e^{\alpha+\beta x}}$$

另一方面，这是对基线的分析，是一个现况研究，运动与否与患痴呆的因果联系不能确定，即使有关联也不能因此认为运动能预防痴呆发生。如果想进一步确认，可以进行队列研究。

4. 配对资料进行多因素分析，应采用条件 logistic 回归分析，调整其他可能有关的变量后，得到每周运动的调整 OR。

5. 多重回归模型可以分析自变量与因变量是否存在联系，也可以进行预测。MMSE 得分为连续型变量，需采用多重线性回归分析。多重线性回归方程公式：

$$\mu_{y|x}=\beta_0+\beta_1 x_1+\beta_2 x_2+\cdots+\beta_p x_p=\beta_0+\beta'X$$

由样本建立回归方程：

$$\hat{y}=b_0+b_1 x_1+bx_2+\cdots+b_p x_p=b_0+b'X$$

其中 b_i 是总体回归系数 β_i 的估计值，$\hat{y}$ 是给定 X 情况下总体均数 $\mu_{y|x}$ 的估计值。对 MMSE 进行预测，就是通过建立以 MMSE 为因变量的线性回归方程，以自变量 X 估计 MMSE 的总体均数，达到预测的目的。建立线性回归方程，自变量的选择与处理与 logistic 回归相似。

回归方程得到以后，还需要考虑：①线性回归的前提条件是否满足，通常可以通过残差来评估；②回归方程是否成立，即要对自变量的回归系数 b_i 进行假设检验；③回归方程用于预测的效果，即回归方程的拟合度如何，常用决定系数 R^2 来评价。

> **案例 16-2 分析**

1. 虽然研究者采用的统计方法正确，但从患者基本信息表中可以看出，三组患者的年龄、病程还有性别构成差别比较大，存在基线特征不平衡。而病程、年龄、包括治疗前的 Fugl-Meyer 评分都有可能影响疗效（治疗后的评分），有可能存在混杂。因此由该结果还不能确认疗效。

2. 作为观察性的队列研究，基线不均衡是客观存在的，应该考虑在分析时进行调整和控制，也就是在控制年龄、性别、病程的前提下，评价三种治疗的疗效有无差异。疗效指标为治疗后 Fugl-Meyer 评分，是连续变量，可以采用多重线性回归模型，以治疗后 Fugl-Meyer 评分为因变量，以治疗方式为自变量，年龄、性别、病程、基线 Fugl-Meyer 评分为需要调整的混杂因素建立回归方程。此外，还需考虑多重线性回归分析中的过度校正的问题。

3. 如果研究目的是分析 Fugl-Meyer 评分的改变与哪些因素有关，即进行影响因素探究。年龄、性别、病程、治疗方法都可能有关，同样是做多因素线性回归，以 Fugl-Meyer 评分的改变为因变量，年龄、性别、病程以及治疗方式均为自变量。年龄和病程为连续型变量，分析时要考虑以连续型变量纳入分析还是转变为分类变量纳入分析。此外，还需考虑多重线性回归分析中可能存在的共线性问题。

思考题答案

自变量间存在近似的线性关系，某个自变量能近似地用其他自变量的线性函数来描述。常用的多重共线的诊断指标有方差膨胀系数 VIF、特征根、条件指数等。出现多重共线可以考虑进行变量筛选，简化方程以简化变量间的关系，或采用主成分分析等方法。

（邓　伟）

第十七章
中介分析

【目的】

1. 理解中介分析的概念及两种传统方法。

2. 了解中介分析的混杂假设。

3. 理解因果框架下的中介分析方法。

【基本概念】

1. **中介**（mediation） 指暴露因素影响中介因素，中介因素继而影响结局的现象。

2. **中介分析**（mediation analysis） 探索暴露因素对结局的直接效应和间接效应相对大小的方法和技术。

3. **直接效应**（direct effect，DE） 暴露因素对结局的效应中不通过中介因素介导的部分。

4. **间接效应**（indirect effect，IE） 暴露因素对结局的效应中通过中介因素介导的部分。

5. **受控直接效应**（controlled direct effect，CDE） 将中介因素设定在某一固定水平时，暴露因素不同水平对结局的效应，衡量固定中介因素后暴露对结局的直接效应。

6. **自然直接效应**（natural direct effect，NDE） 将中介因素设定在个体未暴露时中介因素应有的取值水平时，暴露因素不同水平对结局的效应。

7. **自然间接效应**（natural indirect effect，NIE） 将暴露因素 X 固定在某一水平 x 下，比较暴露因素取 x 时中介因素的水平和暴露因素取 x^* 时中介因素的水平对结局的效应。

8. **可消除比例**（proportion eliminated，PE） 暴露因素对结局效应中可以通过干预中介变量为某一固定水平后消除的部分。表达为总效应和受控直接效应的差值占总效应的比例。

9. **中介比例**（proportion mediated，PM） 暴露因素对结局的效应中通过中介因素介导的部分。表达为自然间接效应占总效应的比例。

【重点与难点解析】

1. 传统中介分析方法主要包括差分法（difference method）和乘积法（product method）

解析：

（1）差分法：差分法主要包括两个回归模型，令 X 为暴露因素，M 为潜在的中介因素，Y 为结局因素，Z 是基线协变量。

差分法的第一个回归模型为结局变量 Y 对暴露因素 X 和协变量 Z 的回归：

$$E(Y\,|\,x,z)=\emptyset_0+\emptyset_1x+\emptyset_2'z \tag{公式 17-1}$$

回归系数 $\emptyset_1$ 被认为是暴露因素 X 对结局因素 Y 的总效应。

差分法的第二个回归模型是将中介因素 M 纳入模型：

$$E(Y\,|\,x,m,z)=\theta_0+\theta_1x+\theta_2m+\theta_4'z \tag{公式 17-2}$$

如果第二个回归模型中加入中介因素时暴露因素回归系数 θ_1 与第一个回归模型中没有加入中介因素时暴露因素回归系数 $\emptyset_1$ 相比显著下降，则可以认为中介存在。因为中介因素解释了暴露对结果的一部分影响。

这两个回归系数之间的差异 $\emptyset_1-\theta_1$ 就被认为是间接效应。而加入中介因素时暴露因素的回归系数 θ_1 则被认为是直接效应。

（2）乘积法：乘积法也包括两个回归模型，同样令 X 为暴露因素，M 为潜在的中介因素，Y 为结局因素，Z 是基线协变量。

乘积法的第一个回归模型为结局变量 Y 对暴露因素 X、中介因素 M 和协变量 Z 的回归：

$$E(Y\,|\,x,m,z)=\theta_0+\theta_1x+\theta_2m+\theta_4'z \tag{公式 17-3}$$

乘积法的第二个回归模型为中介因素 M 对暴露因素 X 和协变量 Z 的回归：

$$E(M\,|\,x,z)=\beta_0+\beta_1x+\beta_2'z \tag{公式 17-4}$$

同样，加入中介因素时暴露因素的回归系数 θ_1 则被认为是直接效应。而间接效应被认为是 β_1 和 θ_2 的乘积，即中介模型中暴露因素的回归系数和结局模型中中介因素的回归系数的乘积。$\beta_1\theta_2$ 的直观解释为暴露因素对中介因素的效应乘以中介因素对结局的效应。

2. 中介分析需要满足四个混杂假设

解析：

若需要对自然直接效应和自然间接效应进行因果解释，就需要强假设：

假设一： 必须对暴露因素 - 结局间的混杂进行调整。

假设二： 必须对中介因素 - 结局间的混杂进行调整。

假设三： 由于中介分析本质上是暴露因素改变了中介因素（以及中介因素的改变影响了结局），因此也必须对暴露因素 - 中介因素间的混杂进行调整。

假设四： 不应存在本身受暴露因素影响的中介因素 - 结局间的混杂因素。

前三个假设可以通过有向无环图（图 17-1）进行展示。这三个假设：控制暴露因素 - 结局、中介因素 - 结局和暴露因素 - 中介因素间的混杂因素，本质上相当于控制图 17-1 中的变量向量 Z_1、Z_2 和 Z_3。

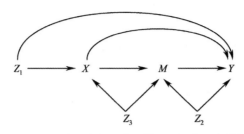

图 17-1　暴露因素、中介因素、结局和混杂因素的关系图

而第四个假设，不应存在本身受暴露因素影响的中介 - 结局间的混杂因素，在图 17-1 中表现为不应该存在从 X 指向 Z_2 的箭头。

3. 因果框架下的中介分析方法

解析：

在因果推断框架下通过反事实视角分析中介分析中的问题，在中介分析领域逐渐流行。

令 Y_x 表示个体如果暴露因素 X 取 x 水平的结局，其中 x 可能与真实暴露取值水平相反。令 M_x 表示个体如果暴露因素 X 取 x 水平中介因素 M 可能的反事实取值。令 Y_{xm} 表示个体如果同时暴露因素 X 取 x 水平、中介因素 M 取 m 水平的反事实结局。

暴露因素 X 对结局 Y 的总效应定义为比较暴露因素取不同水平 $X=x$ 和 $X=x^*$，中介因素取相应暴露下的取值 M_x 和 M_{x^*} 时结局的差异。

$$\text{TE}=Y_{xM_x}-Y_{x^*M_{x^*}} \tag{公式 17-5}$$

由于无法同时观察到同一个体在不同暴露状态下的反事实结局，通常情况下，无法计算个体水平因果效应，估计的是平均因果效应，为叙述简单起见，本章所指的效应均为平均因果效应。平均的总效应可以写为：

$$\text{TE}=E(Y_{xM_x})-E(Y_{x^*M_{x^*}}) \tag{公式 17-6}$$

暴露因素 X 对结局 Y 的受控直接效应（CDE）定义为 M 取 m 时，比较暴露因素取 $X=x$ 和 $X=x^*$ 时的结局差异。

$$\text{CDE}(m)=E(Y_{xm})-E(Y_{x^*m}) \tag{公式 17-7}$$

受控直接效应（CDE）可用于评估暴露因素到结局是否存在不通过中介因素介导的途径；也可用于评估通过干预中介因素能够消除暴露因素对结局影响的程度。

与受控直接效应不同，自然直接效应中每个个体的中介变量取值不是一个固定值，其与暴露因素的取值水平有关。例如，暴露因素均取非暴露水平的中介变量取值。因此，自然直接效应定义为将中介因素 M 设定在如果个体取某个暴露水平 x^* 时中介因素 M 应有的取值水平 M_{x^*}，比较暴露因素取 $X=x$ 和 $X=x^*$ 时的结局差异。

$$\text{NDE}=E(Y_{xM_{x^*}})-E(Y_{x^*M_{x^*}}) \tag{公式 17-8}$$

相应的，自然间接效应定义为暴露取某个水平 x 时，比较分别将中介因素设定为暴露因素取 x 水平下 M_x 和暴露因素取 x^* 水平下 M_{x^*} 时的结局差异。

$$\text{NIE}=E(Y_{xM_x})-E(Y_{xM_{x^*}}) \tag{公式 17-9}$$

根据自然直接效应和自然间接效应的定义：

$$NIE+NDE=E(Y_{xM_x})-E(Y_{x^*M_*})=TE \qquad （公式 17-10）$$

即，总效应可以分解成自然直接效应和自然间接效应。

因此，因果框架下的中介分析方法优势是，即使存在暴露因素 - 中介因素的交互作用、不同形式的结局和中介变量（包括连续变量、二分类变量等）时，也可以给出效应分解的一般形式。因果框架下的中介分析方法强调，若要给出自然直接效应和自然间接效应的因果解释，需要满足四个混杂假设，变量间的因果关系以及直接、间接效应有明确的因果定义。

【案例】

案例 17-1

图 17-2 为出生体重和糖尿病 DAG 图，分析出生体重与糖尿病风险的关联时，可能存在的所有中介变量和混杂因素。

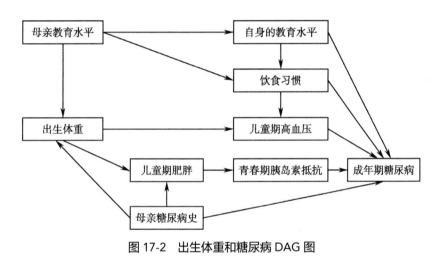

图 17-2　出生体重和糖尿病 DAG 图

案例 17-2

结合所给数据（扫描二维码获取），使用两种传统的中介分析方法（差分法和乘积法），探究体力活动水平在母亲孕期 BMI 和子代收缩压关联中的中介作用。其中，Systolic 是子代收缩压，bmi 是母亲孕期 BMI，activity 是体力活动水平，smoking_m 是母亲吸烟情况，weight_m 是母亲孕期体重，age_m 是母亲妊娠年龄。

案例 17-3

一项认知疗法干预的随机试验发现，认知疗法有益于改善抑郁症状。然而，也有人指出，认知疗法干预组患者在随访期间更有可能使用抗抑郁药，从而改善了抑郁症状。请结合中介分析的混杂假设分析该案例中可能存在的偏倚。

案例 17-4

15 号染色体上基因变异与吸烟行为和肺癌有关，基因变异可能会通过吸烟导致肺癌风险升高。请结合基因变异、吸烟和肺癌的例子，解析可消除比例（proportion eliminated，PE）和中介比例（proportion mediated，PM）的区别。

案例 17-5

请结合案例 17-4 中基因变异、吸烟和肺癌的例子，阐述可消除比例（PE）和中介比例（PM）的公共卫生意义。

案例 17-6

母亲生活压力可能与儿童早期行为问题呈正相关，母亲生活压力也可能通过影响母亲养育行为间接影响儿童行为问题。同时，母亲生活压力可能和母亲养育行为存在交互作用。请结合该案例，探讨中介分析中，暴露因素和中介因素的交互作用。

案例 17-7

原发性肾脏疾病会引起血压升高，而肾病和高血压都是脑卒中的危险因素。请结合该案例，讨论如果要进行中介分析，研究设计阶段需注意的问题。

案例 17-8

心血管疾病是世界范围内主要死因，多项研究表明，个人受教育程度会影响心血管疾病发生风险。运动水平受教育程度影响，而运动也有助于预防心血管疾病。因此，请结合所给数据（扫描二维码获取），探索运动水平在教育程度对心血管健康影响中的作用。其中，cardiovascular 是心血管健康评分，education 是受教育程度（高，低），activity 是运动水平，sex 是性别，age 是年龄，marital 是婚姻状况，smoking 是吸烟，cognization 是认知状况。

【思考题】

结合实践，对中介分析需要满足的四个假设进行剖析。

附　案例解析与思考题答案

案例解析

案例 17-1 分析

根据图 17-2，暴露因素出生体重 X 与研究结局糖尿病 Y 之间主要的两条间接因果路径如下：

（1）出生体重→儿童期高血压→糖尿病；

（2）出生体重→儿童期肥胖→青春期胰岛素抵抗→糖尿病。

在这两条间接因果路径中，出生体重 X 通过影响儿童期高血压从而影响成年期糖尿病 Y，或通过影响儿童期肥胖从而影响青春期胰岛素抵抗而患成年期糖尿病 Y，即出生体重 X 和成年期糖尿病 Y 间存在间接效应或中介效应。因此，可能的中介变量包括儿童期高血压、儿童期肥胖和青春期胰岛素抵抗。在估计总效应 TE 时，无须对这些变量进行调整。

暴露因素出生体重 X 与研究结局糖尿病 Y 之间主要混杂路径如下：

（1）出生体重←母亲糖尿病史→糖尿病；

（2）出生体重←母亲教育水平→自身教育水平→糖尿病；

（3）出生体重←母亲教育水平→饮食习惯→糖尿病；

（4）出生体重←母亲教育水平→自身教育水平→饮食习惯→糖尿病。

在这四条混杂路径中，母亲糖尿病史同时影响出生体重 X 和糖尿病 Y，母亲受教育水平影响出生体重 X、通过自身受教育水平或饮食习惯影响糖尿病 Y。因此，可能的混杂变量包括母亲糖尿病史、母亲受教育水平、自身受教育水平和饮食习惯，通过调整母亲糖尿病史和母亲受教育水平，以估计总效应 TE。

案例 17-2 分析

母亲孕期 BMI 是暴露因素 X（连续变量），子代收缩压是结局 Y（连续变量），子代自身的体力活动水平是中介因素 M，母亲孕期体重、母亲吸烟情况、母亲妊娠年龄是可能的混杂变量 Z，需要进行调整。

1. **差分法**　建立两个回归模型，第一个回归模型为结局变量 Y 对暴露因素 X 和协变量 Z 的回归，即子代收缩压对母亲孕期 BMI 水平和协变量的回归。母亲孕期 BMI 回归系数 $\widehat{\theta_1}=0.62$，即母亲孕期 BMI 对子代收缩压总效应为母亲孕期 BMI 水平每升高一个单位，子代收缩压平均升高 0.62mmHg。

差分法的第二个回归模型是将中介因素 M 纳入模型，即在模型中增加体力活动水平。母亲孕期 BMI 回归系数 $\widehat{\theta_1}=0.42$，即母亲孕期 BMI 对子代收缩压直接效应为母亲孕期 BMI

每升高一个单位，子代收缩压平均升高 0.42mmHg。

与第一个回归模型中没有加入体力活动时母亲孕期 BMI 回归系数相比，加入体力活动后，母亲孕期 BMI 回归系数显著下降，则可认为中介存在，即子代体力活动介导了母亲孕期 BMI 和子代收缩压的关系。两个回归系数的差异 $\hat{\phi}_1-\hat{\theta}_1=0.62-0.42=0.20$，是间接效应，即母亲孕期 BMI 每升高一个单位，会通过影响子代体力活动导致子代收缩压平均升高 0.20mmHg。

2. 乘积法 乘积法的第一个回归模型为结局变量 Y 对暴露因素 X、中介因素 M 和协变量 Z 的回归，和差分法的第二个模型相同。母亲孕期 BMI 回归系数 $\hat{\theta}_1=0.42$，即母亲孕期 BMI 对子代收缩压直接效应为母亲孕期 BMI 每升高一个单位，子代收缩压平均升高 0.42mmHg。子代体力活动回归系数 $\hat{\theta}_2=0.94$，即子代体力活动评分每增加 1 分，子代收缩压平均升高 0.94mmHg。

乘积法的第二个回归模型为中介因素 M 对暴露因素 X 和协变量 Z 的回归，即子代体力活动对母亲孕期 BMI 和协变量的回归。母亲孕期 BMI 回归系数 $\hat{\beta}_1=0.21$，即母亲孕期 BMI 每升高一个单位，子代体力活动评分平均增加 0.21 分。乘积法中，间接效应是 β_1 和 θ_2 的乘积，即 $\hat{\beta}_1\times\hat{\theta}_2=0.21\times0.94=0.20$，即母亲孕期 BMI 每升高一个单位，通过影响子代体力活动而导致子代收缩压平均升高 0.20mmHg。

乘积法的直接效应和间接效应之和为 $0.42+0.20=0.62$mmHg/（kg·m^{-2}），与差分法的总效应相同。在变量均为连续变量时，乘积法得到的直接效应和间接效应之和与总效应大小一致。

案例 17-3 分析

混杂假设的四个假设包括无暴露 - 结局、暴露 - 中介、中介 - 结局间的混杂，以及不存在本身受暴露因素影响的中介 - 结局间的混杂因素。在案例 17-3 中，主要研究问题是仅仅因为认知疗法干预导致更高抗抑郁药使用量而对抑郁症状产生有益影响，或干预通过其他途径影响抑郁症状，例如，通过改变参与者的思想和行为习惯。如果干预仅仅是因为提高了抗抑郁药使用率而对抑郁症状有益，则需关注抗抑郁药物的依从性，而非认知疗法的干预措施。因此，需要识别认知疗法 - 抗抑郁药使用间可能的混杂因素、认知疗法 - 抑郁症状间可能的混杂因素以及抗抑郁药使用 - 抑郁症状间可能的混杂因素，并尽可能收集这些信息，在分析中加以控制。同时要检查抗抑郁药使用 - 抑郁症状间可能的混杂因素是否会受到认知行为疗法干预的影响。

若研究中认知疗法干预是随机分配的，将不会存在认知疗法 - 抗抑郁药物使用间、认知疗法 - 抑郁症状间的混杂因素。但是，需要考虑抗抑郁药使用 - 抑郁症状间的混杂因素，若未对抗抑郁药使用 - 抑郁症状间的混杂因素加以控制会产生偏倚。例如，将抑郁症状对抗抑郁药物使用、认知疗法干预进行回归，并得出抗抑郁药物使用的系数是正的，认知疗法干预的系数是负的。直观的解释为，认知疗法干预降低抑郁症状，但抗抑郁药物增加抑郁。因此，使用抗抑郁药物所产生的影响看起来是有害的，从而导致虽然直接效应是认知疗法干预会降低抑郁症状，但是间接效应是认知疗法干预通过增加抗抑郁药物使用从而增加抑郁症状，即一部分的直接效应被反向的间接效应抵消了，直接效应大于总效应。

事实上，使用抗抑郁药物者很可能也是处于更困难环境，例如，有感情问题或失去了亲人。由于抗抑郁药使用与抑郁症状之间的混杂因素（即中介因素 - 结局间的混杂因素）过强，从而使得抗抑郁药物使用回归系数方向都改变了，从而产生错误的效应推断。因此，在中介分析中，必须控制中介 - 结局间的混杂因素。

案例 17-4 分析

在该遗传流行病学的案例中，基因变异可能通过影响吸烟而影响肺癌，或者通过吸烟以外的途径影响肺癌。

可消除比例是指基因变异对肺癌的效应中可以通过干预吸烟为某一固定水平后消除的部分，表达为总效应和受控直接效应的差值占总效应的比例。令中介因素吸烟（M）为所有人都不吸烟（$M=0$），此时基因变异对肺癌的受控直接效应为 CDE（$m=0$），总效应为 TE，使得所有人都不吸烟后，可消除比例 PE（$m=0$）=[TE−CDE（$m=0$）]/TE。如果 PE 很大，想要控制基因变异对肺癌的影响，可能会尝试实施政策对吸烟进行干预，使所有人都不吸烟，来降低肺癌的发生。可消除比例主要关注如果将吸烟水平固定在 $M=m$ 的情况下，基因变异对肺癌的影响。对于中介因素取不同的水平时，可消除比例可能不相同。

而中介比例更多关注吸烟路径占总效应的大小。假定吸烟路径介导的自然间接效应为 NIE，中介比例 PM=NIE/TE。

可消除比例和中介比例都是衡量间接效应在总效应中的占比，但是可消除比例和中介比例并不总是相等。假设基因变异和吸烟有交互作用，但基因变异本身并不能影响吸烟行为，在这种情况下，基因变异通过吸烟对肺癌的间接影响 NIE=0（因为基因变异不改变吸烟），因此中介比例 PM=NIE/TE=0/TE=0%。然而，在有交互作用的情况下，基因变异对肺癌的影响在吸烟的情况下会很大，在不吸烟的情况下会很小。此时，通过将吸烟情况干预到所有人都不吸烟时，基因变异可能对肺癌没有太大影响，即 CDE（$\underline{m}=0$）可能非常小，可消除比例 PE($m=0$)=[TE−CDE($m=0$)]/TE 可能接近 100%。在这个极端假设下，中介比例是 0%，可消除比例是 100%，中介比例和可消除比例完全不同。在暴露和中介因素之间存在交互作用的情况下，对于 m 的每个值，可能具有不同的可消除比例，因此中介比例和可消除比例可能不同。

上述中介比例与可消除比例是基于差异尺度计算的，而当结果是二元时，通常使用比率尺度。此时，如果自然直接效应的 Odds ratio 为 OR^{NDE}，自然间接效应的 Odds ratio 为 OR^{NIE}，则中介比例：

$$PM=\frac{OR^{NDE}(OR^{NIE}-1)}{(OR^{NDE}\times OR^{NIE}-1)}$$

如果总效应的 Odds ratio 为 OR^{TE}，中介因素 M 取 m 时受控直接效应的 Odds ratio 为

$OR^{NDE}(m)$，则可消除比例效应：

$$PE(m)=\frac{OR^{TE}-OR^{NDE}(m)}{OR^{TE}-1}$$

案例 17-5 分析

可消除比例和中介比例有不同公共卫生学解释。一般来说，可消除比例和政策措施更相关，其注重可以通过干预中介变量来消除多少暴露因素对结局变量的影响。中介比例反映了暴露因素对结局的影响有多大程度是由于暴露因素对中介因素的影响导致的。中介比例可以对暴露因素和结局中不同途径的作用进行探究，而非关注如果对中介因素进行干预会发生什么。

在案例中，从可消除比例角度分析，关注的是如果对吸烟因素进行干预，可以降低多少基因变异对肺癌的影响，即如果所有人都不吸烟，那么可以减少多少肺癌的危害。在制定政策进行干预时，更关注的是可消除比例，因为这个视角涉及了政策干预实际潜在的效果。由于只需要关注受控直接效应，因此比自然直接效应和自然间接效应所需的假设稍弱。有时可能不能直接干预结局的主要原因（即暴露因素），例如，不能直接干预基因变异，如果能够干预戒烟，也可以阻止遗传变异对肺癌的影响。而从中介比例角度分析，关注的是吸烟路径在基因变异和肺癌总效应中所占的比例，当需要对各种路径的作用进行效应分解和评估，或者解释暴露因素和结局变量中的各种机制和路径，可能会对中介比例更感兴趣。不同的效果度量指标可能会在不同的情境下发挥作用。

案例 17-6 分析

因果框架下的中介分析方法，除了清晰阐述混杂假设外，还允许暴露因素和中介因素的交互作用。在案例 17-6 中，暴露因素 X 是母亲生活压力，结局变量 Y 是儿童早期行为问题，中介变量 M 是母亲的养育行为。同时暴露因素"母亲生活压力"和中介变量"母亲养育行为"可能对儿童早期行为问题存在交互作用。

因此在回归模型中，考虑儿童行为问题对母亲生活压力和母亲养育行为的回归：

$$E(Y|x,m,z)=\theta_0+\theta_1x+\theta_2m+\theta_3xm+\theta_4'Z$$

考虑母亲养育行为对母亲生活压力的回归：

$$E(M|x,z)=\beta_0+\beta_1x+\beta_2'Z$$

根据因果框架下的定义，自然直接效应将每个个体的中介变量固定在暴露因素取某个取值的水平上，例如，非暴露水平，因此直接效应和间接效应的表达式为：

$$DE=[\theta_1+\theta_3(\beta_0+\beta_1x^*+\beta_2'Z)](x-x^*)$$

$$IE=(\beta_1\theta_2+\beta_1\theta_3x)(x-x^*)$$

注意，当母亲养育行为和母亲生活压力间不存在交互作用时，$\theta_3=0$，对于直接效应，$DE=\theta_1$，对于间接效应，$IE=\beta_1\theta_2$，此时直接效应和间接效应的估计和乘积法的表达式相同。

案例 17-7 分析

在因果框架下的中介分析中，需要对时序作出假设：暴露因素发生在中介因素之前，中介因素发生在结局之前。如果这种时序性不成立，那么暴露因素、中介因素和结局变量的关联将不会反映因果效应。

时序性和混杂假设对变量发生和测量的时间都有要求。研究设计和数据收集应尽可能确保暴露因素发生在中介因素之前，中介因素发生在结局之前。这通常需要收集至少两个、甚至三个不同时间点的数据。因此，横断面设计的问题在于，通常很难知道因果关系的方向。在横断面设计中，如果暴露因素和中介因素发现有关，很难知道是因为暴露影响中介因素还是中介因素影响暴露。例如，如果将原发性肾病作为暴露因素，高血压作为中介因素，脑卒中作为结局，但使用的是横断面数据，很难知道到底是肾病引起高血压还是高血压引发肾病，还是两者是由于共同的因素导致。肾病和高血压常常是同时存在的，肾性高血压指肾脏实质性病变和肾动脉病变引起血压升高，而高血压肾病是由原发性高血压所导致的肾脏小动脉或肾实质损害。同样，如果发现高血压和脑卒中有关，通过横断面数据，也无法得知这种关联在多大程度上反映了高血压对脑卒中的实际作用，无法确定因果关系的方向，以及是否由于共同的混杂，如不良健康生活模式同时导致的高血压和脑卒中。

因此，评估因果关系，从而评估中介效应，在研究设计时就应考虑在不同时间点获取数据。研究设计需要保证暴露因素发生在中介因素前，中介因素发生在结局变量前。最直接的方法是在三个不同的时间测量暴露因素、中介因素和结局变量。比如，基线患有肾病但不患有脑卒中和高血压的患者为暴露组，随后在随访过程中出现了高血压诊断，最后出现脑卒中诊断，则认为三个变量间存在时序关系。然而，即使在单个时间点收集数据，有时也有清晰的时间顺序。例如，前面提到的关于肺癌的遗传流行病学案例中，暴露是一种遗传变异，中介因素是吸烟，结局是肺癌，即使数据是在单个时间点收集的，很明显，基因变异先于吸烟和肺癌（因为基因变异在受孕时是固定的）。而吸烟测量如果定义为肺癌状态前每天吸烟的平均值，那么中介因素和结局的时序也很清晰。

案例 17-8 分析

受教育程度是暴露因素 X（二分类变量），心血管健康评分是结局 Y（连续型变量），运动水平是中介因素 M（连续变量），数据集中包含的性别、年龄、婚姻状况、吸烟、认知状况是可能的混杂变量 Z，需要在数据分析中进行调整。

在 SAS 软件中，可以使用 PROC CAUSALMED 进行因果中介分析，代码语句如下：

```
proc causalmed data=ex8;
    class education sex marital smoking;
    model cardiovascular=education activity activity*education;
    mediator activity=education;
```

covar sex marital age cognization smoking ;

run;

PROC CAUSALMED 语句使用回归调整方法下的因果中介分析来估计暴露因素和结局间的因果作用。DATA=ex8 定义分析数据集；CLASS 定义分类变量；MODEL 定义结局变量是心血管健康评分，暴露因素和中介因素是教育水平和运动水平，在不明确中介因素和暴露因素是否存在交互作用时，可以选择将交互作用项纳入分析；MEDIATOR 定义中介变量为运动水平，COVAR 定义分析所需的混杂变量（附表 17-1）。

附表 17-1　SAS 程序 CAUSALMED 输出结果

	效应估计	标准误	置信区间下限	置信区间上限	Z 值	P>|Z|
总效应	0.581	0.170	0.247	0.915	3.408	0.001
受控直接效应（CDE）	0.507	0.171	0.171	0.843	2.957	0.003
自然直接效应（NDE）	0.513	0.173	0.175	0.851	2.974	0.003
自然间接效应（NIE）	0.068	0.031	0.007	0.128	2.177	0.030
中介的比例（PM）	11.639	6.283	−0.674	23.953	1.853	0.064
交互作用比例	−1.940	4.372	−10.510	6.629	−0.444	0.657
可消除比例（PE）	12.736	5.397	2.158	23.315	2.360	0.018

假设所有重要的混杂变量都已包括在分析中，0.581 表示教育水平对心血管健康的总效应，即教育水平升高增加心血管健康评分，教育水平高的个体比教育水平低的个体平均心血管健康评分增加 0.581 分。

受控直接效应为 0.507，代表如果每个人运动水平都固定在样本均值水平时，受教育程度对心血管健康评分的因果效应。

自然直接效应和自然间接效应构成了总效应的分解。自然间接效应（NIE）是指教育程度通过影响运动水平而对心血管健康评分产生的影响，为 0.068。自然直接效应是不受运动水平影响的效应，为 0.513。自然直接效应和自然间接效应均显著，意味着教育水平可以直接提高心血管健康评分，也可以通过改善运动水平提高心血管健康评分。

中介比例表示自然间接效应占总效应的百分比，大约 11.6% 的心血管健康评分升高可以归因于运动水平的改善。可消除比例表示如果运动水平固定在样本平均水平上，可以消除的教育水平对心血管健康评分总效应的百分比，为 12.7%。交互作用的比例表示由于教育水平和运动水平间的交互而对心血管健康评分产生的影响，本例中交互作用的比例在统计上并不显著。

思考题答案

假设一是必须对暴露因素 - 结局间的混杂进行调整，假设三是必须控制暴露因素 - 中介因素间的混杂。假设一和假设三对应观察性研究中对于暴露因素和结局之间总效应的混杂假设，即在一般观察性研究中也会对假设一、假设三所涉及的混杂变量进行调整。而在随机试验中，由于暴露因素 X 是随机分配的，因此认为不存在影响 X 分布的因素，假设一、假设三自动满足。

假设二是必须对中介因素 - 结局间的混杂进行调整。在观察性研究中，这一假设对于总体效应的分析是不必要的，但对于直接效应和间接效应的分析是必要的，因此在进行中介分析估计直接效应和间接效应时，需要注重中介因素 - 结局间的混杂因素。在随机试验中，在对直接效应和间接效应进行估计时，即使暴露因素是随机分配的，这一假设也是必要的。随机试验中，虽然暴露因素随机分配，但中介因素是非随机的，因此也需要考虑中介因素 - 结局间的混杂。

假设四是不应存在本身受暴露因素影响的中介 - 结局间的混杂因素，假设四不成立的情况表示在附图 17-1 中，其中 L 是中介因素 - 结局间的混杂因素，而 L 同时又受到暴露因素 X 的影响（X 存在指向 L 的箭头）。在实际研究中，假设四可能不一定会满足。对于假设四有另一种思考方式：暴露因素和中介因素的间隔时间相对较短。如果 L 既受暴露因素 X 的影响，又影响中介因素 M（L 是中介因素 M 和结局 Y 间的混杂），那么 L 因素实质上是暴露因素 X 和中介因素 M 间的一个中介变量。如果在暴露因素和中介因素有很长的间隔时间，则暴露因素 X 和中介因素 M 很可能会存在一个违背假设四的变量 L，L 影响结局 Y，即假设四可以被等同地解释为在暴露因素 X 和中介因素 M 间不应存在某个因素会独立影响结局 Y。如果暴露因素和中介因素的间隔时间很短，就认为暴露因素和中介因素间存在一个因素 L 的可能性较小。因此，当暴露因素和中介因素的间隔时间越长时，假设四就越可能不成立。

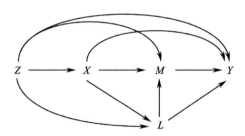

附图 17-1　中介因素 - 结局间的混杂变量 L 同时被暴露因素影响

（余勇夫）

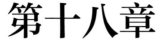

第十八章
孟德尔随机化

【目的】

1. 理解孟德尔随机化的原理和假设条件。

2. 了解几种估计方法的优缺点。

3. 学会应用孟德尔随机化探究暴露与健康结局之间的因果关联。

【基本概念】

1. **遗传变异** 在遗传基础上，同一基因库中不同个体之间在 DNA 水平上的差异。

2. **拷贝数目变异** 人类基因组中广泛存在的，从 1 000bp（碱基对）到数百万 bp 范围内的缺失、插入、重复和复杂多位点变异。

3. **基因型** 某一生物个体基因组合的总称。

4. **全基因组关联研究** 指在人类全基因组范围内找出存在的序列变异，即单核苷酸多态性（SNP，single nucleotide polymorphism），从中筛选出与疾病相关的 SNPs。

5. **连锁不平衡** 指在某一群体中，不同基因座上某两个基因同时遗传的频率明显高于预期的随机频率的现象。

6. **孟德尔随机化** 一类利用遗传变异，多为单核苷酸多态性（SNP），作为工具变量来研究不同性状及疾病间因果关系的方法。

7. **混杂因素** 指影响暴露因素和结局变量的共同原因变量，可以歪曲暴露因素与结局变量之间的真正关联。

8. **逆方差加权** 是一种对随机变量测量值进行加权平均的方法。每个随机变量被其方差的倒数加权，该方法可使平均值的方差最小。

9. **弱工具变量偏倚** 当遗传变异与暴露因素不具有强关联，或者遗传变异仅能解释小部分的表型变异时，这类遗传变异被称为"弱工具变量"。弱工具变量可导致统计学检验效能的降低，并且违背其他核心假设（例如遗传变异的多效性）所产生的偏倚将可能被放大。

10. **水平多效性** 多效性是指与多种危险因素相关的遗传变异。如果用作工具变量的遗传变异与影响结局的其他危险因素相关联，而不是只通过研究所关心的目标暴露因素来影响结局，这种多效性即为水平多效性。

11. **垂直多效性** 如果遗传变异与能且只能影响暴露的其他因素相关，这种多效性即为垂直多效性。

【重点与难点解析】

1. 工具变量和孟德尔随机化的核心前提假设

解析：工具变量分析的核心前提假设主要包括：①工具变量与待研究的暴露因素存在强关联，一般被称为关联假设；②工具变量与暴露 - 结局的混杂因素保持独立，亦称独立假设；③工具变量只能通过待研究的暴露因素影响结局变量，一般被称为排除限制假设。由于孟德尔随机化是使用遗传变异作为工具变量的一种基于遗传流行病学的特殊因果推断技术，所以上述工具变量分析所需满足的 3 个核心假设条件在孟德尔随机化研究中同样适用，主要表现为：①遗传变异，一般为 SNPs，需要与暴露因素存在很强的关联，故通常选取全基因组关联分析（GWAS，Genome-wide association study）中显著的遗传位点作为候选工具变量；②遗传变异与暴露 - 结局的混杂因素保持独立，由于个体基因型在配子结合时已经固定，所以不会受到出生后的环境与社会经济等混杂因素的影响；③遗传变异只能通过待研究的暴露因素影响结局变量。

2. 逆方差加权

解析：统计学中，逆方差加权是一种对随机变量测量值进行加权平均的方法。每个随机变量被其方差的倒数加权，该方法可使平均值的方差最小。

若随机变量的一系列独立测量值为 y_i，其方差为 σ_i^2，则这些测量值的逆方差加权平均为：

$$\hat{y} = \frac{\sum\limits_{i} y_i / \sigma_i^2}{\sum\limits_{i} 1 / \sigma_i^2} \qquad （公式 18-1）$$

逆方差加权平均的方差最小，为：

$$D^2(\hat{y}) = \frac{1}{\sum\limits_{i} 1 / \sigma_i^2} \qquad （公式 18-2）$$

若各测量值的方差相等，则逆方差加权平均与简单平均相同。逆方差加权通常在 meta 分析中用来综合独立研究的结果。

3. 弱工具变量偏倚的原理

解析：在孟德尔随机化研究中，工具变量的强度主要由遗传变异与暴露因素之间遗传关联的效应大小和估计精度决定。F 统计量和遗传变异对暴露因素的方差解释度可以用来评价工具变量的强度，比如遗传变异对暴露因素的遗传关联 F 统计量大于 10 通常被认为是该工具变量具有足够强度的一个标准。在单样本的孟德尔随机化研究中，弱工具变量所引起的有偏效应估计值朝存在混杂因素的多因素回归分析的效应估计方向发生偏倚；在双样本的孟德尔随机化研究中，弱工具变量导致的偏倚则会朝向零假设的方向。

4. 水平多效性与纵向多效性的区别

解析：在遗传流行病学中，遗传变异对暴露因素和结局变量影响存在以下 2 种最基本的多效性（pleiotropy），如图 18-1（A）所示的情形，工具变量（SNP）对结局变量的影响不是只通过暴露因素，而是可以直接或者通过其他因素间接影响结局变量，这种情况被称作水平多效性；如图 18-1（B）所示的情形，工具变量对结局变量的影响是通过作用于暴露因素，继而产生对结局变量的影响，这种情况被称作纵向多效性。

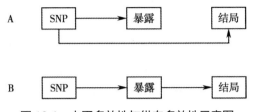

图 18-1 水平多效性与纵向多效性示意图

【案例】

案例 18-1

很多观察性流行病学研究报道，循环 C 反应蛋白（CRP）浓度与肥胖或心血管疾病等结局之间存在强关联；同时，也有很多研究提示，肥胖是炎症生物标志物包括 CRP 的致病因素，因此，循环 CRP 浓度和 BMI 之间的因果关系仍需进一步确认。如何设计孟德尔随机化的研究来探索二者之间的因果关系。

案例 18-2

在导致肺癌的众多危险因素中，吸烟是很好建立因果关联证据的危险因素之一，但是吸烟与肺癌之间的致病通路仍不明，DNA 甲基化被报道可能在二者之间起中介作用，故可将 DNA *CpG* 位点的甲基化水平作为中介因素，在孟德尔随机化研究设计的框架下，探究其中介效应。如何在大量甲基化水平数据中评价哪些对结局有因果效应？

案例 18-3

在多个暴露因素同时考虑的情况下，如何进行孟德尔随机化研究的设计和分析？需要考虑的假设条件有什么变化？结果如何解释？

案例 18-4

如何使用孟德尔随机化去评价孕期暴露对子代健康的影响以及需要注意的假设条件。

【思考题】

讨论孟德尔随机化研究中的碰撞偏倚问题。

附 案例解析与思考题答案

案例解析

案例 18-1 分析

可以根据数据的可及性分别设计单样本的孟德尔随机化研究或双样本的孟德尔随机化研究，其中考虑到 CRP 和 BMI 之间因果方向不明，可以进一步考虑设计双向孟德尔随机化研究，如附图 18-1 所示。

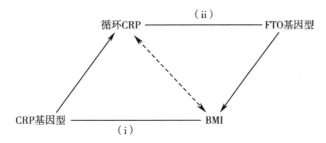

附图 18-1　循环 CRP 浓度与 BMI 因果关系示意图

在单样本的孟德尔随机化设计中，Timpson 等分别使用与 BMI 显著相关的遗传位点 *FTO*（rs9939609）和与循环 CRP 显著相关的遗传位点 *CRP*（rs3091244）作为二者的工具变量，用以推断 BMI 对 CRP 的因果效应及 CRP 对 BMI 的因果效应。但是，基于单样本的孟德尔随机化研究会面临赢者诅咒（Winner's curse）的挑战，随着 GWAS summary data 的逐渐丰富和开放，可以通过构建双样本的孟德尔随机化研究来减少 Winner's curse 对效应估计的影响。

案例 18-2 分析

首先对吸烟和肺癌及 DNA 甲基化水平与肺癌之间进行双样本的孟德尔随机化分析，得出吸烟对肺癌的总因果效应，并筛选出对肺癌有因果效应的 *CpG* 位点，然后采用两步法孟德尔随机化研究设计对吸烟和 DNA *CpG* 位点及 DNA *CpG* 位点和肺癌之间的因果效应进行推断，如附图 18-2 所示。

其中，第一步选择与吸烟显著相关的遗传变异作为工具变量，推断出吸烟对筛选出的 DNA

步骤1

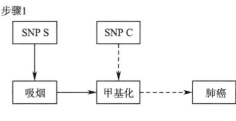

步骤2

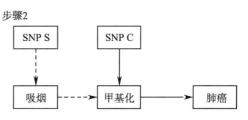

附图 18-2　两步法孟德尔随机化示意图

甲基化水平的因果效应；第二步以筛选出的 DNA 甲基化水平的数量性状位点（DNA methylation quantitative trait loci，mQTL）作为工具变量，推断出关注的 DNA 甲基化水平对肺癌的因果效应，然后使用系数乘积的方法来估计吸烟通过 DNA 甲基化对肺癌的间接因果效应，并同时使用 Delta 法估计其对应的标准误。

另外一种估计 DNA 甲基化水平的中介作用的方法为直接采用多元孟德尔随机化设计，这种方法可以确定暴露因素对结局变量的直接效应，继而可以从总效应中减去直接效应，获得间接效应的估计值，其对应的标准误也是可以通过 Delta 法来进行估计。

案例 18-3 分析

在多个暴露因素同时考虑的情况下，可以采用多元孟德尔随机化方法同时纳入多个暴露因素在模型中，在对每个纳入的暴露因素彼此校正的同时做出每个暴露因素对结局变量直接效应的估计。值得注意的是，在将多个暴露因素纳入模型和进行效应估计时，需要考虑暴露因素之间的关系，根据不同的假设条件对估计结果进行解释，比如在只考虑 2 个暴露因素的情况下，至少可以有附图 18-3 所示 4 种不同的情形。

因此，进行多元孟德尔随机化分析前，须充分考虑暴露间潜在的关系，探究暴露因素之间的关联和对结局变量的影响。

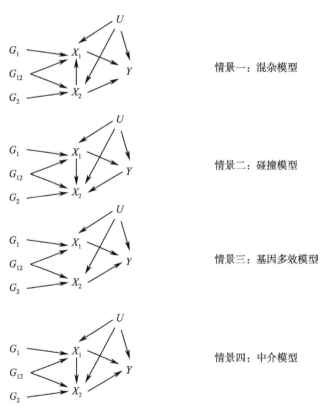

附图 18-3　两个暴露因素不同关系模式

案例 18-4 分析

在满足工具变量分析 3 个前提假设的条件下，孟德尔随机化设计可以用来评价孕期暴露对子代健康结局的因果效应，其 DAG 如附图 18-4 所示。

但是，在这类研究中，需要注意工具变量分析的前提假设可能会被破坏的情形，其中被讨论比较多的包括母亲遗传变异的水平多效性会破坏工具变量的 exclusion restriction 前提条件，如附图 18-5 所示；子代自身的遗传变异（Z_{child}）会导致在母亲遗传变异（Z_{mother}）和结局变量（Y）之间存在一个打开的后门路径，从而破坏 exclusion restriction 前提。但是，如果将子代遗传变异（Z_{child}）进行校正，同时父亲的遗传变异（Z_{father}）与结局变量（Y）存在关联，又会引入在母亲遗传变异（Z_{mother}）和父亲遗传变异（Z_{father}）之间的虚假关联，导致碰撞偏倚的发生。

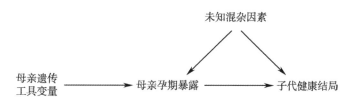

附图 18-4　使用孟德尔随机化评价孕期暴露因素对子代健康影响的 DAG 图

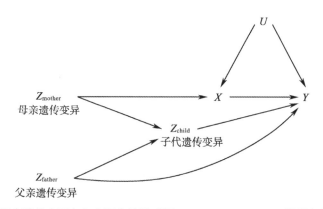

附图 18-5　母亲遗传变异存在水平多效性破坏 exclusion restriction 前提条件的 DAG 图

思考题答案

在孟德尔随机化研究中，如果存在遗传工具变量和混杂因素的共同子节点，如附图 18-6B 中的碰撞变量 C，那么当对 C 变量进行校正时，会在遗传工具变量 G 和混杂因素 U 中引入虚假关联，从而破坏了孟德尔随机化中 exchangeability 前提假设；如果暴露因素和结局变量存在共同子节点，如附图 18-6C 中碰撞变量 C，那么对 C 变量进行校正时，同样也会导致碰撞偏倚的发生。

A

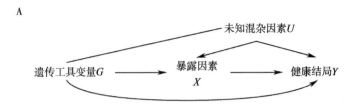

B

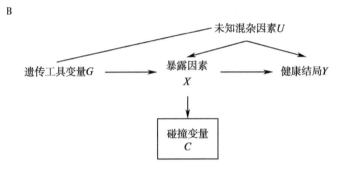

C

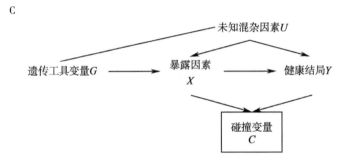

附图 18-6　孟德尔随机化研究中碰撞偏倚示意图

（赵　健）

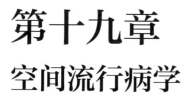

第十九章
空间流行病学

【目的】

1. 熟悉空间流行病学的定义及其研究中出现的偏倚和混杂。
2. 熟悉地理信息系统的定义及其应用。
3. 掌握空间流行病学的研究内容、空间数据和空间自相关。

【基本概念】

1. **空间流行病学**　流行病学的一个分支，是一门描述、定量和解释疾病在地理上分布变化的学科。其利用地理信息系统和空间分析技术，描述和分析人群疾病、健康和卫生事件的空间分布规律，探索影响特定人群健康状况的因素，为疾病防治、健康促进以及卫生保健提供服务。

2. **空间数据**　又称几何数据，用来表示物体的位置、形态、大小分布等各方面信息，是对真实世界中存在的具有定位意义的事物和现象的定量描述。空间数据一般具有空间、时间和属性三个维度。

3. **地理信息**　是指表征地理圈或地理环境固有要素或物质的数量、质量、分布特征、联系和规律等的数字、文字、图像和图形的总称。

4. **栅格数据**（raster data）　是指将空间分割成有规律的网格，每一个网格称为一个单元，并在各单元上赋予相应的属性值来表示实体的一种数据形式。每一个单元（像素）的位置由其行列号定义，所表示的实体位置隐含在栅格行列位置中，其中的每个数据表示地物或现象的非几何属性。

5. **矢量数据**（vector data）　是指在直角坐标中，用 x、y 坐标表示地图图形或地理实体位置和形状的数据。矢量数据一般通过记录坐标的方式来尽可能地将地理实体的空间位置表现得准确无误。

6. **地理信息系统**（geographic information systems，GIS）　是在计算机软、硬件的支持下，运用系统工程的理论与方法，对空间相关数据进行输入、管理、分析、模拟和显示，为研究和决策提供信息的技术系统。

7. **遥感**（remote sensing，RS）　顾名思义即遥远的感知，广义上的遥感泛指一切无接触的远距离探测，包括对电磁场、力场、机械波（声波、地震波）等的探测。狭义上的遥感是指应用探测仪器，不与探测目标相接触，借助电磁波从远距离对地面进行观测，根据目标反射或辐射的电磁波特性，经过校正、变换、图像增强和识别分类等方法处理，快速获取大范围地物特征和周边环境信息的一种先进的综合性空间探测技术。

8. 全球定位系统（global positioning system，GPS） 又称全球卫星定位系统，是一项结合卫星及通讯发展的技术，利用导航卫星进行测时和测距的中距离圆形轨道卫星导航系统。其是能在海、陆、空进行全方位、高准确度地授时、实时定位、导航和测速的综合性卫星导航定位系统。

9. 空间自相关（spatial autocorrelation） 指变量在同一个分布区内的观测数据之间潜在的相互依赖性。它是针对同一个属性变量而言，当某一测样点属性值高，而其相邻点同一属性值也高时，为空间正相关；反之，为空间负相关。

【重点与难点解析】

1. 空间差异与空间异质性

解析： 空间差异（spatial disparity）和空间异质性（spatial heterogeneity）是两个不同的概念，二者不可混为一谈。空间差异是指不同地域范畴因为（社会、经济或人口等）发展水平及其结构不同，而产生的差异。空间异质性是指因为空间位置的不同而引发的获取到不同的数据。

2. 空间流行学中空间数据的维度

解析： 空间数据的维度是指独立参数的数目，此处是指独立的时空坐标的数目。空间数据一般具有空间、时间、属性三个维度。

（1）空间维度用来表示现象或物体的空间位置。记录空间实体的位置、几何特征（形状、大小等）和相邻物体的拓扑关系。

（2）时间维度用来表示现象或物体随时间的变化，其变化的周期可分为短期、中期、长期。

（3）属性维度常用来表示现象或物体的性质特征，如个体是否发病、患病或死亡。

3. 空间流行病学的主要研究内容

解析： 空间流行病学的主要研究内容包括：

（1）疾病地图：常被用来描述疾病发生情况的地理分布模式，是反映疾病地理分布状况的一种专题地图。疾病地图属于描述性研究，可用来呈现疾病风险的空间变异，帮助人们初步了解疾病的空间分布规律，据此提供关于疾病病因的研究假设，以供进一步研究。

（2）地理相关研究：属于分析性研究，是在生态学尺度上研究健康与暴露因素（如大气、水和土壤等环境因素，吸烟和饮食等生活方式以及 GDP 等社会经济学因素）之间的关系。地理相关研究与疾病地图的统计学模型基本相同。区别在于，前者重在分析，主要回答病因学的问题；后者重在描述，主要展示疾病的分布。

（3）点源或线源危险性评价：即评估在某特定位置（如污染源）周围的疾病风险变化，回答该污染源是否引起了某疾病发病风险的增高。这与空间全局聚集性检验和局部聚集簇探测不同，需要使用特定的分析方法，即焦点聚集性检验，该方法用于检验在一个事先确定的点、线或其他可疑源附近是否有局部聚集簇的存在以及其周围风险的变化模式。

（4）聚集性检测与疾病的聚集性分析：利用空间统计分析的方法对疾病的空间聚集性进行识别，从而提供相应的病因线索。即从全局看疾病的分布是否有聚集性，从局部看疾病的聚集区域位于哪里。此类研究都是在没有相关研究假设的基础上开展的，研究中并没有收集可能的导致疾病聚集的潜在危险因素，因此难以全面解释疾病聚集的原因，但至少可以提供一些关于病因方面的研究假设，为后续的深入研究提供线索。在实践工作中，如果和疾病监测数据进行有效结合，即使没有特定的病因假设，也可以做到早期发现疾病风险升高的信号，从而达到预测预警的目的。

（5）空间危险因素分析：利用空间统计分析的方法，从空间上探讨危险因素及其效果分布，从而为疾病防控措施的制定提供依据。

4. 莫兰指数（Moran's I）是较广泛使用的一种空间自相关性判定指标，其取值范围与意义

解析： Moran's I 的值介于 $-1 \sim 1$ 之间。Moran's I>0 为空间正相关，数值越大表示空间分布的相关性越大，即空间上聚集分布的现象越明显；Moran's I<0 表示空间负相关，其值越小，空间差异越大；Moran's I 趋于 0 时，代表空间分布呈现随机分布。

5. GIS 的基本功能或能解决的核心问题

解析： 作为地理数据的处理与分析系统，GIS 的目的是获取有用的地理信息和知识，并回答以下问题：

（1）位置问题：一般可通过对地理对象的位置（坐标、乡镇/街道、村等）进行定位，利用查询获取其属性信息，如村名、村的人口数、某街道某病的患病人数、绿化面积等。

（2）条件问题：满足给定条件下地理对象的分布，可通过地理对象的属性信息列出条件表达式，进而找到满足条件的地理对象的空间分布位置。

（3）趋势问题：即某个地方发生的某个事件及其随时间的变化过程，要求 GIS 根据已有的数据（现况数据和历史数据等），能够对现象的变化过程做出分析判断，并能对未来做出预测，如：在疾病疫情研究中，可以利用当前的和历史的疫情数据，对未来疫情做出分析预测。

（4）模式问题：即空间对象的分布模式问题，揭示空间对象的空间关系，如：城市中不同功能区的分布与居住人口分布的关系模式、地面气温随海拔升高而降低导致山地自然景观呈现垂直地带分异的模式等。

（5）模拟问题：即某个地方如果具备某种条件会发生什么的问题，是在模式分析和趋势分析的基础上，建立现象和因素之间的量化模型关系，从而发现具有普遍意义的规律。

6. GIS 在流行病学领域的应用

解析： GIS 在流行病学领域有广泛的应用，能为流行病学研究中空间数据的管理和分析提供有效的工具。

（1）用于流行病数据的可视化，例如通过 GIS 可视化各种疾病（如血吸虫病、疟疾、流感、结核病和肿瘤等）的发病率或患病率的地图分布。

（2）进行空间数据分析，例如进行疾病的空间自相关分析以及热点分析等。

（3）建立空间模型分析疾病和其周围环境因素的关系，可以考虑特定位置中影响疾病分布的各种因素，如地理因素（地形、地貌）、土壤因素、景观种植格局、气象因素和人文社会因素（人口密度、经济状况等），探索疾病的影响因子。例如在非洲疟疾传染的研究中，可使用遥感图像计算的归一化植被覆盖指数（normalized difference vegetation index，NDVI）来建模分析植被与疟疾分布的关系。

7. 流行病学的空间数据来源及分类

解析： 流行病学空间数据库中的数据包括基础地理数据（如电子化地图、基础地形图、交通道路）、自然环境数据（如地形、地貌和水系等）、社会经济数据（如人口总数、人口密度、人均生产总值、地区产业结构和交通情况）和流行病学数据（如疾病监测数据和危险因素数据等）等各种空间特征和属性特征的数据。

空间数据根据记录形式不同可分为图形图像记录的数据和文字记录的数据两大类。前者属于空间特征数据，主要有地图、照片、遥感影像、规划图等；后者属于属性特征数据，主要包括各类调查报告、社会统计数据、疾病监测数据和现场调查的原始记录等经典流行病学的常用数据。

8. 空间数据获取的方式

解析： 依据空间数据在计算机中存储的逻辑结构不同，空间数据的获取方式可分为三种：

（1）基于栅格结构的数据获取：栅格结构的数据通过位置来表述空间实体，来源非常广泛，主要通过遥感、扫描仪和摄像机等设备获取，矢量数据转换、规则点采样、不规则点采样和插值等途径获得。

（2）基于矢量结构的数据获取：矢量数据的获取与输入对构建空间数据库非常重要。一般而言，矢量结构的空间数据获取和输入的主要途径包括人机交互输入、栅格 - 矢量转换、测量仪器获取（如 GPS）、现成的矢量数据（由软件商和数据提供商提供）及地图跟踪数字化（数字化仪）等。

（3）属性数据获取：属性数据主要来源于两种途径：①直接的调查和科学试验，即第一手或直接的属性数据，如流行病学现场调查所获取的疾病数据资料；②别人调查或试验的数据，即属性数据的间接来源，也称为第二手或间接的属性数据，主要是调查人员通过搜集多种文献资料，摘取现成数据通过整理、融合、调整和归纳形成。

9. 栅格结构与矢量结构的比较（表 19-1）

表 19-1 矢量结构与栅格结构的比较

比较内容	矢量结构	栅格结构
数据结构	复杂	简单
数据量	小	大
图形精度	高	低
图形运算、搜索	复杂、高级	简单、低级
遥感影像格式	要求比较高	不高
图形输出	显示质量好、精度高,但成本比较高	输出方法快速、质量低、成本比较低廉
定位精度	高	低
数据共享	不易实现	容易实现
拓扑和网络分析	容易实现	不容易实现

10. 空间流行病学研究中的偏倚和混杂

解析: 空间流行病学与传统流行病学研究一样,也存在偏倚和混杂,影响研究结果的有效性。空间流行病学研究中存在以下几种偏倚和混杂形式,有些可以明确识别,另一些却不是很明显:①选择性偏倚;②确证、分子和分母偏倚;③由疾病诱导期 / 潜隐期的选择和暴露 - 疾病模式的错误载明所致的偏倚;④暴露不准确偏倚;⑤显著性检验;⑥生态学偏倚;⑦社会 - 经济混杂。

【案例】

案例 19-1

分析某个省在一定区域内非处方(OTC)药购买水平的聚类趋势,是否可以使用高 / 低聚类分析方法分别对不同研究区域进行分析,然后将分析生成的 Z 得分或 P 值进行比较。

案例 19-2

在慢性病与环境污染关系的研究中经常会出现社会 - 经济混杂,该如何处理?

案例 19-3

在一项对美沙酮门诊接受治疗的吸毒人群 HIV 和 HCV 感染的聚集性研究中,每个乡镇在美沙酮门诊接受治疗的吸毒人数在 15 ~ 300 人之间,分析指标为以乡镇为单位计算的感染率,并对感染率进行了 Empirical Bayes 调整,采用的空间统计分析方法是局部空间自相关和时空扫描统计量，部分结果如图 19-1。图中红色的区域代表高感染率聚集区，蓝色区域代表低感染率聚集区，图中字母 A ~ S 代表县名。

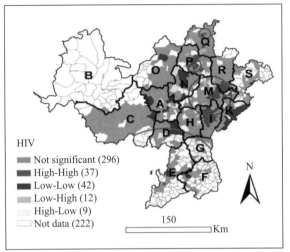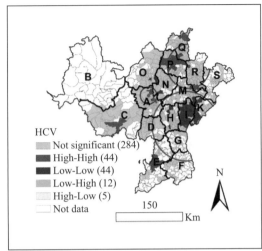

图 19-1　在美沙酮门诊接受治疗的吸毒人群 HIV 和 HCV 感染的聚集性分布图

1. 吸毒人群的 HIV 和 HCV 感染在研究区域的空间分布有何不同？

2. HIV 和 HCV 感染有相同或相似的传播途径，为什么它们在研究区域的空间分布不同？

3. 为什么要对感染率进行调整？

案例 19-4

在一项影响美沙酮门诊治疗的吸毒者 HIV 感染因素的研究中，研究者调查收集了在美沙酮门诊接受治疗的吸毒者的 HIV 感染数据及相关影响因素的数据，同时给每个调查对象匹配其所在乡镇质心的经纬度，采用地理加权 logistic 回归分析方法分析吸毒者的 HIV 感染影响因素，部分结果如图 19-2，图中字母 A ~ S 代表县名。

1. 地理加权 logistic 回归分析的结果与传统 logistic 回归分析的结果有何不同？

2. 对于同一个因素，地理加权 logistic 回归分析的结果显示其联系效应 OR 值在不同区域是不同的，有的区域有统计学意义，有的没有，甚至会出现联系方向相反的结果，为什么在不同地方 OR 的数值会出现不同？这些结果对于疾病防控措施的制定有何提示？

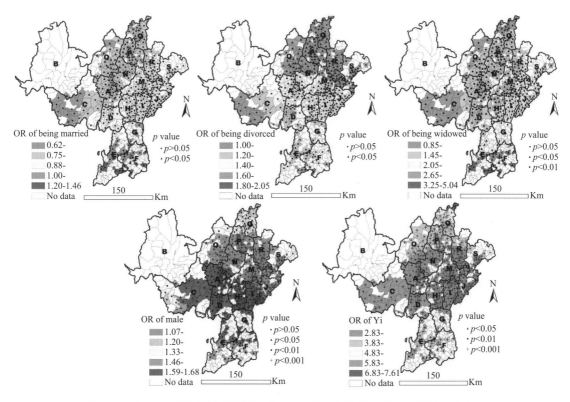

图 19-2　与 HIV 感染相关联的婚姻状况、男性和彝族的调整 *OR* 值地理分布图

【思考题】

全局莫兰指数有时会得到大于 1 或小于 −1 的值，为什么？

附 案例解析与思考题答案

案例解析

案例 19-1 分析

实际上是不能进行比较的，除非用于分析的研究区域和参数是固定的（对于所有要比较的分析都一样）。例如，如果研究区域由一组固定的面构成并且分析参数固定，则可以比较不同时间的某属性变量的 z 得分。即在每个时期进行高/低聚类分析，如果发现 z 得分在统计学上具有显著性并且值在增加，则可以推断出高 OTC 购买的空间聚类程度在增加。

案例 19-2 分析

处理方法有间接标准化法和回归模型法等。间接标准化法是指先对研究分析单位上的"贫困"从群体水平上进行测量，得到"贫困"指标，然后将"贫困"指标分层对期望病例数进行调整。在回归模型法中可以引入 GDP 变量。

案例 19-3 分析

1. 吸毒人群的 HIV 和 HCV 感染在研究区域的空间分布既有重叠又有分离的现象。比如在 P 县，HIV 和 HCV 都是高感染分布的区域；而在 I 县，HIV 感染为高感染区域，但 HCV 为低感染区域。

2. HIV 和 HCV 都可以通过血液（如注射吸毒、输血和血制品）、性接触和母婴等途径传播。引起 HIV 和 HCV 感染在空间上分布不同的主要原因是 HIV 传染源和 HCV 传染源分布或进入的时间不同引起的。比如，I 县已经有比较多的 HIV 传染源存在，并通过吸毒、性接触和母婴等途径传播造成 HIV 在该县高度流行；但 HCV 传染源还没有进入该县或只有少数传染源进入，还没有造成 HCV 在该县流行。

3. 因为有些乡镇观察的吸毒人数比较少，容易导致感染率波动较大，影响聚集性分析的结果，故需要对感染率进行调整。

案例 19-4 分析

1. 对于某一个因素，传统 logistic 回归分析的结果一般只能得到一个调整 OR 值及其置信区间以及相应的统计量和 P 值；地理加权 logistic 回归分析的结果可以得到研究区域内不同地点的调整 OR 值及其相应的统计量和 P 值，并可以用地图可视化这些结果。

2. 人的一些行为特征或状态可能会受到当地风俗习惯、宗教、经济发展以及当地是否存在传染源等的影响，同样的行为特征或状态可能会对疾病的发生产生不同效应的影响。比如"婚姻状态"这个因素，对处于婚姻比较保守的地区，结婚后很少有出轨的现象；而在性比较开放的地区，结婚后常有出轨现象。这样在婚姻比较保守的地区，结婚可能会减少 HIV 的感染。再如在一个注射吸毒的人群，如果这个人群中没有 HIV 感染者，即使共用注射器，也不会造成 HIV 在该人群中传播。

地理加权 logistic 回归分析的结果可以帮助对不同地区有针对性地实施不同的干预措施，真正做到疾病的精准防控。

思考题答案

全局莫兰指数（Global Moran's I）通常介于 $-1 \sim 1$ 之间。这只有对权重进行了行标准化（行标准化，就是在做空间距离矩阵的时候，对矩阵中的每一行，求和后，每个元素除以所在行元素之和这种标准化操作）时才会这样。如果没有对权重进行标准化处理，则指数值可能会落在 $-1 \sim 1$ 的范围之外，表示参数设置有问题。最常见的问题如：当数据严重偏斜（创建数据值的直方图可了解此情况），空间关系的概念化或距离范围的设置使得某些要素的相邻要素非常少。全局莫兰指数统计量是渐进正态的，这意味着，对于偏斜数据，每个要素至少需要具有 8 个相邻要素。为距离范围或距离阈值参数计算的默认值可确保每个要素至少具有 1 个相邻要素，但这可能不够，尤其是在输入数据中的有些值出现严重偏斜时。

（周艺彪）

第四篇

应用篇

第二十章

分子流行病学

【目的】

1. 理解分子流行病学概念及其与传统流行病学的区别与联系。

2. 了解并掌握生物标志物的应用范围及其与疾病病程的关系。

3. 学会应用分子生物标志物分析并预测疾病的发病风险。

【基本概念】

1. **分子流行病学** 分子流行病学是一门研究人群和生物群体中医学相关生物标志物的分布及其与疾病/健康的关系和影响因素，并探讨如何防治疾病和促进健康的科学。

2. **血清流行病学** 应用血清学方法对血清中各种成分（包括抗原、抗体、代谢产物、生化物质、营养成分及遗传因子等）的出现和分布进行研究，以阐明疾病及健康状态在人群中的分布及其影响因素，并在采取预防控制措施后应用血清学方法来考核其效果的科学。

3. **生物标志物** 是指可测定的能反应生物体与环境因子相互作用后所发生改变的物质，分为暴露标志物、效应标志物和易感性标志物。对生物标志物的检测是测量致病物暴露水平、探讨致病物暴露与健康损害关系的一种重要手段。

4. **暴露标志物** 指机体生物材料中外源性化学物及其代谢产物或外源性物质与某些靶细胞或靶分子间相互作用的产物。

5. **效应标志物** 能够反应致病物质或其代谢物的早期生物学效应、机体结构或功能改变，以及可识别的生理、生化、行为或体内其他改变的效应指标，统称为效应生物标志物。

6. **易感性标志物** 宿主的遗传变异、营养状况、免疫史等反映个体对环境危险因素易感性与耐受性的生物标志物统称为个体易感性标志物。

7. **表观遗传学** 指在基因的 DNA 序列没有发生改变的情况下，因其空间结构变化引起的基因表达的激活或抑制，从而影响功能蛋白的表达及其生物学活性，最终导致表型的变化。常见的表观遗传现象包括 DNA 甲基化、基因组印迹、组蛋白密码等。

8. **人类基因组流行病学** 是指应用流行病学与基因组信息相结合的研究方法，开展以人群为基础的研究，以评价基因组信息对人群健康和疾病的流行病学意义，是遗传流行病学与分子流行病学交叉的研究领域。

【重点与难点解析】

暴露标志物（exposure biomarker，M_{exp}）、效应标志物（effect biomarker，M_{eff}）、易感性

标志物（susceptibility biomarker，M_{sus}）的分子流行病学应用范畴和检测技术，如图 20-1、表 20-1、表 20-2 所示。

解析：

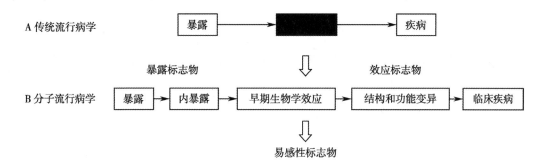

图 20-1　传统流行病学和分子流行病学的区别与联系

表 20-1　分子流行病学研究中常用的生物样本类型

生物样本	生物标志物举例
血液	基因、性激素、代谢物、甲基化、细胞因子、蛋白质、感染物、毒物
呼气(呼出的空气)	挥发性有机化合物、氢气、二氧化碳、乙醇、异戊二烯
唾液	皮质醇、药物、酒精、氨基酸、环境毒素、微量元素、毒物
皮肤	微生物、蛋白表达、细胞因子、组织
组织(福尔马林固定和石蜡包埋/冷冻)	转录组、基因组、蛋白质、甲基化、代谢物、组织标记
尿液	激素、蛋白表达、微生物组、可替宁、代谢物、毒物
汗液	电解质、蛋白表达、脂质、代谢物、离子浓度、免疫球蛋白
痰液	感染物、炎症、免疫细胞
精液	精子质量和形态、活性氧、蛋白质、性激素
胎盘、胎粪、脐带血	性激素、污染物、重金属、免疫标志物、氧化应激
鼻咽拭子	感染物、蛋白质、RNA
指甲	重金属、硒、砷、尼古丁
肌肉	形态学、甲基化、RNA
头发	皮质醇、重金属、酒精、毒物
支气管肺泡冲洗液	免疫细胞数量、细胞因子、pH、氧化应激、毒物

生物样本	生物标志物举例
骨髓	蛋白质、转录组、突变、脂肪细胞、组织学
乳汁	杀虫剂、营养素、激素、细胞因子、生长因子、乳腺细胞

表 20-2　分子流行病学研究中常用的分子生物学检测技术

分子生物学技术	描述
核酸技术	核酸是生物体的重要组成成分,基因序列分析与基因分型是分子流病学研究中十分重要的手段。常用的核酸检测技术包括核酸电泳图谱、核酸酶切电泳图谱、核酸分子杂交技术、核酸体外 PCR 扩增等
蛋白质技术	以蛋白质结构和功能为基础,从分子水平上认识疾病是分子流行病学发展的主要方向之一,随着分子生物学的发展,越来越多的蛋白质序列被测定和发现。常用的蛋白质技术包括凝胶电泳、蛋白质转印杂交、蛋白质测序等
血清学技术	血清学指标的检测与研究无论在传染病还是非传染病的防治中均发挥着其他生物学技术不可替代的作用,血清学的生物标志物是分子流行病学的重要研究内容之一。常用的血清学实验技术包括沉淀反应、电泳技术、酶联免疫吸附试验、免疫荧光技术、放射免疫技术等
免疫学技术	机体免疫系统在暴露于某环境因素时会继发产生某些以免疫分子为主的特定标志物,这些生物学标志物参与了免疫系统的保护、调节和病理过程,这对解开暴露与疾病之间的"黑匣子"之谜具有重要作用。常用的免疫学技术包括免疫细胞表面标记、增殖试验、杀伤试验等
其他技术	酶学技术(多位点酶电泳法)、色谱技术、生物芯片技术等

【案例】

案例 20-1

在研究暴露与疾病结局的关联时，分子流行病学与传统流行病学的研究方法有什么不同？试以 2 型糖尿病为例说明分子流行病学在揭示糖尿病发病机制中发挥的作用。

案例 20-2

2019 年年底，一种新型冠状病毒（COVID-19）被发现，其具有极强的传播力，引起了世界性的大流行。该病毒为单股正链 RNA 病毒，属于 β 冠状病毒属，与 SARS-CoV 的基因组较为相似，被命名为 SARS-CoV-2。RNA 病毒在复制过程中较易出错，截至 2021 年 11 月，SARS-CoV-2 在世界范围内已出现多种变异株，其中有 5 种被 WHO 列为"关切变异株"，分别为最早在英国、南非、巴西以及印度报道的 Alpha（B.1.1.7）、Beta（B.1.351）、Gamma（P.1）、Delta（B.1.617.2），以及后来于南非报道的 Omicron（B.1.1.529）变异株。

新型冠状病毒核酸检测（RT-PCR）是当时应用最为广泛的人群筛查手段，此外还有 SARS-COV-2 抗体的血清学检测等方法。为预防和控制 COVID-19 的大流行，多款疫苗已经研发并投入使用，包括灭活疫苗、腺病毒载体疫苗、重组亚单位疫苗等。结合上述案例信息，试述分子流行病学在传染性疾病的防控中具有哪些作用和优势？

案例 20-3

胰岛素依赖型糖尿病（insulin-dependent diabetes mellitus，IDDM），即 1 型糖尿病，好发于儿童和青少年。Heaton 对 IDDM 患者未被诊断为糖尿病的同卵双胞胎兄妹进行了空腹血糖、胰岛素、胰岛素原等指标的测定，结果发现：这些尚未罹患 IDDM 的双胞胎，虽然空腹血糖和胰岛素水平处于正常范围，但其空腹胰岛素原水平明显高于健康对照。如何理解这一现象？为早期识别糖尿病易感人群，从该现象中可以得到哪些启示？

案例 20-4

肿瘤标志物是在恶性肿瘤发生和增殖过程中，由肿瘤细胞的基因表达而合成分泌或由机体对肿瘤反应异常产生或升高的一类物质，包括蛋白质、激素、胺类及癌基因产物等。此外，当一些生物标志物与肿瘤相关，并可用于肿瘤的检测和诊断时，这类生物标志物也可以被称为肿瘤标志物。请从肿瘤筛查角度说明如何利用肿瘤标志物辅助肿瘤筛查，并列举 2~3 个常见的用于肿瘤筛查的标志物？

案例 20-5

随着人类基因组计划的提出及实施，新的组学测序技术不断涌现，如高通量测序技术，因其能快速获得高维多组学数据，探究多源数据间的内在关联，从而帮助人们全面认识生命系统。MUN D G 等采用多层组学联合分析的方法，研究 80 对胃癌患者的癌组织和癌旁组织配对样本的基因和蛋白组图谱，鉴定出早发人群中弥漫性胃癌不同类型的 DNA 和蛋白标志物，为慢性胃癌的风险分层和治疗提供了准确、高效的诊断信息。基于本案例，解释说明为什么整合多组学数据分析能提高肿瘤诊断的准确性和临床应用性？其与单组学分析相比有何优势？

案例 20-6

黄曲霉毒素是由真菌产生的化合物，容易出现在霉变花生和谷物中，早在 20 世纪 60 年代，黄曲霉毒素已在许多动物模型中被确定为是肝脏致癌物，但由于难以测定黄曲霉毒素的个体暴露情况，在很长一段时间内缺乏直接的人群证据。如果你是研究人员，想要探讨黄曲霉毒素暴露是否为人类肝癌的危险因素，应如何设计研究方案？试从传统流行病学和分子流行病学角度分别考虑如何设计。

案例 20-7

2020 年 2 月 16 日一名 8 岁男孩陈某某 HIV-1 抗体确证结果为阳性，该患儿一直由家人照顾，生活轨迹简单，3 岁前主要生活在 DZ 县，3 岁以后主要生活在 XD 区。为查明其感染来源和传播途径，研究人员开展了一系列传统流行病学调查和分子流行病学分析。在经过传统流行病学调查和检测后，排除了母婴传播和家庭内传播的可能性。后了解到该患儿曾于 2018 年 8 月 13 日在 XD 区 B 医院接受过包皮环切手术，存在术中出血情况，医生自述无伤口，戴手套进行吻合器环切术，未触碰患者出血点，术前进行血常规检查，但未开展 HIV 检测，术后患儿因包皮轻度水肿入院，由王某为其换药。对进行手术的 2 名医生王某和刘某某进行 HIV-1 抗体检测，刘某某检测结果为阴性，王某检测结果确证为 HIV-1 抗体阳性。

1. 对该患儿进行传统流行病学调查应包括哪些内容，什么情况下可以排除母婴传播和家庭内传播的可能性？

2. 根据题干的线索，现怀疑该患儿可能的感染途径和感染源是什么，为进一步查明推测，还需要哪些分析和证据？

案例 20-8

结直肠癌（CRC）是全球范围内常见的三大恶性肿瘤之一，晚期患者的预后很差，但筛查可以实现早期发现和切除癌前病变从而降低 CRC 死亡率。结肠镜检查是目前诊断结直肠肿瘤的金标准。然而，作为侵袭性的检查手段，普通民众接受度不高且需耗费大量的人力、物力和财力，因此如何合理配置有限的肠镜资源，实现最大程度的肠镜筛出率极为重要。为实现这一目标，首先需对人群进行 CRC 风险分层，以确定哪些人属于高危人群从而进行肠镜筛检。考虑到 CRC 的发生受遗传因素影响，试述应如何进行研究设计，以识别结直肠癌遗传风险人群？

案例 20-9

血浆蛋白被视为神经系统疾病风险的生物标志物，但目前关于血浆蛋白水平的遗传和表观遗传决定因素尚不完全清楚。为此，研究人员基于洛锡安出生队列（LBC1936）对 92 种神经相关蛋白水平开展了全基因组（GWAS）和表观基因组关联研究（EWAS），以识别与 92 种神经相关蛋白血浆水平有关的遗传和表观遗传位点。结果共发现 41 个独立的全基因组显著性位点 pQTLs（$P<5.4\times10^{-10}$）与 33 种蛋白水平有关，26 个全表观基因组显著性 CpG 位点（$P<3.9\times10^{-10}$）与 9 种蛋白水平相关。为了探索调节血浆蛋白水平的分子机制，研究人员通过共定位分析整合 pQTL（protein quantitative trait locus）和 eQTL（expression quantitative trait locus）数据，以测试 pQTL 是否影响基因表达；结果发现对于三种蛋白质，存在强有力的证据支持基因表达水平和蛋白质水平共享同一个因果变异（后验概率 >0.95）。

1. 该研究涉及了哪些类型的生物标志物？
2. 简述 GWAS 和 EWAS 的区别与联系？

3. 如果进一步判断基因表达与蛋白水平是否存在因果关系，可以采用什么研究设计？

【思考题】

使用生物标志物评估个体暴露状态时需要注意哪些问题，可能存在哪些偏倚？

附 案例解析与思考题答案

案例解析

案例 20-1 分析

传统流行病学在探讨疾病的病因、研究疾病的危险因素以及预防和控制疾病等方面都起着十分重要的作用，但传统流行病学在研究暴露与疾病的关系时，通常从宏观出发观察人群是否暴露于某病因或危险因素，然后根据最终发病、死亡或出现其他事件的结果来推断疾病的潜在病因，难以揭示从接触暴露到出现结局的中间变化过程的"黑匣子"。随着分子生物学技术的发展，分子流行病学的出现为揭示暴露与结局之间的"黑匣子"提供了可能。目前普遍认为，2 型糖尿病是遗传和环境因素共同作用的结果，在此过程中，发生了一系列生物学改变，从而增加了 2 型糖尿病的发病风险。应用分子生物学技术从基因和分子水平阐明生物标志物在人群中的分布及其与糖尿病的关系和影响因素，有利于揭示遗传和环境因素导致糖尿病发生的中间事件及潜在机制，打开传统流行病学中的"黑匣子"，为糖尿病的病因学研究和预防措施评价开辟新的途径。

案例 20-2 分析

在 COVID-19 大流行中，分子流行病学方法和技术的应用对相关病原体 SARS-CoV-2 的识别，传染源、传播途径的探查，SARS-CoV-2 进化变异规律的研究，以及疫苗研发等环节起到了重要作用。以往病原体的检测分型主要依靠血清学和生化学，但病原体的表型特征具有易变性和不稳定性，而遗传学基因分型更为稳定可靠，因此目前基因组测序技术已成为 SARS-CoV-2 等病原体序列识别和分析的首选。同时，SARS-CoV-2 的成功分离及其序列和结构的识别，也为后续疫苗的研发提供了基础。在人群筛检方面，SARS-CoV-2 核酸检测和抗体血清学检测等分子流行病学技术提供了快速便捷的人群筛检和诊断方法。并且，通过对 SARS-CoV-2 不同分型和变异株的毒力、传播力等进行对比和研究，了解病毒的进化和变异特征，能够为进一步的疫情防控提供重要的理论依据和指导。此外，分子流行病学方法和技术的应用，也有助于为传染源的追踪和传播途径的确定提供更为准确的依据和更便捷的方法。

案例 20-3 分析

一些具有 IDDM 易患倾向的人群，在尚未出现临床 IDDM 症状前数月，甚至数十年，即处于亚临床期时，即使血糖等指标正常，但其体内胰岛素原、胰岛素分泌功能、胰岛细胞自身抗体、谷氨酰胺脱羧酶自身抗体等生物标志物的结构和功能已发生改变，β 细胞受损，大大降低了胰岛合成和分泌胰岛素的能力，可能增加未来罹患 IDDM 的风险。这一现象说明，在个体出现糖尿病结局前，体内一些相关指标的水平就已发生变化，如果利用这些相关指标作为生物标志物，通过监测这些生物标志物的水平可以达到早期识别糖尿病高危人群的目的，从而实现糖尿病的早期预防，降低疾病损伤。

案例 20-4 分析

目前肿瘤标志物已被广泛应用于肿瘤的筛查，其中结直肠癌序贯筛查方案就是肿瘤标志物辅助肿瘤筛查的典型案例之一。目前国内常用的结直肠癌筛查方案是使用粪便免疫化学试验（FIT）初筛识别高危人群。FIT 是通过检测粪便中血红蛋白含量来判断是否存在消化道出血，FIT 阳性者进一步利用结直肠镜检查精筛，此方法有助于提高筛查接受度，同时合理利用肠镜资源，降低筛查费用。此外，常用的肿瘤标志物还有：用于原发性肝癌筛查的血清甲胎蛋白（AFP），用于宫颈癌筛查的人乳头瘤病毒（HPV）检测，用于前列腺癌筛查的前列腺特异抗原（PSA）等。

案例 20-5 分析

肿瘤是一种复杂的系统性疾病，涉及 DNA、RNA、蛋白质和代谢水平等多种异常。近年来，胃癌呈现年轻化的发病趋势，组学技术已被用于胃癌的研究，例如案例中的基因组和蛋白质组学。一方面，生物体的基因水平特征相对稳定、不易受环境影响；另一方面，分子生物学检测技术具有特异性和灵敏度高、稳定性好、检测所需样本少等优点，生物学分型更为明确，因而可以提高肿瘤诊断的准确性。此外，基因组和蛋白组联合分析提供了有效的策略来整合不同类型的基因组和蛋白组数据，且 DNA 和蛋白质丰度之间的相关性能够提供与早发胃癌患者存活相关的潜在癌基因和肿瘤抑制因子。因此，确定多种检测水平的异常变化对胃癌的早诊早治，以提高患者的生存率具有重要的临床意义。

当前，基因组学、转录组学、蛋白质组学、微生物组学及代谢组学数据已经用于肿瘤分析。但通过单一组学进行肿瘤诊断还存在局限性，原因在于单组学数据展现的只是生命对象的一个视角，难免以偏概全，对肿瘤诊断造成影响。多组学数据整合与单组学相比，能更深入地了解肿瘤从一个组学级别到另一个组学级别信息流的变化，揭露更多的组学信息，从而有助于更为全面地理解疾病。

案例 20-6 分析

如果从传统流行病学考虑，由于传统暴露评估方法难以测定个体暴露情况，即个人黄曲霉毒素的暴露难以评定，此时可采取生态学研究的方法，即通过比较不同地区粮食受黄曲霉毒素污染的程度与当地人群肝癌发病率的情况，推断黄曲霉毒素暴露与肝癌发病风险之间是否存在关联。但生态学研究仅能提供一定的线索，群体暴露水平无法代表个体的真实暴露情况，可能存在生态学谬误。

随着检测技术的发展和生物标志物的应用，分子流行病学应运而生，目前已经可以通过测定血清和尿液中的黄曲霉毒素 B1（AFB1）及其代谢产物 AFP1 和 AFM1，以及 DNA 加合物 AFB1-N7-dG 等来定量评估个体的黄曲霉毒素暴露情况，可以使用这些生物标志物作为暴露标志，利用巢式病例对照设计来探讨黄曲霉毒素与人群肝癌发生风险之间的关联。事实上，一项基于上海人群的大规模前瞻性队列研究已经发现，与未在尿液中检测到黄曲霉毒素的人相比，在尿液中能检测到黄曲霉毒素暴露标志物者发生肝癌的 RR 为 2.4（95%CI：1.0 ~ 5.9），在校正乙型肝炎病毒感染、受教育水平、饮酒和吸烟的潜在混杂后，黄曲霉毒素代谢物对肝癌的 RR 可达 3.8（95%CI：1.2 ~ 12.2）。

案例 20-7 分析

1. 流行病学调查应包括性别、年龄、职业、居住地、户籍、家庭成员情况等人口学信息，可能感染途径等（是否有输血史、是否母婴传播、是否有性侵史等）相关信息收集。应对患儿父母、爷爷奶奶、兄弟姐妹等家庭成员进行调查并进行 HIV-1 抗体检测，在母亲既往无 HIV 感染史且抗体检测阴性的情况下，可以排除母婴传播的可能性，其他密切接触的家庭成员均无 HIV 感染史且抗体检测呈阴性可以排除家庭内传播的可能性。

2. 根据题干信息，怀疑该患儿最有可能的感染途径来自包皮环切术，但医生王某自述在手术过程中未与该患儿存在体液交换的相关接触。考虑到可能存在回忆偏倚，通过调查对象自述无法获得准确的信息，应进一步通过分子流行病学方法确定两者是否存在感染的可能。采集该患儿和医生王某的血样，然后进行 RNA 提取、扩增和测序，可采用巢式 RT-PCR 扩增 HIV-1 pol 基因片段，通过 DNA 序列构建系统进化树和分子传播网络分析其传播关系，并可进一步进行耐药突变位点分析。若结果显示两者病毒亚型一致，毒株之间的 pol 基因距离较近，在分子传播网络上单独成簇，两者耐药相关基因的突变位点较一致，并且王某的样本序列更加靠近祖先株，则可以认为该患儿是由王某传播所致的医源性 HIV 感染。

案例 20-8 分析

首先可以采用病例对照研究设计，开展全基因组关联分析，识别 CRC 相关的单核苷酸多态性（SNP）位点。由于单个 SNP 对疾病结局的影响较小，可以使用去除连锁不平衡影响（$r^2 < 0.1$）后的所有 CRC 相关 SNPs（$P < 5 \times 10^{-8}$）构建多基因风险评分（PRS）。使用 PRS 通过 logistic 回归构建遗传风险预测模型，从而识别出 CRC 遗传风险高的人群，同时可以结合年龄、性别等因素进一步提高预测能力，筛选出高危人群，并可计算人群中 PRS 得分不同者的 10 年绝对风险等指标，估计该遗传风险预测模型应用于人群的潜在公共卫生效应。

案例 20-9 分析

1. 研究涉及易感性标志物（pQTL、CpG、eQTL）和效应标志物（血浆蛋白）。

2. 区别：GWAS 是在全基因组范围测试遗传变异（如单核苷酸多态性）与疾病的关联，

鉴别出与疾病相关的遗传变异位点。EWAS 是在表观基因组范围内测试表观遗传变异（如 DNA 甲基化）与疾病的关联，鉴别出与疾病相关的表观遗传变异位点。联系：EWAS 是从 GWAS 中获得启发，发展形成。EWAS 与 GWAS 互为补充，将表观遗传学变异、遗传变异和复杂疾病进行关联，在表观遗传学和遗传学层面对复杂疾病的致病原因进行解读，二者结合能更为全面地理解复杂疾病。

3. 可采用两样本双向孟德尔随机化方法检验基因表达与蛋白水平之间是否存在因果关系。利用 eQTL 位点作为基因表达水平的工具变量，测试基因表达水平是否对蛋白质水平存在因果作用；利用 pQTL 作为蛋白质水平的工具变量，测试蛋白质水平是否对基因表达水平具有因果作用。

思考题答案

使用生物标志物评估个体暴露状态时需要注意以下问题。

1. 暴露标志物的稳定性　随着时间的推移，个体暴露于化学物或病原体后形成的生物标志物的剂量往往会发生变化。例如，在短期、急性接触后的一段时间，血红蛋白和白蛋白加合物的测定值会高于接触后的及时值，停止接触后其浓度则随时间的延长而逐渐降低。即使白细胞中的 DNA 加合物较为稳定，其浓度也会随着时间的延长而降低。另外，有些生物标志物本身存在节律性，表现为在个体内该生物标志物随时间而波动。例如，褪黑素具有昼夜节律性，即使对同一个体，在一天内不同时间段的检测结果也不相同。如果在不定时的尿样中检测褪黑激素，即每个人在一天中的不同时间点提供样本，将会产生相当大的测量误差。这种情况下，理想的生物标本应为 24 小时定时尿液。此外，贮存变异应当予以考虑，生物样品采集后的贮存时间、贮存环境和温度等条件均会影响其稳定性。因此，生物标志物作为暴露评估时应注意时效性，将时间因素考虑进去。另外，生物标本采集过程遵循标准化的采集程序和最佳实践指南是减少误差的关键。

2. 暴露标志物的测量误差　批次效应、实验室人员和仪器校准等的变化均可能导致测量误差。由于实验室检测的可变性（来自批次内或批次间），实验室误差可能导致对生物标志物的错误分类，这种错误分类可能是无偏的也可能是有偏的。为避免或减少此类误差，一些因素可以在设计阶段予以考虑。例如，当采用巢式病例对照研究设计时，可以将病例和对照放在一个批次的相邻位置，并以随机顺序放置，以保持盲法，有助于降低潜在的实验室误差。还可以通过比较同一样本生物标志物测量的一致性，从而在批次内和批次间纳入技术重复，这对于评估实验室误差至关重要。此外，保持实验室人员对疾病状态或其他变量的盲法也是必要的，以避免疾病状态可能影响结果或数据的解释。

3. 由于组织异质性而产生的误差　生物标志物的另一个广泛来源是不同类型的组织，尤其在肿瘤分子流行病学研究中，常常进行组织取样。然而肿瘤组织构成具有复杂性，其不仅由起源的组织细胞组成，还包括周围的微环境，这些微环境由免疫细胞、血管、成纤维细胞和结缔组织构成。

事实上，许多肿瘤类型均显示出一系列生物标志物在肿瘤内的异质性。根据肿瘤取样位置的不同，非原位检测可能导致假阴性结果或生物标志物谱的误报。为识别减少这种测量误差，可对组织的多个区域进行取样，以评估肿瘤内部异质性的可能性。附图 20-1 以肿瘤组织基因表达为例展示了组织生物标志物测量过程潜在的误差来源。

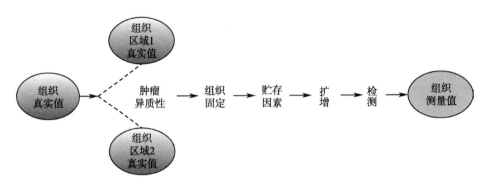

附图 20-1　福尔马林固定的石蜡包埋组织中，

组学技术生物标志物（以基因表达为例）测量误差的潜在来源

4. 暴露标志物与疾病病程的关系　从某暴露因素作用于个体开始到疾病的发生通常需要较长一段时间，该过程中暴露因素与暴露标志物均可能发生变化。当研究目标是病因时，如果不考虑这些变化，则可能导致不准确的暴露评价，从而影响研究结果的真实性。一方面，需要注意采用纵向的研究设计，相较于横断面调查和病例对照研究，前瞻性队列研究和巢式病例对照设计在评估暴露状态与疾病结局时具有独特优势，因生物样品采集先于疾病发生，从而避免了暴露与疾病的时序问题；另一方面，个体暴露可能随时间发生变化，仅使用基线的一次生物样品测量评估可能无法反映真实的长期暴露状态，条件允许的话应尽可能间隔一定时间纵向收集多次生物样品，评估长期暴露状态及不同的暴露状态变化对疾病结局的影响。

相反，如果研究目标是比目前的临床实践更早地识别疾病或识别预后生物标志物，则因果关系就不那么重要，即使亚临床或疾病状态影响了生物标志物的水平（在此研究目标时反而是一种优势条件），因为重点是识别最能预测结果的生物标志物，而无论其是否存在因果关系。

（李　雪）

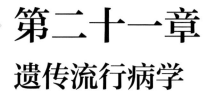

第二十一章
遗传流行病学

【目的】

1. 从遗传流行病学的角度，理解影响人类疾病的遗传学病因和风险因素。
2. 掌握不同遗传流行病学研究的设计和适用条件，以及遗传标记的不同特征。
3. 能够运用不同方法解析遗传标记，并理解其影响疾病的方式。

【基本概念】

遗传流行病学是研究人群中遗传因素对疾病发生作用的一门学科，是人类遗传学和流行病学的结合。其包括寻找造成人类表型差异性的遗传因素、探索对疾病或性状发展有贡献的遗传因素、评估修饰遗传效应的环境或其他风险因素。遗传流行病学与分子流行病学有共通之处，前者一般更注重生殖细胞和体细胞的遗传因素，后者更偏重细胞和分子标志物。

遗传流行病学的早期成果主要体现在单基因导致的罕见孟德尔遗传病致病基因的发现，如囊性纤维化（Cyctic fibrosis）、亨廷顿病（Huntington disease）等。后来人们发现，这些看似简单的疾病比想象的更复杂，发生突变的致病基因和其他修饰基因都会影响疾病的严重程度。而复杂疾病不同于单基因遗传病，通常由多个基因突变或多态性变异引起，致病原因可能包括多种因素：基因、环境、生活方式相关危险因素以及这些因素之间的交互作用。对于肿瘤或心血管疾病这类复杂疾病而言，其发病风险大部分来自在人群中效应较小、且频率较高的遗传变异。因此，解析多基因（甚至多组学）性状需要大样本人群和新颖的分析方法。

1. **分离定律（law of segregation）**　又称为孟德尔第一定律。遗传信息遵从孟德尔遗传的基本规律从亲代传到子代。一对同源染色体每个亲本的配子（精子或卵子），在减数分裂经过复制后，控制性状的一对等位基因在形成配子时彼此分离，并随机分配进入不同的子细胞中。

2. **显隐性定律（law of dominance）**　也称为孟德尔优势定律，是指具有特定基因型的一群个体中，基因型所决定疾病性质的个体所占比率，由外显率（penetrance）表示。如果只有一个等位基因决定表型，该等位基因为显性，另一个则为隐性；如果两个等位基因（三种基因型）都对疾病风险有影响，则被认为是共显性遗传；如果两个等位基因的效应介于两个等位基因的不同纯合子之间，则被认为是加性遗传。

3. **自由组合定律（law of independent assortment）**　当具有两对（或更多对）相对性状的亲本进行杂交，在子一代产生配子，在等位基因分离的同时，非同源染色体上的基因表现为自由组合。其实质是非等位基因自由组合，即一对染色体上的等位基因与另一对染色体上的等位基因的分离或组合是彼此间互不干扰的，各自独立地分配到配子中，因此也称为独立分配定律。

4. **分离分析** 在研究单基因遗传病时，检验实际观察的子代同胞分离比（患者在同胞总数中的比值）与特定遗传方式所决定的理论分离比是否存在统计学差异。包括估计分离比，以及比较估计分离比与理论分离比的吻合程度。

5. **亲缘度** 如果在两个或多个个体中具有相同的 DNA 片段或共有的等位基因，而并不必来源于共同的祖先称为状态一致性（identity by state，IBS）。如果这些片段来自共同的祖先而没有经过重组，则认为是血缘一致性（identity by descent，IBD）。

6. **遗传连锁** 同一条染色体上的两个或两个以上基因在遗传过程中存在的一种共分离现象，即呈现联合遗传的趋势，其概率取决于它们之间的距离（重组分数 θ）。该原理是基于连锁分析的基础，利用家族中特有的标志物研究疾病共同分离以构建疾病基因图谱。距离较远或处于不同染色体上的遗传标记在同质人群中的分布相对独立，这种现象称为连锁平衡。染色体在减数分裂时等位基因会发生交换和重组。重组数量取决于两个连锁基因的物理距离。距离越远越容易发生交换，因而重组的可能性越大，反之距离越短的基因位点发生重组的可能性就越小。

7. **连锁不平衡（linkage disequilibrium，LD）** 指相邻基因座等位基因的非随机相关性，当位于某一基因座上的特定等位基因与同一条染色体另一基因座上的某等位基因同时出现的概率偏离于人群中因随机分布时两位点同时出现的概率时，就称这两个位点处于 LD 状态。

8. **填补** 利用研究人群样本的单倍型结构信息作为参照，在相应人群中基于 LD 关联推断并插补未直接分型或数据缺失的位点的基因型。基因组内绝大多数罕见等位基因 >1% 的变异都可以通过填补的方式推断其基因型，所得到的基因型存在一定概率性。

9. **基因环境交互作用** 一般是指对于有环境暴露的个体而言，某种特定基因型的携带者比非携带者患病易感性增加（或降低）。交互作用可以分为统计学交互作用、生物学交互作用和公共卫生交互作用。其中，有统计学交互作用并不一定代表存在生物学交互作用。

【重点与难点解析】

理解罕见遗传性疾病和复杂疾病的遗传病因学差异和关联。掌握适用不同疾病类型和人群的研究方法（如表 21-1）。了解不同遗传标记和疾病的衡量指标。理解罕见和常见遗传标记的外显性和人群效应的区别。

表 21-1 遗传流行病学研究方法汇总

类型		研究对象	目的	理论依据	方法	局限
家族研究	家族聚集	收集有家族聚集性特征的所有家族成员的患病信息，不需要DNA	检验某一种疾病是否有家族聚集性，是单基因或多基因遗传，并识别致病基因遗传模式：显性、隐性或共显性	根据比较不同亲缘度家属之间的风险比（λ，risk ratios）以获得遗传模型的信息，当风险比（$λ_R-1$）在一级和二级亲属间的降低大于2倍时，数据结果与多基因位点模型一致	通过最大似然法构建参数模型来拟合家族表型数据，通过估计家系资料在不同的遗传方式下致病基因的遗传模型，研究哪种模型与数据最匹配，可用来估计等位基因频率和外显率	可以初步评估疾病的遗传因素和遗传方式，可提供较强的证据支持某种遗传模型。但由于患病家庭多来自一个或多个先证者，或来自同一诊断，并非人群中随机抽样，因此最大似然分析计算时需要参考感到这一因素
	双生子研究	同卵（MZ）或异卵（DZ）双胞胎，不需要高通量基因DNA	估计疾病的遗传度，也就是表型差异可以归因于遗传因素的比例	假设MZ双胞胎的遗传基础完全相同，DZ共享50%的遗传物质，MZ和DZ的共病的一致率。如MZ疾病的一致率比DZ高，则暗示遗传因素扮演重要角色	通过一致率的计算得到相对危险度，通过估算遗传方差组分等方法计算广义遗传度	由于双生子对肉内的环境因素相似程度高，因此双生子研究外推论得到的结论对非双生子人群的应用应慎重，单纯的双生子研究无法分析基因和环境之间的交互作用
	连锁分析	收集患病的儿代家族成员或亲属资料和DNA	基于染色体重组的遗传基础，用连锁分析寻找相关致病基因，发现与疾病密切相关的通过家族遗传速的遗传标记	多个患病者的几个家庭成员，检测每个家族成员的基因型，并根据观测到的染色质变异确定连锁基因	重组法（参数）：需要知道遗传模型，结果由 Lod score 表示；等位基因共享法（非参数）：无模型，结果由 IBD 表示	有利于在全基因组水平上寻找易感性区域，对于单基因病的寻找常见致病基因发现较有效，但对于致病基因间的频率，传递方式、外显性，以及标志物的复杂性状的遗传易感性基因的研究较难
关联研究	不相关的个体	在队列或病例对照研究中收集有／无疾病样本的DNA，基于候选基因策略进行高通量基因分型	发现与复杂疾病相关的易感性遗传变异，由于复杂疾病多数为多基因疾病，因此该方法对于鉴别具有中低遗传效应的常见变异较为有效	采用大量的单核苷酸多态性位点（SNP），基于人群的LD，采用高通量基因分型平台	比较患病和未患病的不相关人群中的候选基因或基因型标志物的频率或结构差异，研究的结局可以是二分类或连续型表型	研究结果较难重复，独立研究的假阴性和假阳性结果较多，通过人群分层和多重检验的结果更可靠。显著关联的SNP需要在独立人群中进行验证，并进一步确定是其本身或与之有LD的SNP导致疾病变异
	全基因组关联研究	研究对象和人群关联研究类似，样本量通常较大	在无假设基础上，在全基因组水平上寻找与疾病或表型关联的常见遗传变异	每个染色体上的变异群组（单倍型）可以有效标记其他变异，因此只需分型一部分位点即可得到绝大多数常见变异的基因型	采用包括几十万遗传位点的全基因组关联芯片，利用芯片上的标签位点，$P<5×10^{-8}$ 的位点，位点一般认为达到全基因组关联显著性	对于复杂疾病而言，可以通过GWAS解释的遗传性较为有限，还有很多缺失的遗传性有待发现。GWAS发现的遗传位点的致病性和生物学功能存在许多未知，需要进一步验证

【案例】

案例 21-1　家族聚集性研究

前列腺癌是西方男性常见的肿瘤。与多数肿瘤不同,前列腺癌表现出一定的家族聚集性和种族特异性。一项来自瑞典的研究连续招募了 350 名前列腺癌病例,对照分别为按年龄匹配的 350 名同一社区人群和 350 名黑色素瘤患者。研究者收集了病例和对照的相关信息,其中家族史通过流行病学调查问卷获得,父亲和兄弟的肿瘤患病情况则由肿瘤登记获得。研究结果表明,15.7% 病例和 5.1% 对照的兄弟或父亲中至少有 1 人患前列腺癌;病例中有 11 人被确认为家族遗传性前列腺癌,结果如表 21-2 所示。

表 21-2　前列腺癌病例及其年龄匹配对照的前列腺癌家族史

患病的家族成员	病例中有家族史的人数(%)	黑色素瘤对照中有家族史的人数(%)	人群对照中有家族史的人数(%)	OR (95%CI)	P
父亲和 / 或兄弟	55(15.7%)	18(5.1%)	18(5.1%)	3.4(2.2, 5.5)	<0.001
只有父亲	25(7.1%)	12(3.4%)	13(3.7%)	2.1(1.1, 3.8)	0.014
只有一个兄弟	24(6.9%)	7(2.0%)	6(1.7%)	3.9(1.9, 8.4)	<0.001

此研究属于家族聚集性研究中的哪种类型?家族聚集研究中如何定义家族史?家族史收集时需要考虑哪些因素?由表 21-2 和表 21-3 可以得到什么结论?家族聚集性和遗传性前列腺癌的区别?通过该研究我们可以得到什么结论?家族聚集性研究的优点和局限性分别是什么?

表 21-3　诊断年龄对于前列腺癌风险的影响

先证者诊断时的年龄	父亲或兄弟患病 OR (95%CI)	父亲患病 OR(95%CI)	一个兄弟患病 OR (95%CI)
<60 岁	5.1(2.4, 10.0)	3.1(1.4, 6.7)	*
60 ~ 75 岁	3.2(1.7, 5.9)	2.1(1.0, 4.8)	3.5(1.5, 9.5)
>75 岁	2.3(1.2, 4.5)	1.6(0.7, 4.1)	2.7(0.9, 8.3)

注:* 由于 <60 岁的对照组中未报告有兄弟患前列腺癌,因此无法计算 OR。

案例 21-2　双生子研究

双生子研究是将遗传因素和环境因素区分开,分析疾病遗传度的一种方法。理论上讲,同卵双生子(MZ)的遗传因素完全相同,异卵双生子(DZ)共享 50% 的基因。因为双生子的生长环境相似，如果疾病在 MZ 中的发生频率高于 DZ，则暗示遗传因素在病因中发挥作用。通过对 MZ 和 DZ 疾病一致率的比较，可评估遗传和环境因素对发病的相对影响。在北欧一项基于双生子登记数据的研究中，科研人员经过长时间随访后，分析了双生子队列中结直肠癌发病的遗传因素和环境因素，结果如表 21-4 和表 21-5。

1. 请根据双生子队列中结直肠癌发病的 2×2 表，计算双生子中的一致率。

表 21-4　双生子结直肠癌发病情况

		双生子 1	
		患病 +	非患病 −
双生子 2	患病 +	A=10	B=101
	非患病 −	C=101	D=6 983

2. 根据表 21-5 所示男性和女性双生子中一致率的比较，可以得到什么结论?

表 21-5　不同性别双生子结直肠癌发病一致率

	人群	一致性双生子对子数	非一致性双生子对子数	RR(95%CI)	一致率
男性	MZ	10	202	6.9(3.5,13.6)	0.09
	DZ	17	393	5.9(3.5,9.8)	0.08
女性	MZ	20	214	14.3(8.6,24.0)	0.16
	DZ	15	453	4.4(2.5,7.5)	0.06

3. 请根据表 21-5 数据，采用遗传方差组分方法（variance component model），计算女性相加性遗传效应基础上结直肠癌的广义遗传度，并进行相应解释。

案例 21-3　分离分析

在一项基于人群的乳腺癌遗传方式病例对照研究中，研究者通过问卷调查获得早发乳腺癌患者的家族史（母亲和姐妹患乳腺癌情况）和发病年龄资料。采用遗传模型拟合年龄特异性的家族性复发数据，并在最佳拟合遗传模型下，采用拟合优度检验（goodness-of-fit）比较了观察和预期年龄特异性风险模式。研究者运用主基因遗传模型，发现常染色体显性模型的拟合结果最佳（q=0.002 3）；携带易感风险等位基因者的终生患乳腺癌风险为 69%，而非风险等位基因携带者的患病风险约为 10%。根据计算确定的携带者和非携带者的比例风险，发现乳腺癌的患病风险随着家族史的关联强度和先证者初诊年龄下降而增加。通过此项分离分析可以得到什么结论？如何通过分离分析确定疾病的遗传方式？

案例 21-4 连锁研究

Ehlers-Danlos 综合征是一种罕见的常染色体显性遗传病。一项研究对一个患病家族 4 代人中的 19 人进行了 DNA 检测。图 21-1 仅展示了一部分家族成员，黑色实心代表患者。研究者检测了 12 号染色体上横跨大约 30cM 的 17 个遗传标记。左侧的黑色粗线条代表该家族患者共有的单倍型。从该研究能获得什么新的发现？简述连锁分析中 Lod 值法的适用条件和衡量指标。

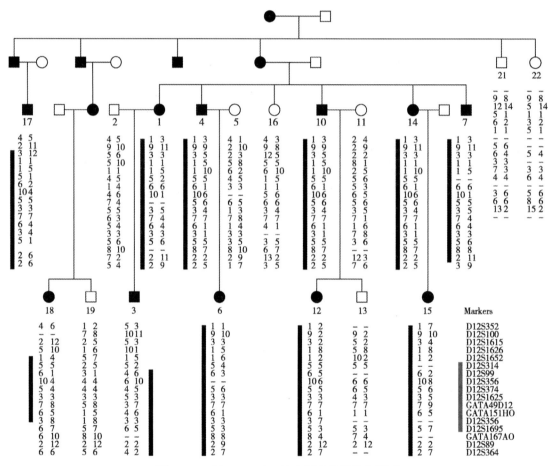

图 21-1 Ehlers-Danlos 综合征患者部分家系图

案例 21-5 病例对照研究中的基因 - 环境交互作用分析

有研究表明谷胱甘肽硫转移酶 M1（*GSTM1*）基因多态可能会影响对烟草中化合物的解毒或激活，为了探讨 *GSTM1* 多态性和吸烟两种暴露因素对冠心病（CHD）发病率的潜在交互作用，一项研究采用了美国的 ARIC 队列，共入组 14 239 名无现患 CHD、短暂脑缺血或脑卒中疾病史的参与者。通过 6 年的随访，共有 400 名参与者被诊断为新发冠心病。观测变量为 *GSTM1* 多态性和吸烟状态，矫正的协变量包括 LDL-C、HDL-C、性别、糖尿病等。请根据表 21-6 和表 21-7 所示比例风险模型输出结果，分析 *GSTM1* 多态性和吸烟状态对 CHD 风险的相乘和相加交互作用。

表 21-6　比例风险模型的输出结果

	参数	估计 β	$SE(\beta)$	t-test	P	HR	95%CI
	GSTM1	0.054 3	0.285 8	0.19	0.85	1.06	(0.60, 1.85)
模型 1	既往吸烟（ESMK）	0.286 2	0.255 8	1.12	0.26	1.33	(0.81, 2.20)
	GSTM1×ESMK	0.586 9	0.373 6	1.57	0.12	1.80	(0.86, 3.74)
	GSTM1	0.219 6	0.176 9	1.24	0.21	1.25	(0.88, 1.76)
模型 2	当前吸烟（CSMK）	0.789 5	0.206 1	3.83	0.000 1	2.20	(1.47, 3.30)
	GSTM1×CSMK	−0.081 8	0.313 0	−0.26	0.79	0.92	(0.50, 1.69)

表 21-7　通过比例风险模型得到的协方差矩阵的 β 值

	β_1（GSTM1）	β_2（ESMK）	β_3（GSTM1×ESMK）
β_1（GSTM1）	0.081 69	0.031 24	−0.081 29
β_2（ESMK）	0.031 24	0.065 43	−0.059 29
β_2（GSTM×ESMK）	−0.081 29	−0.059 29	0.139 54
	β_1（GSTM1）	β_2（CSMK）	β_3（GSTM1×CSMK）
β_1（GSTM1）	0.031 28	0.011 11	−0.029 38
β_2（CSMK）	0.011 11	0.042 46	−0.041 62
β_2（GSTM×CSMK）	−0.029 38	−0.041 62	0.097 98

案例 21-6　全基因组关联研究分析复杂疾病的遗传易感性

随着 2003 年人类基因组计划（Human Genome Project）和国际人类基因组单倍型图谱（HapMap）计划的完成，以及高通量基因组检测技术的发展，全基因组关联研究（GWAS）的方法已成为疾病易感性研究的重要工具。GWAS 的目的是在全基因组水平发现与疾病发病相关的致病性遗传变异位点。自 2007 年以来，全世界各国研究者对多种复杂疾病（包括肿瘤、心血管疾病等）进行了 GWAS 研究，取得了令人瞩目的成果，不断扩充并加深对疾病遗传易感性的认识。一项基于中国汉族人群的冠心病（CHD）三阶段 GWAS 研究，发现了位于 6p24.1 染色体区域的 SNP rs6903956 与 CHD 显著关联（第一阶段：$P=8×10^{-3}$，$P=2×10^{-3}$；第二阶段验证：$P=5\times10^{-3}$；第三阶段三个独立人群：$P=1.19\times10^{-8}$，$P=3\times10^{-3}$，$P=4\times10^{-3}$；总人群：$P=4.87\times10^{-12}$，$OR=1.51$）。结果显示，rs6903956 与 CHD 的关联经过协变量矫正，相加模型和显性模型的 P 值分别为 6.54×10^{-13} 和 2.08×10^{-11}。该位点的罕见等位基因 A 与 *C6orf105* 的 mRNA 水平降低相关。

请结合所学知识，分析 GWAS 研究报道的基因位点和家族研究有什么区别？该位点是否为 CHD 的致病遗传位点，以及该结论是否适用于不同人群。

【思考题】

在双生子研究中，除了方差组分模型，是否还有其他可以分析遗传度的方法？

附 案例解析与思考题答案

案例解析

案例 21-1 分析

该研究属于家族聚集性研究中的病例对照研究，不同于另一研究类型队列研究。家族史是指在一个或多个一级亲属中患有相关疾病的疾病史。收集家族史时需要考虑的因素一般包括：性别、与疾病相关的危险因素、有患病风险的亲属人数、亲属患病情况及发生风险的年龄（出生日期、诊断或发生结局的日期）。

表 21-2 结果表明，前列腺癌患者比与其匹配的对照更可能具有前列腺癌家族史。有家族史者患前列腺癌的风险是无家族史者的 3.4 倍。从表 21-3 可知，该危险度随着患者家属癌症诊断年龄的降低而增加，也就是说，一个家族中先证者患癌年龄越轻，其后代患癌的风险越大；兄弟患癌者相较于父亲患癌者似乎风险更大，提示前列腺癌的易感基因在某些家族可能呈 X 染色体隐性遗传模式。

遗传性前列腺癌（hereditary prostate cancer）是指具有家族遗传性倾向的前列腺癌。表现为一代之中有 3 个以上个体患病、父系或母系连续三代中有个体患病、有两个亲属在 55 岁之前发病的前列腺癌。在该研究中只有 11 人符合以上遗传性前列腺癌的前列腺癌标准。有 55 名患者（15.4%）至少有一名兄弟或父亲被确诊为前列腺癌，因此可以发现家族性前列腺癌的频率高于遗传性前列腺癌。

家族聚集性研究的优点是可以初步检验一种疾病是否有家族聚集性，进而帮助识别导致聚集性的可能原因。其局限性在于，在没有明确致病基因检测的情况下无法评价和区分遗传因素和非遗传因素在家族聚集性中的作用。这种家族聚集性可能不仅来自遗传风险因素，也可能是因为家庭成员因共同生活环境接触到的环境致癌物，而这种家族聚集特征可能被其他因素，例如年龄或其他环境因素所修饰。

案例 21-2 分析

1. 在 7 195 对双生子中，1 对双生子均患结直肠癌病例数为：10×2=20，患结直肠癌的总人数为：10×2+202=222；一致率：20/222=0.09。

2. 如果 1 对双生子中一人患结直肠癌，那么另一人患结直肠癌的风险升高。相较于两人均未患结直肠癌的双生子，在男性 MZ 中，如果一人患结直肠癌，其双胞胎兄弟患癌风险倍数为 6.9 倍，置信区间不包括 1，有统计学差异；在男性 DZ 双胞胎中，患结直肠癌的双胞胎患癌风险倍数为 5.9 倍。男性 MZ 和 DZ 的一致率分别为 0.09 和 0.08，表示这两种类型的双胞胎中，一方患结直肠癌，其双胞胎兄弟也患结直肠癌的概率分别是 9% 和 8%，两者相差不大，也可能与双胞胎的生活环境相似有关，并没有足够的证据支持遗传因素在男性结直肠发病中起作用。而在女性双胞胎中，MZ 的一致率是 DZ 的 2.67 倍，提示遗传因素对女性结直肠癌的发病影响较大；同样，MZ 中 16% 的一致率提示环境因素对癌症的发生发展有一定的影响。

3. 遗传度（heritability）指疾病病因中可归因于研究人群遗传差异的比例，也就是遗传因素对疾病 / 表型的贡献大小。而广义遗传度指能解释疾病表型差异的所有遗传因素，包括遗传模型和基因 - 基因交互作用。

Var（表型）=Var（遗传效应）+Var（环境效应）

遗传度 =Var（遗传效应）/Var（表型）

广义遗传度 H^2= 基因型方差 / 表型方差 ≈2(rMZ−rDZ)=0.2，该公式的假设前提是 MZ 和 DZ 双生子对贡献的环境因素完全相同。

案例 21-3 分析

分离分析通过比较不同遗传模型下的概率，分析哪种遗传模型对于所分析的家系资料最适合，或者说拟合度最高。一般通过最大似然法（maximum likelihood）对家族表型资料进行模型的比较来估计等位基因频率和外显率。在此案例中，可以推断乳腺癌遵循一定的主基因的常染色体显性遗传模型，暗示携带风险基因型者罹患乳腺癌的风险升高，患病风险伴随着一级亲属中患病年龄的降低而升高。

分离分析一般用来初步分析基因在疾病中的主效应和遗传方式。现在一般认为复杂疾病遵循多基因的遗传模式。尽管复杂疾病的一部分家族性遗传也遵从孟德尔遗传定律，但如果患者一级亲属和二级亲属的患病风险比例降低大于 2 倍，则提示疾病可能遵循多基因模型。分离分析可以为疾病是否具有遗传因素及其模式提供较强的证据支持，以及其主要效应是否在人群中分离，但不具备分析具体的致病基因的条件。

案例 21-4 分析

通过该研究发现，在第三代人中除了 17 号和 7 号，其他患者 17 个位点存在共遗传。17 号患者在 D12S100 和 D121615 标记之间发生了 DNA 重组。在第四代人中，尽管 3 人还共享完整的单倍型，但 3 号和 18 号患者中都发生了重组。这些重组很有可能发生在该家族的祖先辈，但由于无法获得祖先辈的 DNA 而无法追溯。通过比较患病成员和非患病成员，发现该家族中所有的患者都共同继承了 12 号染色体上约 7cM 长的一个片段（黄线标注的区域，位于 D12S314 和 D12S1695），所有继承了单倍型 6-10-5-3-7-6-3 的人都患有 EDS 综合征，该单倍型在非患病成员中缺失。因此 12 号染色体上该区域的显性基因可能导致该病的发生。

连锁通常以 Lod 值来计算，其是重组分数（θ）的函数，也可认为是两个基因座之间遗传连锁可能性的统计测量。Lod 值越大，连锁（或共分离）越强，而负值则反之。Lod 值是参数连锁分析的方法，需要事先确定疾病的遗传模型，包括疾病等位基因的频率和遗传模式

（显性或隐性），标记等位基因的频率，以及每个染色体的完整标记图谱。θ的最大似然法估计是 Lod 函数的最大化。在无效假设 θ=1/2 下，Lod 值法本质和似然率的显著性检验一致，值是其 1/2，并把自然对数换为常用对数。

$$Lod=\log 10\ [L(\theta)\ /\ L(\theta=0.5)]=G^2\ /\ [2\ln(10)=4.6]$$

一般来说 Lod 值达到 3 被认为有连锁的显著性条件，相当于 $P=0.000\ 1$。当 Lod ≥ 2 时，可能连锁；$-2<Lod<2$ 时，无法判断是否连锁，需要更多的家族资料；$Lod<-2$ 时，认为不连锁。

案例 21-5 分析

通过表 21-6 的计算，可以估计每个变量的 β 系数。*GSTM1* 和吸烟对 CHD 发病的相乘交互作用主要通过 *GSTM1*×ESMK 的 β 估计值表示。如表 21-6 所示（ever smoking：$\beta_3=0.586\ 9$，$P=0.12$；current smoking：$\beta_6=-0.081\ 8$，$P=0.79$）。由此可见，该基因型与吸烟无相乘交互作用。

接下来可以通过计算交互作用超额相对危险度（relative excess risk of interaction，RERI）、交互作用归因比（attributable proportions of interaction，API）和交互作用指数（the synergy index，S index）及其 95% 置信区间（95%CI）的方法来分析相加交互作用。

$$RERI=HR_{11}-HR_{10}-HR_{01}+1=e^{\beta1+\beta2+\beta3}-e^{\beta1}-e^{\beta2}+1=2.53-1.06-1.33+1=1.14$$

$$AP=RERI/HR_{11}=RERI\ /\ (e^{\beta1+\beta2+\beta3})=1.14/2.53=0.45$$

$$\text{Synergy index (SI)}=(HR_{11}-1)/\ [(HR_{10}-1)+(HR_{01}-1)]=(e^{\beta1+\beta2+\beta3}-1)\ /\ (e^{\beta1}+e^{\beta2}-2)$$
$$=1.53/0.39=3.92\ (95\%CI：0.37 \sim 14.54)$$

$$AP\ 的\ 95\%CI=RERI\pm1.96\times SE（RERI）\rightarrow（0.17, 0.74）。$$

根据对易感基因型与吸烟相加交互作用的三种衡量指标，有 1.14 的超额相对危险度归因于相加交互作用。有易感基因型和吸烟两种危险因素者患 CHD 的风险是有单独危险因素者患病风险的 3.92 倍。当两个因素同时存在时，CHD 的风险有 45% 可归因于相加交互作用。

案例 21-6 分析

GWAS 所识别与疾病相关的常见遗传位点一般需符合 2 个条件：达到全基因组关联显著性（$P<10^{-8}$），并通过独立人群验证。与家族研究发现的致病性基因突变不同，此类遗传标志物在人群中频率较高，而外显率较低。通过这项研究，可以得到与 CHD 关联最显著的遗传位点 rs6903956（P 值最低），并且通过 3 阶段数据集验证。在这里有 2 种情况：①该 SNP 本身是疾病遗传易感性位点；②该 SNP 与致病的易感性位点有强连锁不平衡（LD）。如果是第一种情况，那么在不同人群中该遗传位点的关联保持一致。但如果是第二种情况，还需要进行 LD 分析或精细定位（fine-mapping），结合功能分析和生物学验证，才能找到真正的致病标志物。此案例中，发现 rs6903956 所处的基因座区域有 4 个位点与之有高度 LD（$r^2>0.8$），如需进一步确定哪一个是致病位点，或者是否有芯片未覆盖的遗传位点，还需要通过精细定位或测序来进一步证实。研究证实该位点的罕见等位基因 A 与 *C6orf105* 的 mRNA 水平降低相关，这暗示该位点可能影响基因表达或功能，具体影响机制还需进一步研究。可见，关联研究可以帮助缩小包括致病标志物在基因组的可能范围，聚焦关键基因座区域，但无法做因果推论，因此在下最终结论前一定要注意其局限性。由于不同人群中的等位基因分布频率不同，因此 LD 关联也不同，这个 SNP 可能在不同人群中与疾病的关联强度不一样。在一个人群中得到的结论是否能外推到其他人群，还需进一步证实。

思考题答案

双生子研究中，除了方差组分模型，另一种方法是通径分析，例如结构方程模型（structural equation model），可用于分解遗传组分和非遗传组分（共享和非共享）对疾病的贡献。通径分析通常把观测到的表型分解为共同的遗传组分和共同的环境组分，并尽可能反映可观测变量与不可观测变量间的因果关系。根据通径图，可以分解不同组分，对模型的参数进行假设检验，并估计所有的通径系数。

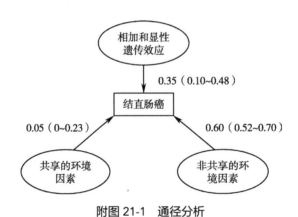

附图 21-1　通径分析

以双生子的结构方程模型为例，构成表型（结直肠癌）差异的原因可以简单分为三个组分（如附图 21-1 所示），其中遗传效应主要来自 MZ 比 DZ 更强的遗传因素（例如相加性和显性遗传效应）；共享的环境因素代表除了遗传因素之外，导致 MZ 和 DZ 表型更相似的环境因素，例如儿时的被动吸烟、相似的饮食习惯等；而非共享的环境因素主要是导致 MZ 和 DZ 表型不一致的因素，例如散发性突变、职业暴露或病毒感染等。通过通径分析可较直观地得出不同组分对表型的贡献。

（张若昕）

第二十二章
传染病流行病学

【目的】

1. 掌握影响流行过程的环节，以及针对不同环节的防控措施。
2. 理解传染过程的相关指标及意义。
3. 理解传染病分期及相关流行病学意义。
4. 了解传染病防控目标（控制、消除、消灭和灭绝）及实现传染病消灭的条件。

【基本概念】

1. **传染病**　是由病原体引起的，能在人与人、动物与动物以及人与动物之间相互传播的疾病。病原体通过感染的人、动物或储存宿主直接或间接地引起传播，感染易感者。

2. **传染过程**　病原体进入宿主机体后，与机体相互作用、相互斗争的过程，即传染发生、发展直到结束的整个过程。

3. **传染力**　指病原体侵入宿主体内生存繁殖，引发感染的能力（常用二代发病率或称续发率来测量）。

4. **致病力**　病原体侵入宿主后引起疾病的能力（感染者中发生临床病例的比例）。

5. **毒力**　病原体感染机体后引起严重病变的能力（如病死率、重症病例比例）。

6. **基本再生数（R_0）**　一个具有传染性的个体，在完全易感的人群中，传染期内平均传染的人数。

7. **流行过程**　传染病在人群中连续传播的过程，包括病原体从传染源排出，经过一定的传播途径，侵入易感者机体而形成新的感染，并不断发生、发展的过程。

8. **传染源**　指体内有病原体生长、繁殖并且能排出病原体的人和动物。

9. **传播途径**　病原体从传染源排出后，侵入新的易感宿主前，在外环境中所经历的全部过程。

10. **留验**　隔离观察。针对甲类传染病的密切接触者应留验，指定场所进行观察，限制活动范围，实施诊察、检验和治疗。

11. **医学观察**　针对乙类和丙类传染病的密切接触者实施医学观察，可正常工作、学习，但须接受体检、测量体温、病原学检查等。

12. **预防接种**　利用人工制备的抗原或抗体通过适宜的途径对机体进行接种，使机体获得对某种传染病的特异免疫力，以提高个体或群体的免疫水平，预防和控制相关传染病的发生和流行。

13. 免疫规划 指根据国家传染病防治规划,使用有效疫苗对易感人群进行预防接种所制定的规划、计划和策略,按照国家或者省(自治区、直辖市)确定的疫苗品种、免疫程序或者接种方案,在人群中有计划地进行预防接种,提高人群的免疫水平,达到预防、控制和消灭相应传染病的目的。

【重点与难点解析】

从传染性和病程进展两个角度解读传染病分期及相关流行病学意义。

解析:传染病分期如图 22-1 所示。

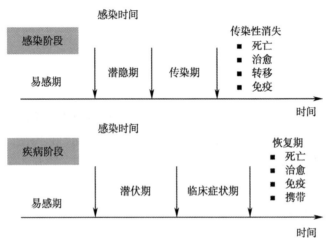

图 22-1 传染病分期

资料来源:KRÄMER A, KRETZSCHMAR M, KRICKEBERG K. Modern Infectious Disease Epidemiology: Concepts, Methods, Mathematical Models, and Public Health[M]. New York: Springer, 2010.

1. 从传染性的角度进行分期

(1)**潜隐期(latent period)**:从暴露于病原体到具有传染性的时间间隔。对于很多传染病而言,潜隐期长短常与潜伏期不同。最典型的例子,HIV/AIDS 的潜伏期比潜隐期长数年。对于潜隐期短于潜伏期的传染病,针对有症状患者的防控措施常常效果有限,很多患者在出现症状前已经具有传染性。

(2)**传染期(infectious period)**:患者排出病原体的整个时期,是决定传染病患者隔离期限的重要依据。不同传染病的传染期差别很多,从几天(如流感)至数年(如 AIDS)。传染期长短可影响传染病的基本再生数。例如,尽管每次性行为传播 HIV 的概率很低(异性性行为:0.001;男 - 男同性性行为:0.008),但由于其传染期很长,导致其基本再生数可达 2 ~ 5。

(3)**传染性消失**:受感染个体因死亡、痊愈或获得免疫力等原因,不再具有传染性。

2. 从病程进展进行分期

(1)**潜伏期(incubation period)**:从暴露于病原体到出现临床症状的时间间隔。针对特定传染病，不同个体间的潜伏期常存在差异。在描述潜伏期时，常常需要说明其分布特征（图 22-2），包括最低值（最小潜伏期）、最大值（最长潜伏期）、均值或中位数。

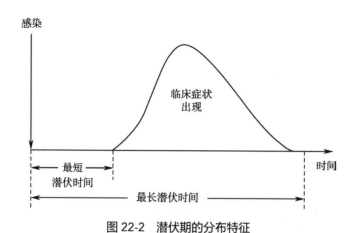

图 22-2　潜伏期的分布特征

资料来源：KRÄMER A, KRETZSCHMAR M, KRICKEBERG K. Modern Infectious Disease Epidemiology: Concepts, Methods, Mathematical Models, and Public Health[M]. New York: Springer, 2010.

1）潜伏期具有重要的流行病学意义：帮助判断受感染的时间，查寻传染源和传播途径（如图 22-3 所示）

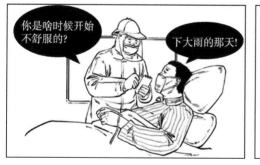
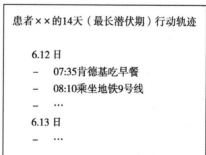

图 22-3　新冠肺炎患者流行病学调查

2）确定对接触者留验、检疫和医学观察期限：危害严重的传染病可按最长潜伏期进行留验和检疫。如《新型冠状病毒肺炎防控方案（第八版）》要求，针对新冠确诊患者的密切接触者，根据新冠肺炎的最长潜伏期，采取 14 天的集中隔离医学观察，在集中隔离医学观察的第 1、4、7 和 14 天分别进行一次核酸检测。考虑到超长潜伏期，解除隔离后开展 7 天居家健康监测，其间做好体温、症状等监测，减少流动，外出时做好个人防护，不参加聚集性活动，并在第 2 天和第 7 天各开展一次核酸检测。

3）潜伏期长短可影响疾病的流行特征：潜伏期短，病例呈暴发出现；潜伏期长，流行时间较长。

4）帮助评价防控措施的效果：采取一项防控措施之后，如果发病数经过一个潜伏期明显下降，则认为该措施可能有效。例如，2013 年上海暴发人感染 H7N9 禽流感疫情，关闭活禽市场后，病例数显著减低（图 22-4）。

5）确定免疫接种时间。

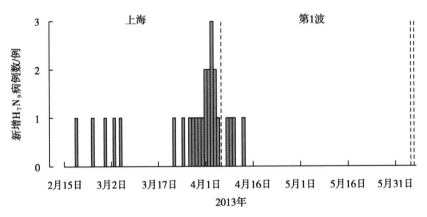

图 22-4　2013 年上海人感染 H7N9 禽流感疫情

资料来源：VIRLOGEUX V, FENG L, TSANG T K, et al. Evaluation of animal-to-human and human-to-human transmission of influenza A (H7N9) virus in China, 2013-2015[J]. Sci Rep, 2018, 8(1): 552.

（2）**临床症状期**：指出现特异性症状与体征的时期。病原体在患者体内繁殖量最大，且患者常具有促进病原体排出的症状，故可排出大量的病原体，是传染性最强的时期。对临床症状期患者进行隔离、治疗，可大大降低疾病传播。

（3）**恢复期**：经历临床症状期后，患者出现不同的临床结局，有的死亡，有的临床症状消退消失，机体逐渐恢复（cured）。对于恢复期个体，其传染性逐渐消失（麻疹、水痘），有的产生免疫力（immune），但有些传染病在此期内仍排出病原体（乙肝、痢疾），成为恢复期携带者（carrier）。

【案例】

案例 22-1

病死率（case-fatality rate）是评价病原体毒力（virulence）的常用指标。除了病原体本身毒力外，其高低受多种因素影响，包括是否具备有效的治疗手段、医疗服务的可及性等。新冠肺炎大流行早期阶段，准确评估新冠肺炎病死率对于制定防控策略和分配医疗资源至关重要。然而，各研究间（中国、韩国、意大利等）的病死率估计值差异很大（0.98% ~ 18%）。请分析异质性大的潜在原因。

案例 22-2

非药物干预措施在新冠肺炎疫情防控中起着至关重要的作用。请从人群易感性的角度分析为什么说该措施无法终止大流行？并解释开展疫苗接种（包括基础免疫和加强免疫）、研发针对新变异株疫苗的必要性。

案例 22-3

三期临床试验显示，新冠病毒灭活疫苗（CoronaVac）针对新冠肺炎相关住院的保护效力（vaccine efficacy）为 100%（95%CI：56.4% ~ 100%）；上市后大规模人群接种的真实世界研究显示，其针对新冠肺炎相关住院的保护效果（vaccine effectiveness）为 55.5%（95%CI：46.5% ~ 62.9%）。请从研究对象和研究实施等角度分析导致保护效果和保护效力存在差异的原因。

案例 22-4

2013 年 2—3 月，中国华东地区报告全球首例人感染 H7N9 禽流感病例。中国疾病预防控制中心于 4 月开始对人感染 H7N9 禽流感开展强化监测。患者一般表现为流感样症状；重症患者病情发展迅速，可进展出现急性呼吸窘迫综合征、休克等，病死率高达 34%。

（1）既往研究显示，人感染其他 H_7 禽流感常与禽类暴露有关，人感染 H7N9 禽流感是否也与禽类暴露相关？是否存在人传人现象？中国疾病预防控制中心分析了 2013 年 2—12 月监测系统报告的 139 例人感染 H7N9 禽流感确诊病例信息，发现在 131 例暴露史信息完整的病例中，107（82%）例近期具有动物暴露史；其中，分别有 82%（88/107）的患者有鸡暴露史。江苏省疾病预防控制中心基于本省 25 例人感染 H7N9 禽流感确诊病例，按照年龄、性别和居住地匹配了 93 例对照，多因素分析显示，发病前两周直接接触禽类（OR=9.1，95%CI：1.6 ~ 50.9）和禽类环境相关暴露（OR=4.2，95%CI：0.9 ~ 19.6）可显著增加 H7N9 感染风险。请分析以上研究在探讨人感染 H7N9 禽流感危险因素时，采用了什么流行病学研究设计？对于明确危险因素分别起到了什么作用？是否还需要开展其他类型的研究进一步验证？

（2）在 139 例确诊病例中，共发生四起家庭聚集性病例（图 22-5）。在各起聚集性疫情中，首发病例均有明确的禽类暴露史，续发病例无相关暴露史。针对 139 例确诊病例的其他密切接触者 2 675 人（指人感染 H7N9 禽流感确诊病例出现症状前至入院隔离期间的任何时间，与确诊患者有 1m 内接触或直接接触其呼吸道分泌物或排泄物）开展追踪随访，自确定为密切接触者后的 7 天（H7N9 潜伏期），密切接触者无人确诊感染 H7N9 禽流感。请结合以上结果分析 H7N9 是否能够人传人？传播能力如何？

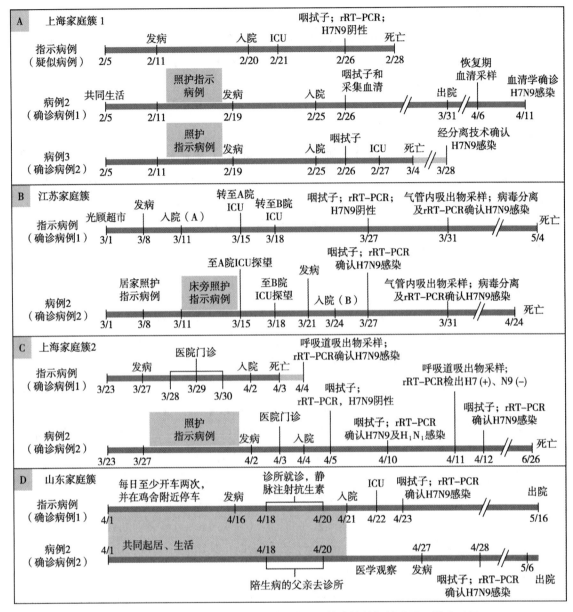

图 22-5　四起人感染 H7N9 禽流感家庭聚集性疫情的相关暴露和发病时间

资料来源：LI Q, ZHOU L, ZHOU M, et al. Epidemiology of human infections with avian influenza A(H7N9) virus in China[J]. N Engl J Med, 2014, 370(6): 520.

【思考题】

1. 天花是截至目前全球唯一实现消灭（eradication）的传染病。请结合影响流行过程的基本环节和因素，阐述脊髓灰质炎和登革热能否达到消灭的目的？

2. 新冠肺炎无症状感染者在疫情传播中的作用与防控策略？

案例解析

案例 22-1 分析

新冠肺炎病死率指一定时期内，全部新冠肺炎患者中因该病死亡者的比例。

公式如下：

$$新冠肺炎病死率 = \frac{一定时期内因新冠肺炎死亡人数}{同时期内新冠肺炎患者数} \times 100\%$$

测量病死率的关键在于获得准确的新冠肺炎患者数和因新冠肺炎死亡人数。可能由于以下原因导致各研究间测量值存在差异：

（1）监测系统的灵敏度不同：①检测范围不同：例如，我国采取应检尽检（武汉疫情期间，包括对社区发热患者进行筛查），而其他国家仅针对部分就诊患者进行检测，后者不可避免地会低估患病人数。②不同研究时期检测能力不同：新冠肺炎疫情早期，由于检测能力（采样质量、PCR 检测方法灵敏度、检测量等）限制，部分新冠肺炎患者未能确诊，导致病例数低估；随着检测能力快速提升，上述情况得到改善。

（2）因前述检测能力、检测范围不同，部分新冠肺炎死亡病例的死因错分（未归因到新冠肺炎）。再者，由于研究观察时间较短，无法观察到所有新冠肺炎患者的临床结局，可能低估新冠肺炎死亡人数。

（3）此外，人群年龄结构和患有慢性基础疾病的人群比例、医疗服务质量及医疗服务可及性（如疫情早期治疗手段尚属摸索阶段，且存在不同程度的医疗挤兑）等异质性也可造成病死率估计值存在差异。

案例 22-2 分析

人群中存在一定比例的易感者是传染病流行的基本环节之一。针对新出现的 SARS-CoV-2，全人群易感。尽管非药物干预措施通过控制传染源和切断传播途径可有效控制疫情，但无法提高人群免疫力，一旦放松非药物干预措施，疫情可卷土重来。通过疫苗接种可以降低人群易感性。以下因素可导致易感性增加：新生儿增加、易感人群迁入、人群免疫力自然消退或免疫人口死亡所导致的免疫人口减少、新病原体或变异株出现。

新冠病毒疫苗注册问世后，通过基础免疫可以提高人群免疫力。但中和抗体水平在接种后较快即出现衰减（如新冠灭活疫苗基础免疫后 6 个月即可衰减到检测阈值以下），导致人群免疫力随之降低。为维持人群免疫力，需要在基础免疫后 6 个月接种加强针，使中和抗体滴度达到较高水平。然而，新冠病毒变异株频现，以原型株研发的疫苗针对变异株的保护效果明显降低，导致已接种原型株疫苗的人仍存在感染变异株并发病的风险，研发针对变异株的疫苗并开展人群接种对新冠疫情防控至关重要。

案例 22-3 分析

疫苗效力是指在较为理想的试验条件，且严格控制试验过程的情形下，比较接种组相较于未接种组发病率下降的百分比。疫苗效果是指在常规免疫接种实施过程中，比较接种人群相较于未接种人群发病率下降的百分比。二者的主要差异见附表 22-1。

附表 22-1　疫苗效力和效果比较

	疫苗效力	疫苗效果
目的	研究结果用于疫苗上市注册	评估疫苗在真实世界使用后的实际保护效果
研究对象	通常纳入健康个体，排除有基础疾病（如免疫抑制个体）或特定年龄人群（如低龄婴幼儿）	通常为无疫苗接种禁忌证的适应人群，包括患有基础疾病者，或低龄儿童/老年人，疫苗在此类人群中激活的免疫应答水平可能低于健康成人
研究实施	• 疫苗严格按照要求进行运输、储存和接种 • 尽可能确保研究对象按照规定的接种间隔完成全程接种 • 尽可能追踪每位研究对象（包括接种组和未接种组）的临床结局	• 疫苗运输、储存和接种可能存在不规范现象，影响疫苗保护效果 • 未严格按照接种间隔（过短或过长）进行接种：接种间隔过短，可能影响免疫应答水平；接种间隔过长，导致未获得足够免疫力的感染风险期较长 • 未接种完所有剂次，无法产生足够的免疫保护 • 相较于未接种人群，接种疫苗人群可能更关注自己的健康，出现相关临床结局时更易就诊而被发现，故未接种人群发病率可能低估

上述原因均可导致疫苗效果低于效力。此外，与临床试验阶段相比，疫苗上市后大规模人群接种时，优势循环毒株型别发生变化（如 SARS-CoV-2 由原型株转变为 Omicron 变异株）也可导致以原型株制备的疫苗针对变异株的保护效果降低。

案例 22-4 分析

（1）首先，中国疾控中心基于人感染 H7N9 禽流感强化监测，开展了描述性流行病学研究，描述了确诊患者的暴露分布情况，显示绝大部分患者有明确的禽类暴露史，为研究危险因素提供了线索。

接下来，江苏省疾控中心开展了分析性流行病学研究，即匹配设计的病例对照研究进一步验证上述假设。结果显示，发病前两周直接接触禽类人员患人感染 H7N9 禽流感的风险是未直接接触禽类人员的 9.1 倍，表明直接接触禽类很可能是人感染 H7N9 禽流感的危险因素。

为验证上述结论，可进一步开展实验流行病学研究（如类实验，不设对照）。例如，在报告病例地区采取关闭活禽市场的方法，比较干预措施采取后，人感染 H7N9 禽流感新发病例是否显著降低。事实证明，受疫情影响的地区在关闭活禽市场后，疫情得到有效控制（附图 22-1）。该结果证实禽类暴露是人感染 H7N9 禽流感的危险因素。

（2）家族聚集性疫情显示，续发病例无禽类暴露史，但与首发病例存在密切接触（如日常生活起居、照护首发病例），表明人感染 H7N9 禽流感存在人传人现象。但其他类型的密切接触者均未感染，提示人与人之间的传播能力有限。

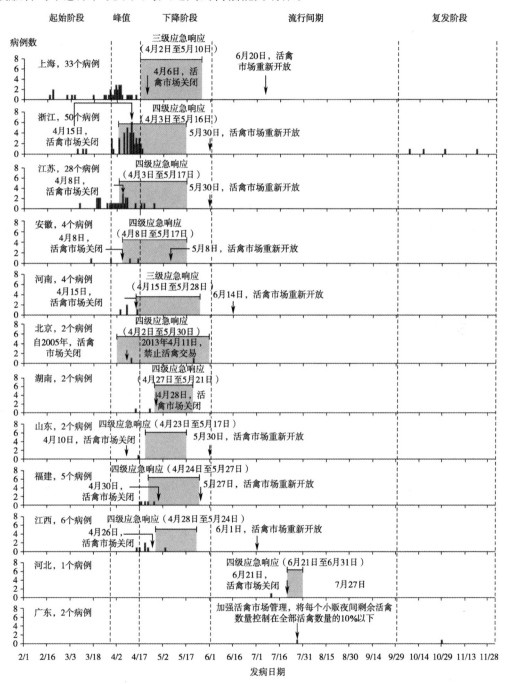

附图 22-1　2013 年 139 例人感染 H7N9 禽流感确诊病例的发病日期及干预措施效果

资料来源：LI Q, ZHOU L, ZHOU M, et al. Epidemiology of human infections with avian influenza A(H7N9) virus in China[J]. N Engl J Med, 2014, 370(6): 520.

思考题答案

1. 消灭是指经过努力，特定疾病在全球范围内的发病率降低到零，且无须继续采取防控措施可维持该状态。传染病在人群中流行必须具备传染源、传播途径和易感人群三个环节。缺少其中任何一个环节，传染病就不能在人群中传播和流行。因此，要实现消灭目标，需要围绕上述三个环节满足以下重要条件：

（1）人类是病原体的唯一宿主，且病原体在外环境中无法长时间存活。

（2）具备充分灵敏度和特异度的检测手段，能够识别可导致传播的感染。

（3）具备有效的干预措施，能够阻断病原体传播。

对于脊髓灰质炎而言，人类是其唯一宿主。90% 以上受感染的人没有症状。患者和无症状感染者的排泄物带有病毒，可通过受污染的食物和水传给他人。通过开展儿童脊髓灰质炎疫苗接种，可有效阻断脊髓灰质炎病毒在人群中的传播。因此，脊髓灰质炎满足实现消灭的条件。1988 年，全球消灭脊髓灰质炎行动正式启动。截至 2021 年，三种型别的脊髓灰质炎中（Ⅰ、Ⅱ、Ⅲ型），两种型别已实现消灭（Ⅱ、Ⅲ型）。

与脊髓灰质炎不同，登革热是登革病毒通过伊蚊叮咬而感染人体。其传染源主要是登革热患者和隐性感染者，伊蚊是传播媒介，通过人 - 蚊 - 人的循环来维持疾病的传播。当前，登革疫苗主要用于先前已感染过登革病毒且生活在登革热地方性流行地区的高危人群，旨在降低再次感染后发生重症的风险。由于登革疫苗的抗体依赖性增强效应（antibody-dependent enhancement，ADE），目前不推荐未感染者接种。尽管一系列环境改造（如排清积水、疏通沟渠淤泥和杂草）、环境处理（如控制水生和陆生植被、定期清洗家庭水缸和养花容器）、个体防蚊（如使用驱蚊产品、蚊帐）等措施可有效减少蚊媒滋生，但尚不能完全阻断传播。因此，现阶段登革热还不满足可消灭的传染病条件。

具有除人类以外的其他宿主并不是实现消灭的绝对障碍。理论上讲，只要具备有效的干预措施，所有传染病都可以最终实现消灭。随着科学研究进展，当前认为不可消灭的传染病在未来有可能实现消灭。

2. 根据《新型冠状病毒肺炎防控方案（第六版）》，新冠肺炎无症状感染者是指无临床症状，呼吸道等标本新型冠状病毒病原学或血清特异性 IgM 抗体检测阳性者。新冠病毒感染者中的无症状感染者比例超过 40%。分为两种情况，如附图 22-2 所示：①自始至终都是无症状感染者，即查出新冠病毒核酸阳性或血清特异性 IgM 抗体阳性后，随访观察，感染者始终不发病，即真正的无症状感染者，医学上通常称为隐性感染者；②实质是疾病发展过程中的过渡性无症状感染者，即潜伏期患者在出现临床症状前的短暂过程。

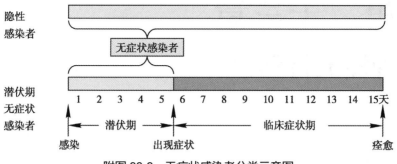

附图 22-2 无症状感染者分类示意图

资料来源：吴尊友.新型冠状病毒肺炎无症状感染者在疫情传播中的作用与防控策略 [J].中华流行病学杂志，2020,41(06): 801.

无症状意味着不会自我隔离或寻求救治，从而在不知不觉中将病毒传播给他人。潜伏期无症状感染者在出现临床症状前 1～2 天即具有传染性。隐性感染者携带的病毒载量低，且不存在咳嗽等可促进传播的症状，故其传染性弱于潜伏期无症状感染者。由于无症状感染者具有传播隐匿性、发现局限性等特点，新冠疫情防控除了针对确诊病例，还需加强对无症状感染者的管理，具体包括：①对确诊病例的密切接触者、聚集性疫情、传染源追踪调查发现的暴露人群等进行主动检测，及时发现无症状感染者并报告。②对无症状感染者及其密切接触者开展集中医学观察。③对解除集中医学观察的无症状感染者，应当继续进行医学观察和随访。④做好对重点地区、重点人群、重点场所的强化监测，一旦发现无症状感染者应当集中隔离医学观察。

（杨　娟）

第二十三章
肿瘤流行病学

【目的】

1. 理解肿瘤流行病学的基本概念。
2. 了解肿瘤的流行特征及趋势。
3. 了解肿瘤的病因及三级预防。
4. 学会应用不同研究类型设计进行肿瘤流行病学研究。

【基本概念】

1. **肿瘤流行病学**　研究恶性肿瘤在人群中的分布及其影响因素，进而探索病因，并制定和评价预防对策与措施的一门流行病学分支学科。

2. **癌变过程**　癌变过程包括启动、促进和演变三个阶段。①启动（initiation）：基因发生了无法由细胞自身的 DNA 修复机制修复的终身性突变；②促进（promotion）：由发生了终身性突变的启动细胞形成一个小肿瘤，必须经过细胞分裂。刺激启动细胞分裂的过程称为促进；③演变（progression）：小肿瘤发展成癌症，还必须经历一个额外的突变基因积累过程。突变的进一步积累称为演变。

3. **单核苷酸多态性**（single-nucleotide polymorphism，SNP）　SNPs 主要指在基因组水平上由单个核苷酸变异所引起的 DNA 序列多态性。SNPs 在人类基因组中广泛存在，是人类可遗传变异中最常见的一种，占所有已知多态性的 90% 以上。根据 SNPs 在基因中的位置，可分为基因编码区 SNPs（codingregion SNPs，cSNPs）、基因周边 SNPs（perigenic SNPs，PSNPs）以及基因间 SNPs（intergenic SNPs，iSNPs）3 类。

4. **全基因组关联性研究**（Genome-wide Association Study，GWAS）　在全基因组范围选择几十万甚至上百万个 SNPs，快速筛查这些遗传标志以发现与特定表型如某种疾病相关的遗传变异。

5. **肿瘤筛查**　通过特定的检测方法定期对健康人群（全人群或高危人群）进行检查，将外表健康的但可能患癌者或处于亚临床状况者鉴别出来，并通过进一步的诊断早期发现患者，经早期治疗实现预防疾病发生或减缓疾病进程。由于人群筛检的工作量大、费用高，所用的筛检方法必须简便、经济、安全、有效和易为受检者接受。

6. **肿瘤登记**　肿瘤登记的主要任务是收集一个地区或一个国家全人群中发生的所有肿瘤患者信息，并整理和分析数据。其有两个基本目的，一是提供该地区或该国家全人群肿瘤的发生率等统计指标，二是利用登记数据评价当地肿瘤防控的效果。

7. 领先时间偏倚（lead time bias）　是指筛查患者诊断时间和临床诊断时间之差被错误地解释为因筛查而延长的生存时间。也就是说，患者的生存期并未因筛查而延长，只是使疾病被提早发现了。

【重点和难点解析】

1. 肿瘤的危险因素

多数人类肿瘤是由多种环境危险因素与个体遗传因素相互作用引起的，其中环境致癌因素包括生物、物理和化学因素以及社会因素等，除少部分是以人们不自主方式接触外（如环境污染、病毒的垂直传播），多数通过不良的生活行为方式（如吸烟）而进入机体。

（1）**物理因素**：以电离辐射（X线、γ线）最为主要。电离辐射可引起人类多种肿瘤，如各种类型的白血病、恶性淋巴瘤、多发性骨髓瘤、皮肤癌、肺癌、甲状腺癌等。在1945年8月日本广岛和长崎原子弹爆炸后的幸存者中，白血病发病率显著增高，距离爆炸中心越近、接受辐射剂量越大者，白血病的发病率也越高。又如1925—1943年美国放射科医生的白血病死亡率较一般医生高10倍以上。此外，已明确太阳光的紫外线照射是引起人类皮肤癌的主要原因，氡和氡子体是肺癌的致病原因。

（2）**化学因素**：据WHO估计，人类80%~90%的恶性肿瘤与环境因素有关，其中最主要的是环境中的化学因素。目前已证实可对动物致癌的化学物有100多种，通过流行病学调查证实对人类有致癌作用的达30多种。环境中的化学致癌物可来自工业、交通和生活所致的大气污染、饮用水污染，以及烟草、食品和药物等。

（3）**生物因素**：生物性致癌因素包括病毒、真菌、寄生虫等，其中以病毒与人体肿瘤的关系最为重要，研究也最深入。世界上有15%~20%的肿瘤与病毒等感染有关。已有明确的证据证明，乙型肝炎病毒和丙型肝炎病毒是原发性肝细胞癌的病因；幽门螺杆菌是胃癌的致病因子；人乳头状瘤病毒16型和18型是宫颈癌的致病因子。目前认为可致人类肿瘤的还有EB病毒（Burkitt淋巴瘤、鼻咽癌）、人T淋巴细胞病毒I型、人类免疫缺陷病毒I型等。应考虑宿主的基因组和一些协同因素（化学致癌物、激素、免疫缺陷等）可能在病毒致癌中的作用。在一定条件下病毒基因组可部分或全部整合到宿主细胞染色体中，从而导致细胞恶变。

（4）**社会因素**：独特的感情生活史、巨大的精神压力及个体的性格特征与恶性肿瘤有一定关系，如家庭中的不幸事件、过度紧张、人际关系不协调、心灵创伤、家庭破裂等引致的长期持续紧张、绝望等都是导致肿瘤的重要精神心理因素。

（5）**遗传因素**：尽管人们或多或少都接触各种致癌因子，却并非人人都发生肿瘤，这表明还存在个体易感性。许多过去被认为由环境因素引起的肿瘤现在发现是环境暴露与遗传易感性的交互作用所致。肿瘤发生中的遗传因素表现为肿瘤的家族聚集现象、肿瘤发病的种族差异、家族遗传性肿瘤。

2. 肿瘤的三级预防

肿瘤的预防分为三级：一级预防主要针对危险因素进行干预；二级预防着重于早期发现、早期诊断和早期治疗；三级预防主要是改善肿瘤患者的生命质量和预后等。恶性肿瘤的预防实质上是指三级预防中的一级、二级预防措施，即未发病前预防其发病和在癌前病变阶段力争早期发现。

（1）**一级预防**：根据已知证据，对比较明确的致癌因素采取针对性的预防措施，并进行防癌健康教育。病因学预防是主动预防，也是最根本性的预防措施，如能积极开展人群一级预防，可以有效控制和消除肿瘤的主要危险因素，降低肿瘤的发病率。

1）改变不良生活方式：吸烟与肺癌的因果关系已被多项流行病学研究所确定，并为发达国家的控烟实践及其显著效果所证明。据估计，控制吸烟可减少大约80%的肺癌和30%的总癌症死亡。我国烟草消费占全球总量的30%以上，且仍以每年5.3%的速度上升，成年男性平均吸烟率超过60%，尤其是农村地区，吸烟率更高。根据现有的吸烟水平估计，21世纪中叶我国每年将有300万人死于烟草所致疾病，其中15%为肺癌。在全人群进行控烟健康教育对预防肺癌等与烟草相关疾病、提高人群健康水平和降低国家疾病负担的意义重大。控烟措施主要包括两方面：一是吸烟者个人主动戒烟；二是创造不利于吸烟的环境，并通过健康教育改变人们的不良行为。此外，饮酒要适量，特别避免又吸烟又饮酒；注意休息，消除过度紧张，经常参加体育锻炼；避免性生活紊乱而引起病毒感染，不滥用药物和激素类制品等。

2）合理膳食和体力活动：世界癌症研究基金会和美国癌症研究所提出了通过膳食预防肿瘤的建议，并且把保持体重稳定和坚持体力活动放在第2位和第3位，说明了其在防癌方面的重要作用。

3）环境保护和职业防护：制定有关大气、饮水的安全标准，并严格遵守。避免或尽可能减少接触已知的化学致癌物和放射物，避免过度日晒。对于职业性危险因素，应尽力去除或取代，在不能去除这些因素时，应限定工作环境中这些化合物的浓度，提供良好的保护措施，尽可能减少工人的接触剂量。尤其对已经明确可以引起肿瘤的物质检测、控制与消除，是预防职业性肿瘤的重要措施。对经常接触致癌因素的职工，应定期体检，及时诊治。

4）控制感染因素：感染与肿瘤关系密切，如HBV感染与原发性肝癌，EB病毒感染与鼻咽癌等。在这些感染中，乙型肝炎的控制刻不容缓，乙型肝炎表面抗原携带率在我国高达10%以上，是造成慢性肝炎、肝硬化和肝癌的主要原因。乙型肝炎的控制措施较明确，主要为新生儿接种乙型肝炎疫苗切断母婴传播和保证输血安全。另外，人乳头瘤病毒（HPV）感染与宫颈癌密切相关，应倡导安全性行为，避免性交紊乱而引起病毒感染。

（2）**二级预防**：主要是应用简便、可靠的筛检和诊断方法，对高危人群进行预防性筛检，积极治疗癌前病变，阻断癌变发生，做到早发现、早诊断、早治疗。适合筛检的肿瘤应符合以下条件：发病率、死亡率高，危害严重；具有简便、有效的手段发现早期病变；具有有效的手段治疗，甚至根治早期阶段病变，且远期预后明显优于中晚期治疗；符合成本-效益原则。

由于人群筛检的工作量大、费用高，所用的筛检方法必须简单、经济、安全、有效性高和易为受检者接受。几种常见恶性肿瘤的筛检方法包括：以宫颈脱落细胞涂片筛检宫颈癌；乳腺自检、临床检查及 X 线摄影检查乳腺；大便隐血、肛门指诊、乙状结肠镜和结肠镜检查结、直肠癌；血清前列腺特异性抗原检测前列腺癌等。常见的癌前病变为：黏膜白斑、皮肤角化症、皮肤慢性溃疡、瘘管、黑痣等皮肤和黏膜癌前病变；常发于肠、胃、食管和子宫颈等部位的息肉；子宫颈糜烂、外翻；萎缩性胃炎、胃的胼胝体性溃疡；肝病，如肝硬化等。及时治疗癌前病变对预防肿瘤的发生具有积极意义。

（3）三级预防：也称康复预防。制订和完善肿瘤诊断、治疗和随访方案，提高诊治水平。应用现代和传统医药、心理和营养的方法及手段进行综合治疗，解除疾病痛苦，减少并发症，防止致残。积极开展肿瘤患者的社区康复工作，使更多患者获得康复医疗服务。提高肿瘤患者的生活质量，对晚期患者施行止痛和临终关怀等。

【案例】

案例 23-1

图 23-1 分别表示我国 2015 年按性别划分，不同年龄组癌症发病率和新发病例数（A）；按性别划分、不同年龄组癌症死亡率和死亡病例数（B）。请总结分析其特征。

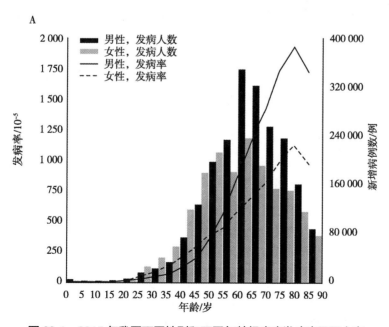

图 23-1　2015 年我国不同性别和不同年龄组癌症发病率及死亡率

B

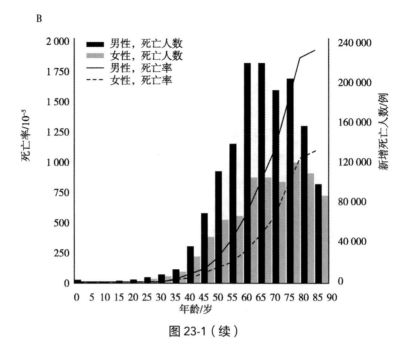

图 23-1（续）

案例 23-2

表 23-1 是我国 2015 年癌症登记处特定癌症的年龄标准化死亡率，请总结分析其特征。

表 23-1　我国 2015 年癌症登记处特定癌症的年龄标准化死亡率（/10 万）

地区	全部	食管癌	胃癌	结直肠癌	肝癌	肺癌	女性乳腺癌	宫颈癌	前列腺癌	肾癌	膀胱癌	淋巴瘤	白血病
全国	106.4	8.8	13.3	8.0	15.3	28.1	6.4	3.2	2.6	1.2	1.3	2.3	3.1
城市地区	102.8	5.9	10.9	9.2	13.7	27.8	7.1	3.0	3.2	1.5	1.4	2.5	3.1
农村地区	109.8	11.7	15.7	6.7	16.9	28.3	5.6	3.4	1.9	0.8	1.2	2.1	3.0
北方地区	94.7	5.4	10.5	7.0	10.6	27.1	7.0	2.4	2.3	1.7	1.5	2.5	3.3
东北地区	110.2	4.0	10.0	9.8	15.5	34.1	7.6	3.3	2.4	1.8	1.8	1.8	2.4
东部地区	108.4	10.9	15.9	7.7	15.2	27.0	5.8	2.7	2.7	1.0	1.2	2.4	3.0
中部地区	112.8	11.0	14.8	7.5	16.5	30.4	7.0	4.6	2.1	1.0	1.2	2.4	3.1
南方地区	106.9	3.8	6.4	10.0	21.5	28.3	7.1	3.3	3.5	0.9	1.1	2.8	3.3
西南地区	102.5	9.8	10.5	7.9	16.5	27.7	4.6	3.9	2.3	0.6	1.3	1.9	3.3
西北地区	105.6	9.6	18.3	7.2	14.7	23.1	6.5	3.8	2.9	1.6	1.3	1.2	2.4

地区	全部	食管癌	胃癌	结直肠癌	肝癌	肺癌	女性乳腺癌	宫颈癌	前列腺癌	肾癌	膀胱癌	淋巴瘤	白血病
北方地区（城镇）	91.5	3.5	7.6	8.2	9.8	26.3	8.1	2.2	2.8	2.1	1.7	2.9	3.2
东北地区（城镇）	109.1	3.7	9.5	10.7	13.3	33.8	8.2	3.6	2.7	2.1	1.8	2.0	2.3
东部地区（城镇）	103.1	7.6	14.3	9.0	13.1	25.6	6.3	2.4	3.2	1.3	1.3	2.5	3.0
中部地区（城镇）	109.1	7.0	10.8	8.8	14.8	30.9	7.6	4.2	3.1	1.5	1.6	2.8	3.4
南方地区（城镇）	104.6	3.6	5.5	10.4	19.6	28.2	7.3	3.1	3.9	1.0	1.1	2.9	3.3
西南地区（城镇）	98.3	5.5	7.2	8.7	14.0	29.5	5.2	3.9	3.2	0.9	1.3	2.2	3.9
西北地区（城镇）	110.0	9.9	19.0	8.1	14.6	23.8	7.3	3.8	3.3	1.8	1.4	1.3	2.4
北方地区（乡村）	97.7	7.6	13.9	5.4	11.6	27.8	5.7	2.7	1.5	1.1	1.3	2.1	3.3
东北地区（乡村）	112.3	4.8	11.2	7.5	21.1	34.6	5.9	2.7	1.3	1.2	1.7	1.1	2.7
东部地区（乡村）	112.4	13.5	17.2	6.7	16.8	28.0	5.3	3.0	2.2	0.8	1.1	2.3	3.0
中部地区（乡村）	115.1	13.5	17.2	6.8	17.5	30.1	6.7	4.8	1.4	0.8	1.0	2.2	3.0
南方地区（乡村）	112.5	4.1	8.4	9.0	25.8	28.5	6.5	3.6	2.6	0.8	1.1	2.4	3.4
西南地区（乡村）	106.0	13.5	13.3	7.2	18.7	26.1	4.2	3.9	1.5	0.3	1.2	1.8	2.8
西北地区（乡村）	95.0	8.9	16.4	5.2	14.7	21.7	4.6	3.9	1.8	1.1	1.1	1.0	2.5

案例 23-3

图 23-2 显示日本本土居民、美国白人及第一代、第二代日本移民胃癌年龄别死亡率。什么是移民流行病学？从图中可以得到什么结论？

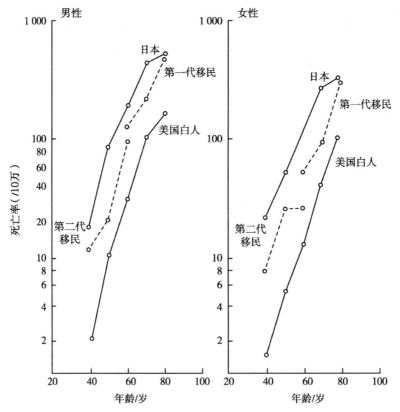

图 23-2　日本本土居民、美国白人及第一代、第二代日本移民胃癌年龄别死亡率

案例 23-4

不良的饮食习惯和不合理的膳食结构都可能引发癌症。据估计，发达国家男性癌症的 30%～40%，女性癌症的 60% 可能与饮食有关。举例说明膳食与机体癌症发病风险的关联，可能通过什么途径实现？

案例 23-5

据 WHO 估计，人类恶性肿瘤的 80%～90% 与环境因素有关，其中最主要的是环境中化学因素。环境中的化学致癌物的来源有哪些？通过什么方式与人接触？可以分为哪些类型？

案例 23-6

目前，感染被认为是肿瘤的一个重要病因，WHO 国际肿瘤研究署（International Agency for Research on Cancer，IARC）的肿瘤感染流行病学组（Infection Cancer Epidemiology，ICE）长期以来对因感染而引起的肿瘤进行监测及研究，并发表系列报道。最新发表的结果表明：2018 年，全球有约 220 万以上癌症新发病例是因为感染所致，即 13% 可归因于传染性病原体。同时有近 1/3 的感染相关肿瘤（约 78 万例）发生在中国。举例说明与恶性肿瘤关系密切的常见感染因素有哪些? 如何对感染而引起的肿瘤进行防治?

案例 23-7

某位肿瘤患者的瘤体形成时间为 2006 年, 临床诊断时间为 2012 年, 最后死亡时间为 2016 年, 其生存时间为 4 年。倘若该患者在 2010 年参与了筛查并诊断为肿瘤患者, 但其最终死亡时间仍为 2016 年。可否认为该患者的生存时间由于筛查试验而延长为 6 年。这是什么现象? 如何避免这种现象?

案例 23-8

20 世纪 70 年代, 一系列病例对照研究发现妇女口服雌激素与子宫内膜癌有关, 口服雌激素是子宫内膜癌的危险因素, 二者存在因果关联。但也有学者认为, 口服雌激素可能导致子宫内膜癌更易被检出而不是更易发生。原因在于, 雌激素可以刺激子宫内膜生长, 使子宫容易出血。服用雌激素者可能由于子宫出血而比未服用雌激素者更加频繁地就医, 使得处于早期阶段的子宫内膜癌患者更易被发现。这是什么现象? 如何理解这个现象? 如何改善案例中的研究设计来避免这种现象?

案例 23-9

什么是 Joinpoint 回归? 其结果一般用什么指标表示? 如何理解图 23-3 中的分析结果?

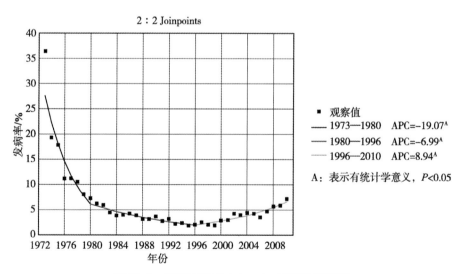

图 23-3 某癌症发病 Joinpoint 回归分析结果

案例 23-10

1981 年, WHO 癌症顾问委员会提出了较为实际的战略认识: 1/3 的肿瘤是可以预防的, 1/3 的肿瘤如能早期诊断是可以治愈的, 另外 1/3 的肿瘤是可以减轻痛苦延长寿命的。请问肿瘤能够预防的理论根据是什么?

【思考题】

1. 要了解某种癌症的发病及死亡信息,可以通过哪些途径获得?
2. 肿瘤的筛查需要符合什么标准?

附 案例解析与思考题答案

案例解析

案例 23-1 分析

癌症发病率随年龄增长而增加，0 ~ 19 岁、50 ~ 85 岁以上，男性癌症发病率高于女性；20 ~ 49 岁女性的癌症发病率高于男性。男性和女性新发癌症病例在 60 ~ 64 岁达到高峰。癌症死亡率随年龄增长而增加，在所有年龄组中，男性的癌症死亡率高于女性，男性 60 ~ 64 岁和女性 75 ~ 79 岁年龄组中，死亡人数达到峰值。

案例 23-2 分析

这是 2015 年癌症死亡地区分布数据，可见癌症登记处特定癌症年龄标准化死亡率（ASMR）农村比城市高（109.8/10 万 vs 102.8/10 万）。中部地区癌症死亡率最高（112.8/10 万），其次是东北地区（110.2/10 万）和华东地区（108.4/10 万）。华北地区死亡率最低，为 94.7/10 万。结直肠癌、女性乳腺癌、前列腺癌、肾癌、膀胱癌、淋巴瘤和白血病的 ASMR，城市高于农村。食管癌、胃癌、肝癌、肺癌和宫颈癌的 ASMR，农村高于城市。肺癌、女性乳腺癌、肾癌和膀胱癌的 ASMR，在东北地区最高。食管癌和宫颈癌的 ASMR 在中部地区最高。结直肠癌、肝癌、前列腺癌和淋巴瘤的 ASMR 在南方地区最高。胃癌的 ASMR 在西北地区最高。白血病的 ASMR 各地区类似。

案例 23-3 分析

移民流行病学对移民人群的疾病分布进行研究，以探讨病因。通过观察疾病在移民、当地居民及原居住地人群间的发病率、死亡率的差异，探讨病因线索，区分遗传因素或环境因素作用的大小。若环境因素是主要因素，发病率或死亡率：移民 ≠ 原居住地人群、移民 ≈ 移居地当地居民。若遗传因素是主要因素，发病率或死亡率：移民 ≈ 原居住地人群、移民 ≠ 移居地当地居民。

图 23-2 显示，日本胃癌死亡率高，美国很低；第一代美籍日本人中胃癌死亡率下降，在美国出生的第二代日本人胃癌死亡率更低，说明胃癌的发生可能与环境因素密切相关，而与遗传因素的关系相对较小。

案例 23-4 分析

（1）食物中含有致癌物或被致癌物污染。亚硝胺前体（亚硝酸盐和二级胺）广泛存在于自然界，植物亚硝酸盐很易由硝酸盐形成。蔬菜、水果储存过久易存在高浓度亚硝酸

（2）黄曲霉毒素污染：米、麦、高粱、玉米、花生、大豆在受热、潮湿等条件下可产生黄曲霉毒素。其中黄曲霉素 B_1 致癌作用最强，在低剂量长时期作用下，几乎可使全部动物致癌。

（3）被污染的饮用水：含藻类毒素的宅沟水或井水，长期饮用可致当地居民肝癌发病率显著上升。

（4）食用色素：具致癌性的食用色素有二甲氨基偶氮苯（致肝癌、胆管癌、皮肤癌、膀胱癌）、邻氨基偶氮甲苯（致肝癌、肺癌、膀胱癌及肉瘤）、碱性菊橙（致肝癌、白血病、网状细胞肉瘤）等。

（5）香料及调味剂：具有致癌作用的有黄樟素（致肝癌、肺癌、食管癌）、单宁酸（致肝癌、肉瘤）及甘素等。

（6）烟熏、炙烤及高温烹煮食物：在其烹制过程中，会使蛋白质热解，特别在烧焦的鱼、肉中可产生有致突变和致癌性的多环有机化合物（如多环芳烃、杂环胺）。此外，油被连续和反复加热及添加到未加热的油中会促进致癌物及辅癌物生成。多次或长时间食用过热油脂都有引起恶性肿瘤的危险。

案例 23-5 分析

环境中的化学致癌物可来自烟草、食品、药物、饮用水，以及工业、交通和生活污染。除少部分是以人们不自主方式接触外（如环境污染、病毒的垂直传播），多数是通过不良的生活行为方式而进入机体。根据环境化合物的致癌效应，可将其分为：

（1）确认人致癌物：（carcinogenic to humans，Ⅰ类）指流行病学调查已有明确证据表明对人有致癌性的理化物质或生产过程，有 60 种，如多环芳烃（BaP）。

（2）可疑致癌物：（probably carcinogenic to humans，2A 类）动物实验证据充分，但人群流行病学调查资料有限，有 800 种，如亚硝胺。

（3）潜在致癌物：（possibly carcinogenic to humans，2B 类）动物实验已获阳性结果，但人群中尚无资料表明对人有致癌性，有 227 种，如溴酸盐。

案例 23-6 分析

与恶性肿瘤关系密切的感染因素有：乙型肝炎病毒（HBV）和丙型肝炎病毒（HCV）与原发性肝细胞癌；人乳头瘤病毒（HPV16/18）与宫颈癌；幽门螺杆菌与胃癌；Epstein-Barr病毒（EBV）与 Burkitt 淋巴瘤和鼻咽癌；人类免疫缺陷病毒（HIV）与非霍奇金淋巴瘤；卡波氏肉瘤相关疱疹病毒（KSHV）与卡波氏肉瘤；埃及血吸虫感染和膀胱癌、肝吸虫和混合胆管癌等。

（1）广泛开展肿瘤危险因子筛查：早发现、早诊断、早治疗，是一项重要的工作，如人群 HBV 筛查寻找肝癌高危人群，在妇女人群中开展 HPV 筛查均是效益很好的公共卫生干预项目。

（2）积极接受临床治疗：积极治疗感染者，针对感染因子采取有效的抗生素化疗可以有效治疗感染者，降低人群感染率，进而阻断致肿瘤的过程，减少肿瘤的形成。

（3）疫苗预防：疫苗接种是公共卫生常规的手段与措施，目前对于一些致肿瘤的感染因子已有疫苗供接种，如乙肝疫苗及 HPV 疫苗，可为肿瘤的防治提供有力的保证。

案例 23-7 分析

此 6 年的生存时间并非筛查的临床获益，而是由领先时间产生的偏倚。领先时间偏倚是指由于领先时间的存在而导致受试者生存获益被夸大的现象。在筛查研究中，领先时间指受试者由筛查发现到常规临床诊断之间的时间，其主要发生在筛查试验诊断的患者中。

用来避免领先时间偏倚，常见的方法有以下 3 种：①预先估计领先时间的长度，如果在筛查之前已经知道了平均的领先时间，在比较时就可以把领先时间加入评估之中。但在实际应用中领先时间往往是难以获知的：一方面，筛查项目不同，领先时间是不同的，而我们所应用的往往是新近的研究成果，其所致的领先时间通常是未知的；另一方面，不同人群的平均领先时间也存在差别，现有的已知数据往往不适用于相关研究。②从筛查时间的时间点确定筛检组与对照组，比较两组患者的生存期而非发病密度，这种方法保证了两组对比的起点相同，增强了可比性。③不以生存期的长短作为比较标准，而是采用死亡率来评价有效性。

案例 23-8 分析

该类研究结果存在检出症候偏倚（detection bias），所发现的关联属于虚假关联。如果待研究的某因素与疾病无真实的因果关联，但该因素的存在可能导致研究对象出现某些与疾病有关的症状或体征。由于出现了这些症状或体征，可能促使研究对象更早或更频繁地去医疗机构就诊，从而在该病的早期阶段即可被检出，有更大的可能被选择性地纳入研究。如果用这些患者作为病例对照研究的病例组，则会导致暴露因素与研究疾病间的真实联系被错误估计，这种偏倚即为检出偏倚。

以这类患者为病例组开展病例对照研究，会导致子宫内膜癌患者中具有口服雌激素暴露史的比例增高，从而高估了雌激素与子宫内膜癌之间的真实联系。可以采用良性妇产科疾病患者为对照，理由是此类患者也具有检出偏倚，相对于早期研究中使用恶性肿瘤患者、非妇产科疾病患者或无病者作为对照更易控制偏倚。

案例 23-9 分析

Joinpoint 回归分析法是用于研究趋势规律的一种统计工具，可在进一步计算出线性趋势年度变化百分比（APC）的同时，对各分段线性趋势进行统计学检验，已被广泛用于肿瘤监测数据趋势分析。Joinpoint 回归分析法采用数理运算法则，在率（r）的长期趋势中判断其中某段时间内的趋势变化是否存在显著性差异，按照最佳拟合的结果，对长期趋势进行线性分段（line segment）描述，并得出各段的 APC 值。其分析中通过模型拟合把趋势变化分成若干有统计学意义的趋势区段，而不是作为一个整体考虑，此种基于数据处理的方法较人为分段更加科学和合理。

由于 APC 是用模型估计得来的，因此也称估计的年度变化百分比（estimated annual percent change，EAPC）或平均年度变化百分比（average annual percent change，AAPC）。通过对肿瘤发病或死亡数据 Joinpoint 回归模型长期趋势的分析，可以获得发病率变化的时间分段（平稳段、上升段、下降段）、发病率变化的转折点、以及变化的斜率等信息。

结果显示，38 年间，此癌症标化发病率整体呈现下降趋势。变化趋势可分为 3 个阶段：1973—1980 年其发病率呈大幅下降，APC 下降达 19.07%；1980—1996 年显著下降，APC 下降 6.99%；1998—2005 年发病率反而出现显著上升（8.94%）。以上变化均有显著统计学意义。

案例 23-10 分析

肿瘤可以从根本上得到预防，主要有以下理论根据。

（1）目前已知可能致癌的病因大多存在于体外环境中，主要涉及吸烟等不良生活方式和饮食习惯与环境污染等，这些是可改变的因素，消除或改变它们较体内遗传因素更为容易。

（2）从肿瘤的地区、时间和人群分布来看，存在高、低相差极为悬殊的现象，这预示着有将肿瘤从极高水平降低至较低水平的可能。

（3）世界上有成功防治一些恶性肿瘤的经验以资借鉴，如西方发达国家对胃癌、宫颈癌的防治，使其发病率下降至较低水平；美国等西方国家自 20 世纪 70 年代以来大力开展的控烟教育已经使肺癌的发病率呈下降趋势。

（4）研究认为肿瘤是多种危险因素在长时期内相互作用的结果，这有利于对其病因的阻断。一是诸多因素中阻断一个或少数几个即可达到阻断的目的；二是有足够时间，这都增加了阻断机会。

（5）对某些肿瘤，已有比较有效且针对性较强的消除病因的方法，如戒烟、乙型肝炎疫苗接种、改水、防霉、补充维生素和微量元素等。我国一些肿瘤高发区，经过几十年来的防治实践，已使当地高发的肿瘤发病率或死亡率基本稳定，甚至已有下降的趋势。

思考题答案

1. 某种癌症的发病及死亡信息，可以通过以下途径获得。

肿瘤登记起源于欧洲，早在 1929 年德国汉堡就成立了世界上首个以人群为基础的肿瘤登记机构。1965 年，国际癌症研究中心（IARC）成立，该中心是 WHO 下属的一个跨政府机构，办公地点设在法国里昂，其主要任务是开展和促进对癌症病因的研究，也进行世界范围内癌症的流行病学调查和研究工作。1966 年成立的国际癌症登记协会（International Association of Cancer Registries，IACR），秘书处设在 IARC 的描述流行病学部门。两个机构共同负责对肿瘤登记的技术和方法进行研究和指导，制定统一的规范和统计分析指标，定期召开学术会议进行国际交流。IACR 采用会员制，2003 年全球共有 458 个肿瘤登记处注册成为会员，大多数会员来自欧洲。每 5 年出版一卷的《五大洲癌症发病率》（CI5）以及每 4 年更新一次的 GLOBOCAN 为全球肿瘤流行病学、病因学和癌症控制研究提供了大量重要信息。

美国的肿瘤发病和生存信息由美国国立癌症研究所（NCI）的 SEER（Surveillance, Epidemiology, and End Results）系统收集和发布。该系统成立于 1973 年，现有 20 家肿瘤登记处，覆盖约 28% 的美国总人口，包括 26% 的非裔美国人、38% 的拉美裔、44% 的美国印第安人和阿拉斯加原住民、50% 的亚洲人和 67% 的夏威夷/太平洋岛民，是美国癌症发病率和生存率的权威信息来源。SEER 系统常规收集患者的人口统计资料、肿瘤原发部位、肿瘤确诊时的形态和分期、首次治疗过程，并通过随访获得生存信息，是美国唯一包括确诊时分期及患者生存数据的以人群为基础的综合信息来源。SEER 是世界各地癌症登记的质量典范，每年在 SEER 覆盖区域都会开展研究，评估报告数据的质量和完整性。肿瘤死亡数据有美国疾病预防控制中心国家人口统计系统负责收集整理。

中国的肿瘤登记系统经历了漫长的发展过程。最早的肿瘤登记点建于 1959 年河南林县的农村登记点。1963 年上海率先在城市地区开展肿瘤登记，并成为首个《五大洲癌症发病率》资料的登记点。至 1969 年，大部分省（自治区、直辖市）先后成立了肿瘤防治办公室。20 世纪 70 年代，有多个肿瘤高发地区陆续开始进行人群肿瘤登记，登记点数目增至 13 个。20 世纪 80 年代，全国共有 38 个肿瘤登记处，城市地区 17 个，农村地区 21 个。90 年代，我国肿瘤登记水平大幅提高，共有 8 个登记处的数据通过了 IACR 质量审核，被《五大洲癌症发病率》第 8 卷收录。2002 年全国肿瘤登记中心成立，肿瘤登记开始快速发展。2008 年，43 个登记点纳入全国肿瘤登记中心数据库，覆盖 20 个省 7 000 万人口（占总人口的 6%）。2009 年以后，每年新增肿瘤登记点 50 个。至 2018 年，全国有近 501 个登记点，覆盖人口 3.10 亿，人口覆盖率近 22.52%。基于登记数据，全国肿瘤登记中心每年发布肿瘤登记年报。

2. 一般来看，肿瘤的筛查要符合一系列的标准，并不是任何肿瘤疾病都适合筛查。普遍接受的标准是 Wilson's criteria，这是于 1968 年提出的 10 条标准，也是 WHO 推荐沿用的标准：①被筛查的疾病是一个重要的健康问题；②被筛查疾病自然发展史是已知的；③被筛查的疾病要有可以识别的早期阶段；④被筛查的疾病有明确的诊断方法；⑤被筛查的疾病有可接受的治疗方法；⑥该治疗方法对早期疾病的治疗效果优于晚期疾病；⑦要有一个简单易操作、可以解释的、易被接受的、准确可靠的检测方法；⑧要有明确的规定谁应该被治疗；⑨诊断和治疗应该是经济有效的；⑩筛查项目应为一个连续的长期进行的项目。

（黄俊杰）

第二十四章

营养流行病学

【目的】

1. 了解先验膳食模式与后验膳食模式。
2. 了解不同膳食生物标志物的特点及其在营养流行病学研究中的意义。
3. 熟悉食物频率问卷调查法、24 小时膳食回顾法与膳食记录法各自的优缺点。
4. 掌握营养流行病学中能量调整的意义与方法。
5. 掌握不同替代分析模型在营养流行病学中的应用。

【基本概念】

1. **营养流行病学** 应用流行病学的原理与方法研究人群营养与健康及疾病关系的科学，为流行病学的分支学科之一。

2. **先验膳食模式/以指数为基础的膳食模式** 是指按照先前证据或专家意见等预先定义好的标准如推荐的膳食建议、地域性膳食习惯等构建的膳食模式。常见的先验膳食模式有健康饮食指数-2015（healthy eating index-2015，HEI-2015）、终止高血压饮食（dietary approaches to stop hypertension，DASH）和地中海饮食（Mediterranean diet，MED）等。

3. **后验膳食模式/以数据为基础的膳食模式** 以膳食调查数据为基础，利用统计学方法如主成分分析、因子分析、聚类分析、降秩回归等构建特定研究人群的膳食模式。如通过主成分分析与因子分析构建的西式膳食模式（western dietary pattern），主要特征是较高的红肉与加工肉、添加糖以及精制谷类的摄入。

4. **膳食的逐日变异** 聚焦膳食的长期摄入水平时，需要考虑的膳食变异，包括星期效应（day of the week）、季节效应（seasonal effect）和个体内的随机变异（random within-person variation）。

5. **24 小时膳食回顾法** 要求调查对象回顾和描述过去 24 小时内摄入的所有食物（包括饮料）的具体情况，包括每种食物的名称和摄入数量。

6. **膳食记录法** 要求调查对象详细记录特定期间内（一天或多天）所摄入的全部食物（包括饮料）的种类和数量。

7. **食物频率问卷调查法** 常用的膳食测量方法之一，是测量个体长期（如过去半年、一年或更长时间）的膳食摄入水平，通常由两个部分组成：食物清单和每种食物的食用频率。食物频率问卷调查法还可同时收集每次的食物摄入量。

8. **恢复性生物标志物** 即某一特定时间段内，该生物标志物浓度和膳食摄入量相关，且受个体差异的影响较小，可直接反映膳食营养素的绝对摄入量。例如，以蛋白质形式摄入的氮约有 80% 通过尿液"恢复"（排出），且个体间的差异很小，可通过收集 24 小时尿液来估计 24 小时内的蛋白质绝对摄入量，故 24 小时尿液中的氮是机体蛋白质的一种恢复性生物标志物。除了尿氮，24 小时尿液中的钾、钠和以及使用双标水法估计的总能量摄入均是恢复性生物标志物。

9. **浓度性生物标志物**　即该生物标志物的浓度与膳食摄入量相关，但受个体差异（如营养素吸收和代谢等）的影响较大，评估绝对摄入量的价值较恢复性标志物的低。例如，脂肪组织中的反式脂肪、血浆中的亚油酸等。由于恢复性生物标志物种类的限制，浓度性生物标志物是营养流行病学中应用最广泛的一类生物标志物。

10. **预测性生物标志物**　反映膳食摄入量的能力介于恢复性标志物与浓度性标志物之间。与恢复性标志物相比，只有一小部分在尿液中"恢复"；而与浓度性生物标志物相比，与膳食摄入量相关性更高，可用来预测绝对摄入量。例如，24 小时尿液中的蔗糖和果糖可用来预测蔗糖的总摄入量。

11. **三角定量法**（triangulation analysis）　食物频率问卷效度研究中，为了克服参考方法（如多次膳食记录法或 24 小时膳食回顾法）带来效度被低估的问题，通过引入一个膳食生物标志物，来估计测量值与"真实值"之间的相关性。该方法涉及的"三角"分别是食物频率问卷调查法测量值、参考方法（如多次膳食记录法或 24 小时膳食回顾法）测量值与膳食生物标志物测量值（需要两次或多次测量并取平均值），据此来估计食物频率问卷测量值与"真实值"之间的效度系数。

12. **总能量调整**　在营养流行病学研究中，为了控制混杂偏倚、去除外源性变异与降低测量误差等，需要对食物组或营养素进行额外的总能量摄入校正。

13. **营养素密度法**　营养素密度法是营养素绝对摄入量与总能量摄入量的比值，能够反映膳食的能量构成。对于产热营养素，也可表现为营养素供能比，即该产热营养素贡献的能量与总能量摄入的比值。为了方便表达，营养素密度通常乘以 1 000kcal。

14. **营养素残差法**　又称能量调整法，是以总能量摄入量作为自变量，营养素摄入量作为因变量，拟合线性回归方程。残差为回归方程预测值与观察值之间的差值。鉴于残差有正有负，营养素残差最终还要加上特定的常数使其大于或等于零。通常以研究人群平均能量摄入量代入回归方程，获得对应营养素摄入量作为特定的常数。

15. **替代分析**　替代分析是基于个体长期总能量的摄入变异小或固定不变的理论假设，分析不同食物或宏量营养素间相互替代对研究结局的效应，达到在人群中模拟膳食干预的效果。

16. **剔除模型**　等能量替代分析模型中，将总能量按照来源分解为几个部分，分析时将被替代的食物或宏量营养素对应的能量部分剔除，而仅保留总能量摄入、替代的食物或宏量营养素部分与其他部分在疾病风险模型中，替代效应为替代的食物或宏量营养素部分对应的回归系数。

17. **部分模型**　等能量替代分析模型中，将总能量按照来源分解为几个部分，分析时将各个部分均放入疾病风险模型中，而除去总能量摄入，替代效应为替代的食物或宏量营养素部分与被替代的食物或宏量营养素对应的回归系数之差。

【重点与难点解析】

1. 膳食模式的构建

膳食模式的构建主要包括先验法和后验法两种方法。先验法以事先制定好的标准如推荐的膳食建议、地域性膳食模式等，将个体的膳食情况与之对比后进行评分。以常见的先验膳食模式 HEI-2015 为例，该指数基于《美国居民膳食指南（2015—2020 年）》（*2015—2020 Dietary Guidelines for Americans*）主要膳食建议，制定的能够反映对《美国居民膳食指南（2015—2020 年）》依从性程度的膳食指数。共 13 个预先设置好的评分项目，其中包括 9 个推荐的食物或营养素（总水果、完整水果、总蔬菜、绿叶蔬菜和豆类、全谷物、奶制品、总蛋白食物、海鲜和植物蛋白和脂肪酸类）和 4 个需要限制的食物或营养素（精制谷物、钠、添加糖和饱和脂肪）。根据指南建议的摄入量阈值赋分，HEI-2015 得分介于 0～100 分，分数越高代表对指南依从性越好，膳食质量越高。除了 HEI-2015，先验膳食模式还包括替代地中海饮食指数、DASH 等，这些指数分别反映了对地中海式饮食与专家推荐的高血压饮食建议的依从性。

后验法指以膳食调查数据为基础，利用主成分分析、因子分析、聚类分析、降秩回归等构建的膳食模式，包括西式膳食模式、谨慎性膳食模式（prudent dietary pattern）与经验性炎症膳食模式（empirically derived dietary inflammatory pattern，EDIP）等。西式膳食模式主要通过主成分分析或因子分析将高度相关的食物组进行分组，继而提取能够代表研究人群不良的现代饮食特征的膳食模式，如高的红肉与加工肉、精制谷物与甜食的摄入，低的蔬菜、水果、全谷类食物的摄入。用类似的方法可以构建与西式膳食模式相反的谨慎性膳食模式，其主要特征为高的蔬菜、水果、全谷物食物、鱼及海产品的摄入。

经验性炎症膳食模式的构建步骤包括：首先，利用事先设定好的 39 项食物或食物组摄入量为预测变量，利用个体的炎症生物标志物如 C 反应蛋白（CRP）或高敏 CRP、白介素 -6、肿瘤坏死因子 α 受体 2（TNFα-R2）与白细胞计数（WBC count）为反应变量，通过降秩回归得出饮食的炎症反应得分。其次，以炎症反应得分作为因变量，以预先确定的食物或者食物组摄入量为自变量，通过逐步线性回归，筛选出若干能够较好反应炎症水平的食物或食物组。最后，以逐步线性回归获得的食物或食物组的回归系数为权重，通过回归方程计算每个个体的膳食指数得分，即 EDIP 得分。此外，由于后验膳食模式的构建主要基于特定的研究人群，是否适用于其他人群可能还需要外部验证。

2. 膳食调查方法

常用的膳食调查方法包括 24 小时膳食回顾法、膳食记录法和食物频率问卷调查法，具体定义见【基本概念】。三种膳食调查方法各有利弊，在实际膳食调查中，研究者应根据调查目的和实际情况选择其中一种或几种，具体比较见表 24-1。

表 24-1　24 小时膳食回顾法、膳食记录法和食物频率问卷调查法的优点与缺点

	优点	缺点
24 小时膳食回顾法	◆可获得食物制作、用餐时间、用餐地点等详细信息 ◆对调查对象的认知能力要求不高	◆测量误差主要是随机误差 ◆一次 24 小时回顾调查的膳食摄入不能反映膳食的逐日变异情况 ◆一次调查耗时较长,参与者负担重 ◆依赖于情景记忆
膳食记录法	◆可获得食物制作、用餐时间、用餐地点等详细信息 ◆不依赖于调查对象的记忆	◆测量误差主要是随机误差 ◆多日膳食记录调查的膳食摄入不能反映膳食的逐日变异情况 ◆一次调查耗时较长,参与者负担重 ◆对调查对象的认知能力要求较高 ◆数据编码、录入困难
食物频率问卷调查法	◆成本低、调查对象负担轻,在大型观察性研究中更加高效和可行 ◆可获得调查对象长期的膳食情况	◆测量误差主要是系统误差 ◆缺少膳食的制作方法、补充剂和饮料以及品牌名称等信息 ◆依赖于一般记忆

3. 三角定量法评价食物频率问卷效度的原理

传统上评估食物频率问卷效度的方法一般选择与多次膳食记录法或多次 24 小时膳食回顾法进行比较。由于上述方法以自报或回忆为主,测量误差可能具有相同的倾向性或高度的相关性,导致效度系数被低估。故可以通过三角定量法进行效度评价,其涉及的"三角"分别是食物频率问卷调查法测量值(Q)、参考方法(如多次膳食记录法或多次 3 天 24 小时膳食回顾法)测量值(R),并引入一个膳食摄入量的生物标志物测量值(M)。该方法基于合理的假设:即生物标志物的测量误差独立于食物频率问卷调查法及参考方法的测量误差。因此,可通过计算"三角"之间的两两相关系数来估算测量值与"真实值"(T)之间的效度系数,如图 24-1 所示。

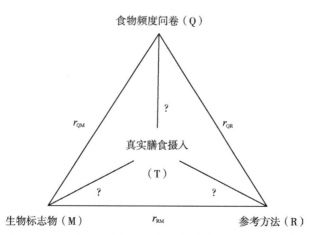

图 24-1　基于三角定量法评价不同膳食测量方法的效度

其中三种不同方法的估计值与"真实"值之间的效度系数（VC）分别为：

$$VC_{QT}=\sqrt{((r_{QR}\times r_{QM})/r_{RM})}, \quad VC_{RT}=\sqrt{((r_{QR}\times r_{RM})/r_{QM})}, \quad VC_{MT}=\sqrt{((r_{QM}\times r_{RM})/r_{QR})}。$$

其中 r 为校正个体内变异后的相关系数，T 为真实但未知的长期膳食摄入量。

三角定量分析中的生物标志物（M）并非必须是恢复性标志物（即所谓的"金标准"），也可以是"次"金标准（alloyed gold），即对膳食因素摄入敏感但不一定特异的生物标志物。

4. 能量调整模型

分析营养素或食物摄入与健康结局关系时，总能量摄入是重要的混杂因素。同时对营养素或食物进行能量调整可以去除外源性变异，反映膳食构成。控制总能量摄入的模型有多元营养素密度模型、多元营养素残差模型、标准多元模型和能量分解模型（表24-2）。在应用不同风险模型时，需要体会各偏回归系数的含义。

表 24-2　营养流行病学研究中常见能量校正模型

模型名称	回归方程
模型 1：营养素密度模型	疾病风险 $=\beta_1$ 营养素 / 总能量 $+\beta_2$ 总能量
模型 2A：营养素残差模型	疾病风险 $=\beta_3$ 营养素残差 $+\beta_4$ 总能量
模型 2B：标准多元模型	疾病风险 $=\beta_3$ 营养素 $+\alpha$ 总能量
模型 2C：能量分解模型	疾病风险 $=(\alpha+\beta_3)$ 营养素 $+\alpha$ 来自研究营养素以外的能量

5. 替代分析

解析： 替代分析是在人群基础上，通过改变营养素或食物的组成即增加一种食物或营养素的摄入势必会导致其他食物或营养素的摄入减少（而不是单一的增加或者单一的减少），观察这种改变对相关疾病与健康状况的影响的一种流行病学模型。最初主要用于在假定总能量摄入稳定的情况下，分析人群中宏量营养素之间的相互替代效应对健康结局的影响。基本原理是基于能量摄入稳定的前提下，某种宏量因素摄入的增加势必会导致其他宏量营养素摄入的降低。替代分析建立在观察性研究的基础上，不需要开展动物实验或人群干预试验。

替代分析主要采用剔除模型和部分模型来实现，理论上两者结果是一致的。但在实际应用中，存在一定的区别。如在使用部分模型时需要计算宏量营养素产生的能量，因此不适合研究不供能的营养素。同时，由于部分模型中没有控制总能量，难以分析调整总能量后的独立效应。

【案例分析】

案例 24-1

为研究饮食是否通过炎症来影响慢性肝病，包括脂肪肝、肝纤维化、肝硬化与肝癌的发生与发展。研究者先后在美国护士健康研究（Nurses' Health Study, NHS）、男性医务人员随访研究（Health Professionals Follow-up Study, HPFS）、国家健康与营养检查调查（National Health and Nutrition Examination Survey, NHANES）等国际知名队列中，构建了 EDIP 膳食模式。EDIP 得分越高（正向得分），个体饮食的促炎能力越强，个体对 EDIP 的依从性也越高。反之，EDIP 得分越低（负向得分），个体饮食抗炎能力越强，个体对 EDIP 的依从性也越低。横断面研究提示：脂肪肝、肝纤维化与肝硬化的优势比（OR）分别为 1.34（95%CI: 1.06~1.70）、1.52（95%CI: 1.18~2.79）与 1.97（95%CI: 1.12~3.08）；队列研究提示：EDIP 最高三分位对比最低三分位，肝细胞癌的风险比（HR）为 2.03（95%CI: 1.31~3.16）。

（1）该案例中，NHS 与 HPFS 队列的膳食测量都是基于重复的食物频率问卷调查（每 4 年一次，回忆期为 1 年），而 NHANES 中大部分是基于 2 次 24 小时回顾调查。两种方式在营养流行病学研究中优缺点是什么？

（2）该案例中，EDIP 为何种膳食模式？EDIP 与终止高血压膳食模式（DASH）有何区别？开展利用降秩回归构建的膳食模式与健康结局关系的人群研究主要目的是什么？

（3）膳食模式与健康结局关系的流行病学研究与单个营养素或单个食物（或单个食物组）与健康关系的流行病学研究相比，有何特点？

（4）基于本案例，说明营养流行病学研究中横断面研究与队列研究两种设计类型的优缺点。

（5）该案例中，EDIP 与慢性肝病关系的流行病学研究结果提示了什么？

（6）该案例中，进一步调整 BMI 后，EDIP 与肝病的关联强度均有显著性减弱，但按照 BMI 分层分析后的结果与未分层之前的结果一致。这说明了什么？

案例 24-2

研究者评估美国男性医务人员随访研究（Health Professionals Follow-up Study, HPFS）队列中一份包含 131 项食物条目的食物频率问卷（FFQ）的信度和效度，研究周期为一年。在 HPFS 队列中随机选取 323 人，其中 157 人知情并同意参与此次信度、效度研究。研究开始时，参与者第一次完成半定量 FFQ（即 FFQ1）。在随后的一年内，参与者在营养师的指导下完成 2 次 7 天膳食记录。考虑到季节效应，2 次膳食记录调查间隔至少半年，最终收集到有效样本 127 例（图 24-2）。信度结果显示：总脂肪和饱和脂肪的两次重复调查，经能量调整后的组内相关系数分别为 0.52 和 0.66；效度研究显示：对于总脂肪和饱和脂肪，第二次 FFQ 调查（即 FFQ2）与 2 次 7 天膳食记录的平均摄入水平之间的 Pearson 相关系数分别为 0.67

和 0.75。

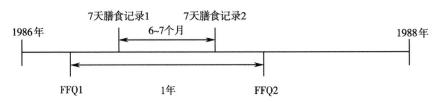

图 24-2　美国男性医务人员随访研究队列中食物频率问卷的信度与效度研究

（1）该案例中，HPFS 所使用的 FFQ 信度与效度均较好，能否直接用于国内或者其他地区的流行病学研究？为什么？

（2）该案例中，膳食调查中的季节效应是指什么？除了季节效应，膳食还存在哪些变异？如何克服这些变异对膳食调查带来的困难？

（3）该案例中，效度研究的参考标准是 2 次膳食记录的平均水平，这种方式会对效度相关系数的估计带来何种影响？如何克服？

（4）基于该案例，如果利用多次 24 小时膳食回顾法作为效度研究的参考标准，同时考虑季节效应与星期效应，该如何设计？

案例 24-3

研究者利用队列研究的设计类型，开展碳水化合物及膳食纤维的摄入与总死亡关系的研究，并分析了利用不同食物来源的脂肪与蛋白质替代碳水化合物与死亡风险的关联。限制性立方样条分析显示，碳水化合物的摄入与总死亡风险的曲线呈"U"型，当碳水化合物摄入量为 50% kcal 处时，总死亡的风险最低。而膳食纤维的摄入与总死亡风险呈负向的线性关系，但当每天膳食纤维的摄入超过 8g/1 000kcal 时，死亡风险的降低就不明显，进入"平台期"。利用等能量剔除模型（leave-one-out model）做替代分析显示，用占总能量 5% 的植物性脂肪和蛋白质替代等能量的碳水化合物时，死亡风险降低了 13%。而利用动物性脂肪和蛋白质替代碳水化合物时，与死亡风险的关联没有统计显著性。以上分析中，碳水化合物与膳食纤维均利用能量密度法调整了总能量的摄入。

（1）该案例中，碳水化合物与膳食纤维的摄入为什么要进行能量调整？若该队列中某个个体每天碳水化合物摄入 280g、膳食纤维摄入 22.4g、能量摄入量是 2 240kcal，请利用能量密度法对碳水化合物与膳食纤维的摄入进行能量调整。

（2）替代分析中的等能量剔除模型前提假设是什么？本案例中如何实现用占总能量 5% 的植物性脂肪和蛋白质来替代等能量的碳水化合物对总死亡风险的影响？

（3）基于本案例问题（2），如利用部分模型又该如何实现？请简述两个模型各自的特点。

【思考题】

1. 以案例 24-1 中 DASH 为例，说明常见先验膳食模式如何构建?

2. 食物频率问卷的效度研究中，如何对膳食模式的效度进行研究?

3. 能量调整时，能量密度法与营养素残差法有何区别?

附 案例解析与思考题答案

案例解析

案例 24-1 分析

（1）食物频率问卷调查法和 24 小时膳食回顾法各有利弊，总结见附表 24-1。在实际膳食调查中，应根据调查目的和实际情况选择使用。本案例中，NHS 与 HPFS 队列采用每 4 年一次重复测量的食物频率问卷调查，与单次基线食物频率问卷调查相比，更能反映个体的长期体膳食习惯，降低测量误差。而 NHANES 中，基于基线 2 次 24 小时回顾调查获得的信息受饮食的逐日变异影响较大，能否反映个体的长期膳食习惯有待进一步验证。

附表 24-1 24 小时膳食回顾法和食物频率问卷调查法的比较

	优点	缺点
24 小时膳食回顾法	◆可获得食物制作、用餐时间、用餐地点等详细信息 ◆对调查对象的认知能力要求不高	◆测量误差主要是随机误差 ◆一次 24 小时回顾调查的膳食摄入不能反映膳食的逐日变异情况 ◆一次调查耗时较长，参与者负担重 ◆依赖于情景记忆
食物频率问卷调查法	◆成本低、调查对象负担轻，在大型观察性研究中更加高效和可行 ◆可获得调查对象长期的（"通常"）膳食情况	◆测量误差主要是系统误差 ◆缺少膳食的制作方法、补充剂和饮料以及品牌名称等信息 ◆依赖于一般记忆

（2）EDIP 是后验膳食模式，而 DASH 为先验膳食模式。先验膳食模式是基于已有的关于饮食与健康结局的认知，因此不太适用于探索性研究。后验膳食模式是基于特定研究人群的膳食数据而构建的，因此其研究结果外推至其他人群可能受限。利用降秩回归构建的膳食模式与健康结局的关联性研究主要目的是在人群水平上验证或探究饮食影响疾病进展的相关机制，比如本案例可验证饮食是否通过炎症来影响慢性肝病的发生与进展。

（3）膳食模式是指膳食中的食物种类及其在膳食中所占的比重，通常受环境、地域与文化等影响。膳食模式研究是对整体膳食状况进行评估，考虑到了营养素和食物之间的相互作用，更加贴近真实世界数据，可为疾病的防治以及膳食指南的修订提供依据。而单一营养素研究未考虑饮食中营养素之间以及营养素与食物之间复杂的交互作用，也很难检验某一种营养素的单独作用。单个食物（或单个食物组）研究与单一营养素研究一样，均未考虑到食物与食物之间的联合作用，并且由于单个食物组可能包括多个食物条目，食物中也包含多种营养素，对多种食物或食物中多种营养素进行分析时就涉及多重比较（multiple comparisons）问题，在无明确假设的情况下，还应考虑统计结果的假阳性问题。

（4）本案例中的横断面研究同时收集膳食信息与肝病结局信息。因此，可能存在个体由于肝病等不良健康状况而改变自己的饮食习惯，难以排除因果倒置对研究结论的影响。但横断面研究周期短，研究效率高，适用于患病率及其影响因素的调查。本案例中的队列研究，膳食暴露收集在前，而肝癌结局收集在后，有明确的时间顺序。因此，队列设计更适合论证因果关联。但队列研究周期长，研究对象可能失访，且需要大量的人力与物力，研究成本较高。

（5）该案例中，EDIP 与慢性肝病关系的流行病学研究结果一方面提示促炎饮食增加了慢性肝病的发生风险，个体可以通过规避或减少炎症饮食的摄入来预防肝病，具有一定的公共卫生学意义。另一方面，研究结果在人群水平上验证了饮食可部分通过炎症来影响慢性肝病的发生与进展，具有一定的生物学意义。

（6）说明了 BMI（肥胖）可能是 EDIP 与肝病结局联系的中介因素，因为按照 BMI 分层分析后的结果与未分层之前的结果一致，提示 BMI（肥胖）不太可能是混杂因素，另外肥胖本身就是公认的慢性肝病的危险因素。

案例 24-2 分析

（1）不能。因为 FFQ 作为一种结构式问卷，受文化背景与当地膳食传统影响较大，虽然该份 FFQ 在 HPFS 中信度与效度均较好，但不能说明该份问卷应用于其他地区的研究时也会具有良好的信度和效度。此外，不同文化背景的人群膳食习惯可能存在较大差异，故应用该份 FFQ 之前，需在其基础上进行膳食条目等相关内容的修改。所以，国内或其他地区的流行病学研究若使用案例中的 FFQ，可能需要做适当的修改，同时必须重新评估问卷在研究人群中的信度和效度。

（2）膳食调查中的季节效应是指季节因素导致的膳食变异。例如，在一些欠发达地区，食物的供给如蔬菜和水果与季节有关；即使在发达地区，某些季节性蔬菜和水果的摄入变化也很大，因此调查时应兼顾食物的上市季节。膳食变异主要来源于三部分，除了季节效应外，膳食变异还包括星期效应和个体内的随机变异。星期效应是一周中某一天或某几天的膳食变异，例如，许多家庭有周末吃大餐的习惯，因此调查时应兼顾周末与工作日。个体内的随机变异，例如，总能量的摄入随着月经周期而变化。此部分随机变异可能是食物摄入的实际变异，也可能是膳食测量误差导致，故可采取反复多次调查，尽可能地反映长期膳食习惯。

（3）该案例中，效度研究的参考标准是 2 次膳食记录的平均水平，由于 FFQ 和膳食记录法均为现场调查，可能具有共同且高度相关的测量误差，会导致效度系数的低估。为了克服这种影响，可利用恢复性生物标志物作为"金标准"来评估 FFQ 的效度。然而，除了利用双标水法评估总能量的摄入，以及通过测量 24 小时尿液中钠、钾、氮的浓度来反映钠、钾与蛋白质的摄入，绝大部分食物与营养素的效度评价缺乏所谓的"金标准"。考虑到上述不足，该案例可通过三角定量法来评价 FFQ 效度。涉及的"三角"分别是 FFQ 测量值（Q）、参考方法（如多次膳食记录法或多次 3 天 24 小时膳食回顾法）测量值（R），并新引入一个膳食摄入量的生物标志物测量值（M）。该方法基于合理的假设：即来源于 FFQ 与参考方法的随机误差与生化测量产生的随机误差是不相关的。

（4）基于膳食的三部分变异，在两次 FFQ 调查的一年周期内，考虑到季节效应，可每个季节均开展一次 24 小时膳食回顾调查；考虑到星期效应，每次调查时需同时调查工作日和周末。此外，为了尽量考虑到周六和周日可能带来的不同膳食变异，四个季节中，其中两个季节调查周六，另外两个季节可调查周日。综上，基于该案例，如果利用多次 24 小时膳食回顾作为效度研究的参考标准，可设计如下：2 次 FFQ 调查的一年周期内，采用连续 3 天的方式在每个季节均开展 1 次 24 小时膳食回顾即共 12 天调查，其中 2 个季节的连续 3 天组合为：2 个工作日 +1 个周六；另外 2 个季节的组合为：2 个工作日 +1 个周日。

案例 24-3 分析

（1）为什么要进行能量调整：个体总能量的摄入与基础代谢、体力活动、体格大小等因素有关，而这些因素通常与大多数疾病或健康结局相关。同时，绝大部分食物或营养素的摄入一般与总能量摄入呈正相关。因此，在营养流行病学研究中，总能量摄入可能是一个重要的混杂，需要在分析时加以调整。此外，对总能量摄入进行调整或"标准化"，可以减少基础代谢、体格大小和体力活动等因素引起的额外变异，让研究者更加专注食物或营养素摄入量本身对研究结局的效应；同时，膳食测量中，总能量摄入与食物或营养素摄入之间的测量误差具有相同的倾向性及高度相关性（如同时被高估或低估）。因此，对总能量进行调整可以降低营养流行病学研究中食物或营养素的测量误差。此外，利用能量密度法进行总能量校正还可反映膳食能量构成。在总能量摄入稳定的理论假设下，个体只能改变膳食能量构成，而不能改变膳食的绝对摄入量。

能量密度计算：

碳水化合物的摄入密度 =280 (g)×4 (kcal/g) / 2 240 (kcal)×100%=50%kcal

膳食纤维的摄入密度 =22.4 (g) / 2 240 (kcal)×1 000 (kcal)=10g/1 000kcal

（2）前提假设：总能量的摄入是恒定的。同时，提供能量的营养素是已知且明确的。

剔除模型结构如下：

疾病风险 =α_1 植物性蛋白质与脂肪 +α_2 动物性蛋白质与脂肪 +α_3 总能量摄入量 +α_4 协变量

其中，植物性蛋白质与脂肪、动物性蛋白质与脂肪是供能百分比（可通过能量密度法获取）除以 5。5% 的植物性脂肪和蛋白质来替代等能量的碳水化合物对总死亡风险的风险比

（HR）是 exp（α_1）。

（3）部分模型结构如下：

疾病风险 $=\beta_1$ 植物性蛋白质与脂肪 $+\beta_2$ 动物性蛋白质与脂肪 $+\beta_3$ 碳水化合物 $+\beta_4$ 协变量

其中，植物性蛋白质与脂肪、动物性蛋白质与脂肪、碳水化合物是供能百分比（可通过能量密度法获取）除以 5。5% 的植物性脂肪和蛋白质来替代等能量的碳水化合物对总死亡风险的风险比（HR）是 exp（$\beta_1-\beta_3$）。

替代分析中，剔除模型与部分模型在理论上是等价的，所计算的替代效应理论上也是基本一致的。但使用分解模型时需要计算各宏量营养素贡献的能量，因此不适合非产热营养素的研究。此外，由于部分模型中没有控制总能量，特别是当总能量是强混杂时，不能观察到调整总能量后营养素的独立效应。

思考题答案

1. 先验膳食模式是指按照先前证据或专家共识等预先定义好的标准如推荐的膳食建议、地域性膳食习惯等构建的膳食模式。DASH 是由美国卫生及公共服务部、国家卫生研究院和国家心肺和血液研究所制定的控制高血压的膳食模式。根据 DASH 膳食指南和美国护士健康研究（NHS）的膳食摄入情况建立 DASH 评分量表，包括 8 个食物/营养素组：水果、蔬菜（不含土豆）、全谷物、加糖饮料、坚果和豆类、红肉和加工肉、低脂奶制品和钠盐。根据调查对象各食物组摄入量的五分位排序分别赋 1 ~ 5 分，其中红肉和加工肉、低脂奶制品和钠盐 3 个食物组采取反向赋分。将 8 个食物组的得分相加即得到总分，总分范围为 8 ~ 40 分。DASH 膳食被证明能够有效降低成人收缩压与舒张压，并与心血管疾病风险的降低有关。

2. 食物频率问卷的效度研究中，首先按照相应的膳食模式评分方法分别计算出来源于食物频率问卷和参考方法（例如多天膳食记录法或多次 24 小时膳食回顾法）中的每个个体膳食模式依从性得分。通过计算两者之间的相关系数来评估膳食模式的效度。例如，为评价基于 152 项食物频率问卷调查数据构建的 DASH 的效度，研究者在来自美国 NHS 与 HPFS 两个队列 1 394 例参与者中，开展了间隔 1 年的 2 次食物频率问卷调查。在同一年中，同时开展了间隔 6 个月的 2 次 7 天膳食记录调查。研究者分别基于第 2 次食物频率问卷调查数据以及 2 次膳食记录的平均水平计算出 DASH 依从性得分，以两者之间相关系数来评价效度。NHS 与 HPFS 中总能量调整的去衰减（deattenuated）Spearman 相关系数分别为 0.76 和 0.77，结果提示基于食物频率问卷计算的 DASH 依从性得分的效度较好。

3. 营养素密度法是营养素绝对摄入量与总能量摄入量的比值，能够反映膳食的能量构成。营养素残差法是拟合自变量为总能量摄入量与因变量为营养素摄入量的线性回归方程后计算营养素的残差。当个体间体格大小变化较大而导致总能量摄入变化较大时，营养素密度法相对更适用。

（杨万水）

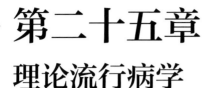

第二十五章
理论流行病学

【目的】

1. 理解常用的流行病学数学模型的原理及用途。
2. 了解常用的流行病学数学模型的优缺点。
3. 学会构建流行病学数学模型分析疫情进展。

【基本概念】

1. **基本再生数**（basic reproduction number，R_0）　R_0表示在完全易感的人群中，一个病例引起的二代病例数。

2. **有效接触率**（effective contact per unit time，β）　有效接触率是指因接触而感染的概率，即人群中任何两个个体在单位时间内接触程度达到可能发生有效感染的接触概率。但当两个个体在单位时间内发生有效接触时，可能发生感染成为病例，也可能不发生感染。

3. **确定性模型**（deterministic model）　确定性模型是指模型的初值一经给定，整个流行过程的发展及结局就被确定。其特点是在疾病流行过程中的每一时刻发生的新病例数均为确定的数值。模型初始状态一经确定，可以确定地推断出之后各时刻的状态，故称为确定性模型。

4. **随机性模型**（stochastic model）　随机性模型是把随机性（变异）加入疾病的流行过程中，模型没有给出确定的结果，而是呈现一系列可能的结果。

5. **离散时间模型**　离散时间模型是指模型中处于各不同流行状态的人的状态变化不是随时间而连续变化的，只是在由某一状态向另一状态转移的瞬间发生变化。

6. **连续时间模型**　连续时间模型是指时间是个连续变量，模型中的个体从某一状态向另一状态的转移是连续变化的。

【重点与难点解析】

1. 理解常见传染病的自然感染史，掌握模型结构图

构建传播模型之前，应首先理解疾病的自然感染史，将简化的自然感染史放入模型结构中。图25-1展示了几种常见的模型结构，其中SI模型是描述HIV自然感染史最简单的模型，一旦HIV阳性，终身感染且具有传染性。SIS通常用于可治愈的性传播疾病，例如淋病。对于感染之后可长期免疫的疾病，可选择SIR或SEIR模型，例如麻疹。对于可重复感染的疾病，可选择SIRS或SEIRS模型，例如百日咳和季节性流感。

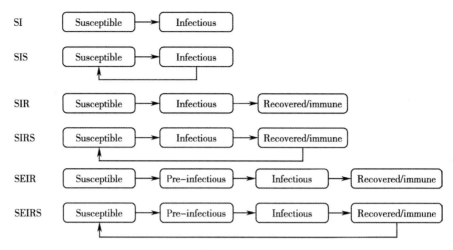

图 25-1　常用的传播模型结构

注：Susceptible 表示易感，pre-infectious 表示感染但没有传染性，infectious 表示具有传染性，recovered/immune 表示康复或免疫。

2. 传染性疾病数学模型建模过程及分析思路

第一步：建立对疾病的基本认识

首先，需建立对该疾病的基本认识，了解其流行病学特征。当一种新的毒株传入人群时，短时间内没有足够的信息。此时，最好的方法是参考过去相似疾病的参数，待获得有关新毒株的证据后，再调整和优化模型。

第二步：选择模型结构

模型结构的选择需要考虑以下三个方面的因素，包括自然感染史、模型预测的准确性和时间长度、研究问题。

（1）**自然感染史**：模型结构须反映疾病的自然感染史，因此重要的疾病分类和流行状态需要在模型结构中体现出来，几种常见的模型结构见图 25-1。

（2）**模型预测的准确性和时间长度**：模型结构的选择还需考虑模型预测的准确性。例如，若预测每天的流感病毒感染人数，SEIR 模型优于 SIR 模型。SIR 模型没有考虑感染和具有传染性之间的时间延迟，在其他条件保持不变的情况下，SIR 模型预测的流感传播速度比 SEIR 模型更快。此外，还需考虑模型预测的时间长度，若预测未来几年的疫情形势，建议考虑人口学特征（出生、死亡、迁入、迁出等）的变化；若只是几个月内的短期预测，可忽略出生、死亡等对人口的影响。

（3）**研究问题**：除了自然感染史、模型预测的准确性和时间长度，研究问题也是确定模型结构的重要因素之一。如果研究问题涉及干预措施的效果评估，那么模型结构中需添加与干预措施相关的状态，例如药物治疗、疫苗接种等。模型是真实世界的简化，在足以回答研究问题的基础上，应足够简单。模型结构越复杂，结果的不确定性以及运算难度均会更大。

第三步：选择模型的类型

模型的类型包括确定性或随机性。确定性模型描述了人群中平均可能会发生的事件。此类模型中，输入的参数（例如，感染者的康复率）一般是固定的，因此模型预测的结果也是确定的。而随机性模型允许状态之间转移的人数是随机的，例如感染个体的康复率不是固定的数值，而是特定分布下的随机数。对于此类模型，预测的结果可以是某个指标（例如，感染人数）的范围或者出现特定结果（例如，暴发）的概率。但确定性模型和随机性模型也并非完全互斥，确定性模型可以放入随机的参数，随机性模型也可以放入固定的参数。当人口较少或需要提供不确定性结果（范围或概率）时，可以采用随机性模型。例如，图25-2中，随机性模型的结果表明，第40天的新增感染人数应该在300~1 200之间，包含了模型预测的不确定性；而确定性模型的结果仅有一个数值，第40天新增感染人数为460人。

第四步：建立确定性模型

多数确定性模型为仓室模型。仓室模型中，通常将人群划分为几个不同的仓室，例如易感人群（susceptible）、处于潜隐期的人群（pre-infectious）、处于传染期的人群（infectious）和免疫人群（recovered/immune），通过不同仓室之间人数的变化描述疾病动态传播的过程。确定性模型可以通过差分公式或微分公式来建立。差分公式描述了每个离散的时间步（例如，每天）不同仓室之间的转移人数；若时间是连续变化的，时间步接近于0，可用微分公式来描述不同仓室之间的转移速率。

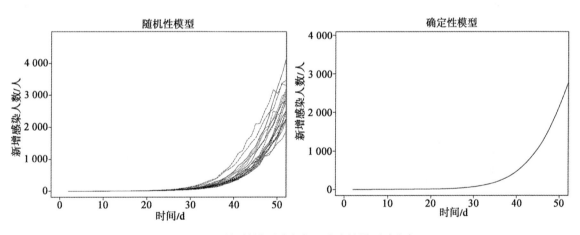

图25-2 随机性模型（左）和确定性模型（右）

第五步：确定模型参数

（1）**感染风险（force of infection，λ_t）**：假设人与人之间是均匀混合接触的，t时刻的感染风险与t时刻处于传染期的人数成正比，公式如下：

$$\lambda_t = \beta I_t \tag{公式 25-1}$$

其中，β表示有效接触率，指因接触而感染的概率，即人群中任何两个个体在单位时间内接触程度达到可能发生有效感染的接触概率。β可通过以下公式与基本再生数建立联系：

$$\beta=\frac{R_0}{ND} \qquad\qquad （公式 25-2）$$

其中，R_0 表示基本再生数，N 表示总人口数，D 表示传染期。

（2）出现传染性的速率（f）和康复率（r）：疾病的潜隐期和传染期通常是已知的，出现传染性的速率等于潜隐期的倒数，康复率等于传染期的倒数。

（3）时间步长：时间步长决定了模型参数的取值。公式 25-3 至公式 25-6 中的时间步为一个时间单位，该单位可以是 1 天、2 天或几个月，模型参数（λ_t, f, r）的取值需使用相同的单位。例如，处于潜隐期的个体转移到传染期的速率（f）为 1%/ 天，那么每两天的转移速率为 2%，每半天的转移速率为 0.5%。需要注意，时间步的转换跨度不能过大，例如每 200天的转移速率不等于 200%。

当时间步为离散变量时，该模型为离散时间模型，可用上述差分公式表示；当时间步为连续性变量时，该模型为连续时间模型，可用微分公式表示。以 SEIR 模型为例，四个仓室对应的微分公式为：

$$\frac{dS(t)}{dt}=-\lambda(t)S(t) \qquad\qquad （公式 25-3）$$

$$\frac{dE(t)}{dt}=\lambda(t)S(t)-fE(t) \qquad\qquad （公式 25-4）$$

$$\frac{dI(t)}{dt}=fE(t)-rI(t) \qquad\qquad （公式 25-5）$$

$$\frac{dR(t)}{dt}=rI(t) \qquad\qquad （公式 25-6）$$

其中，$S(t)$，$E(t)$，$I(t)$ 和 $R(t)$ 分别对应四个流行状态。连续时间模型中的个体从某一状态向另一状态的转移是连续变化的。当单位时间步接近零时，可用微分公式来表达。

第六步：模型运算

将模型参数输入公式，通过迭代的方式可模拟疾病传播的过程，得到每个状态的人数随时间的变化。运算工具可以是 excel 或计算机软件如 R 语言。

第七步：模型验证、优化和预测

模型结构和模型参数均需根据最新的证据进行更新，通过对比模型结果与实际观测值，验证结果的准确性和稳定性。当模型参数未知时，可构建模型对实际观测的疫情数据进行拟合，估计得到合理的参数取值。例如，对于新发传染病，疫情早期往往无法短时间内获得其基本再生数、潜隐期和传染期等关键信息，可根据疫情早期报告的新增病例数进行模型拟合，得到拟合效果最好的参数取值。一旦模型得到验证，可进入下一步深入分析。例如，预测干预措施对疫情的控制效果。

【案例】

案例 25-1

假设在一个 10 000 人的小镇上，有一个人感染了一种新的流感毒株，那么未来几周内人群中的平均易感人数、感染人数和康复人数会发生什么变化？疫情结束后，小镇上多少人可能被感染？请使用数学模型回答以上问题，并阐述分析思路。已知信息：参考过去的流感大流行或季节性流感，流感病毒的基本再生数为 2，潜隐期和传染期均为 2 天。

案例 25-2

假设不考虑出生和死亡，SEIR 模型对应的差分公式如下：

$$S_{t+1}=S_t-\lambda_t S_t \qquad\qquad （公式 25-7）$$

$$E_{t+1}=E_t+\lambda_t S_t-f E_t \qquad\qquad （公式 25-8）$$

$$I_{t+1}=I_t+f E_t-r I_t \qquad\qquad （公式 25-9）$$

$$R_{t+1}=R_t+r I_t \qquad\qquad （公式 25-10）$$

请在以下两个假设条件下写出对应的差分公式和模型结构图。

（1）易感人群、处于潜隐期的人群、处于传染期的人群和免疫人群以相同的速率死亡；

（2）新生儿出生即完全易感。

案例 25-3

根据以下公式，画出对应的模型结构图。

$$S_{t+1}=S_t-\lambda_t S_t+r_1 I_t \qquad\qquad （公式 25-11）$$

$$I_{t+1}=I_t+\lambda_t S_t-r_2 I_t-r_1 I_t \qquad\qquad （公式 25-12）$$

$$R_{t+1}=R_t+r_2 I_t \qquad\qquad （公式 25-13）$$

【思考题】

数学模型在病毒传播机制的刻画、风险分析、预测预警以及干预措施的效果评估等诸多公共卫生和传染病防控的关键问题中发挥着重要作用。当数学模型用于传染病的预测预警时，预测结果往往与实际观测的数据存在一定差距。

以新型冠状病毒为例，2020 年武汉新冠疫情暴发早期，全球多个研究团队基于报告病例数，预测武汉实际的新冠流行规模。回顾性地对比当时的预测结果，与实际相差甚远。2020 年 3 月中旬，伦敦帝国理工学院的一个研究小组宣布，他们基于个体的随机模型预估新冠将导致英国的死亡人数达到 50 万人，美国的死亡人数达到 220 万人。而实际上当时英国和美国的疫情并没有像帝国理工学院模型预估的那么悲观，二者的差异导致他们被指控发表耸人听闻的结果，导致公众在某种程度上的不信任。在这种情况下，你如何看待数学模型预测不准的问题？你会认为数学模型失效了吗？

案例解析

案例 25-1 分析

第一步：建立对疾病的基本认识

本例中流感为新的毒株引起。当一种新的毒株传入人群时，短时间内没有足够的信息。此时，最好的方法是参考过去的流感大流行或季节性流感的参数，待获得有关新毒株的证据后，再调整和优化模型。通过题目中的已知信息（或查阅文献），可以获取以下知识点：

（1）流感病毒的潜隐期是 2 天；

（2）传染期是 2 天；

（3）基本再生数是 2。

第二步：选择模型结构

研究问题是对流感的感染情况进行短期预测。综合考虑自然感染史、模型预测的准确性和时间长度以及研究问题这三个因素，选择 SEIR 模型，相较于 SIR 模型的预测更为准确。由于是短期预测，故不考虑出生、死亡和人口迁移等因素，也不考虑重复感染的问题。

第三步：选择模型的类型

为了简化研究问题，选择确定性模型；若为真实世界的预测，建议选择随机性模型。

第四步：建立确定性模型

为了便于展示，用差分公式来描述疾病的传播过程。第二步已经确定了 SEIR 模型，下面将分别计算 S-E-I-R 四个状态在每个时间步的变化。

（1）易感人群：$t+1$ 时刻的易感人数 $=t$ 时刻的易感人数 $-t$ 至 $t+1$ 时间内新增的感染人数。其中，新增的感染人数等于 t 时刻的易感人数乘以易感个体的感染风险（λ_t），即 $\lambda_t S_t$。公式可表示为：

$$S_{t+1}=S_t-\lambda_t S_t$$

（2）处于潜隐期的人群：$t+1$ 时刻的潜隐期人数 $=t$ 时刻的潜隐期人数 $+t$ 至 $t+1$ 时间内新增的感染人数 $-t$ 至 $t+1$ 时间内新增的具有传染性的人数。假设每个时间步潜隐期的个体进入传染期的比例为常数，设为 f。公式可表示为：

$$E_{t+1}=E_t+\lambda_t S_t-fE_t$$

（3）处于传染期的人群：$t+1$ 时刻的传染期人数 $=t$ 时刻的传染期人数 $+t$ 至 $t+1$ 时间内新增的传染期人数 $-t$ 至 $t+1$ 时间内减少的传染期人数。假设每个时间步处于传染期的个体进入免疫状态的比例为常数，设为 r。公式可表示为：

$$I_{t+1}=I_t+fE_t-rI_t$$

（4）处于免疫状态的人群：$t+1$ 时刻的免疫人数 $=t$ 时刻的免疫人数 $+t$ 至 $t+1$ 时间内新增的免疫人数。公式可表示为：

$$R_{t+1}=R_t+rI_t$$

综上，四个仓室对应的差分公式为：

$$S_{t+1}=S_t-\lambda_tS_t$$
$$E_{t+1}=E_t+\lambda_tS_t-fE_t$$
$$I_{t+1}=I_t+fE_t-rI_t$$
$$R_{t+1}=R_t+rI_t$$

对应的模型结构图如附图 25-1：

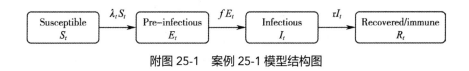

附图 25-1　案例 25-1 模型结构图

基于以上公式，可以预测每天的易感人数、处于潜隐期的人数、处于传染期的人数以及免疫人数随时间的变化。例如，已知第 0 天四个仓室的初始人数，如果知道三个关键的模型参数（λ_t, f, r），基于以上公式便可计算得到第 1 天四个仓室的人数，经过不断迭代，得到四个仓室每天的人数变化。

第五步：确定模型参数

第四步已列出差分公式，第五步需输入模型需要的关键参数。

（1）感染风险（force of infection，λ_t）：假设基本再生数为 2，传染期为 2 天，总人口数为 100 000，利用公式（25-6）可得到 $\beta=2/（2\times100\,000）=10^{-5}/$ 天。

（2）出现传染性的速率（f）和康复率（r）：假设潜隐期为 2 天，出现传染性的速率（f）$=1/2=0.5/$ 天。传染期为 2 天，康复率（r）$=1/2=0.5/$ 天。

（3）时间步长：为了便于计算，假设时间步为 1 天，以上估计的参数取值不变。若改变步长，需相应调整参数的取值。

第六步：模型运算

确定模型结构为 SEIR 模型，时间步为 1 天，输入三个关键的模型参数，$\beta=10^{-5}/$ 天，$f=0.5/$ 天，$r=0.5/$ 天。初始的易感人数为 100 000 例，感染人数为 1 例。通过迭代计算，可得到易感人数、免疫人数和新增感染人数随时间的变化（附图 25-2）。结果发现，第八周达到流行高峰，高峰期日增感染人数约 4 000 例。疫情持续时长约 100 天，最终感染 8.1 万人。

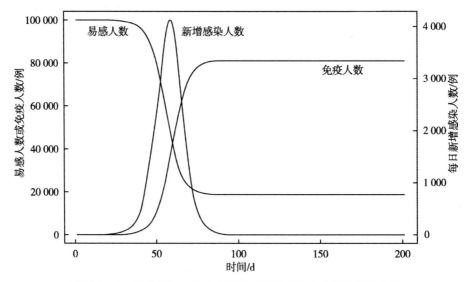

附图 25-2　易感人数、免疫人数以及新增感染人数随时间的变化

第七步：模型验证、优化和预测

首先，要对模型进行验证，比较模型结果和疫情早期实际观测数据的差异。若有较大差异，需进一步优化模型，根据实际观测数据校正模型参数，估计得到更合理的基本再生数、潜隐期和传染期等。基于已验证的模型，深入评估干预措施的效果，例如学校关闭、增加社交距离、接种疫苗等。

案例 25-2 分析

考虑以上两个假设条件，对应的差分公式如下：

$$S_{t+1}=bN_t+S_t-\lambda_t S_t-mS_t$$
$$E_{t+1}=E_t+\lambda_t S_t-fE_t-mE_t$$
$$I_{t+1}=I_t+fE_t-rI_t-mI_t$$
$$R_{t+1}=R_t+rI_t-mR_t$$

其中，N_t 表示 t 时刻的总人口数，b 和 m 表示出生和死亡速率。修改后的模型结构图如附图 25-3。

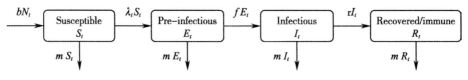

附图 25-3　案例 25-2 模型结构图

案例 25-3 分析

结合以上三个公式，判断该模型为 SIR 模型，其感染之后可恢复至易感状态，如附图 25-4。

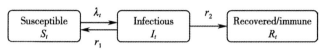

附图 25-4　案例 25-3 模型结构图

思考题答案

当数学模型用于预测预警，结果与实际不符时，模型并非真的失效，而是模型背后的假设和结果的不确定性往往被忽略，模型预测所能起到的作用经常被误解。

新发传染病暴发早期，疾病流行病学特征认识不足，连最基本的病毒潜伏期有多长、潜伏期内有没有传染性都不知道。而且，由于检出率、确诊率低，早期数据信息也十分匮乏，报告病例数严重低估。这些与疾病特征相关的基本参数都需要基于假设。随着对疾病的基本认识以及数据信息的不断获取，对疾病发生、发展的模拟会趋向准确。

当绝大部分公众甚至决策者忽略模型框架、机制、参数、假设条件，一味看重输出的数字是否准确，这在很大程度上超越了模型所应承受的期待。

模型预测通常是附有假设条件的推演预判。对于题目中帝国理工学院的模型，英国流行病学家 Neil Ferguson 解释"要了解 COVID-19 模型的价值，关键是要知道它们是如何建立的，以及它们是建立在哪些假设之上的。"事实上，这个预测结果的前提是全社会不采取任何行动。因此，模型预估的是最坏的情形。而英国和美国政府也立即采取了相应的措施。模型的微妙之处在于，预测结果会影响人群和决策者的行为，反过来也会影响疫情的发展，最终使得预测结果出现"偏差"。这种'偏差'未必是负面的，反而证明数学模型在早期新冠疫情的预警和风险分析中具有非常重要的作用。

（张娟娟）

[1] AGLAGO E K, MURPHY N, HUYBRECHTS I, et al. Dietary intake and plasma phospholipid concentrations of saturated, monounsaturated and trans fatty acids and colorectal cancer risk in the European Prospective Investigation into Cancer and Nutrition cohort[J]. Int J Cancer, 2021(149): 865.

[2] AI J, HUANG Y, XU K, et al. Case-control study of risk factors for human infection with influenza A(H7N9) virus in Jiangsu Province, China, 2013[J]. Euro Surveill, 2013, 18(26): 20510.

[3] ANGRIST J D, IMBENS G W, RUBIN D B. Identification of causal effects using instrumental variables[J]. J Am Stat Assoc, 1996(91):444.

[4] AEBI S, GELBER S, ANDERSON S J, et al. Chemotherapy for isolated locoregional recurrence of breast cancer (CALOR): a randomised trial[J]. Lancet Oncology, 2014, 15(2): 156.

[5] BRATT O, KRISTOFFERSSON U, LUNDGREN R, et al. Familial and Hereditary prostate cancer in southern Sweden. A population-based case-control study[J]. Eur J Cancer, 1999, 35(2): 272.

[6] BURGESS S, THOMPSON S G. Mendelian Randomization: Methods for Using Genetic Variants in Causal Estimation[M]. Boca Raton: Chapman & Hall, 2015.

[7] CASTRO-ESPIN C, AGUDO A, BONET C, et al. Inflammatory potential of the diet and risk of breast cancer in the European Investigation into Cancer and Nutrition (EPIC) study[J]. Eur J Epidemiol, 2021, 36(9): 953.

[8] CELANTANO D D, SZKLO MOYSES. Gordis Epidemiology[M]. 6th ed. Philadelphia: Elsevier, 2018.

[9] CLAUS E B, RISCH N, THOMPSON W D. Genetic analysis of breast cancer in the cancer and steroid hormone study[J]. Am J Hum Genet, 1991, 48(2): 232.

[10] CAI J, ZENG D. Sample size/power calculation for case-cohort studies[J]. Biometrics, 2004, 60(4): 1015.

[11] CHEN W, ZHENG R, BAADE P D, et al. Cancer statistics in China, 2015[J]. CA Cancer J Clin, 2016, 66(2): 115.

[12] DESQUILBET L, MARIOTTI F. Dose-response analyses using restricted cubic spline functions in public health research[J]. Stat Med, 2010, 29(9): 1037.

[13] DE MARTEL C, GEORGES D, BRAY F, et al. Global burden of cancer attributable to infections in 2018: a worldwide incidence analysis[J]. Lancet Glob Health, 2020, 8(2): e180.

[14] DAVEY S G, EBRAHIM S. Mendelian randomization: can genetic epidemiology contribute to

understanding environmental determinants of disease?[J]. Int J Epidemiol, 2003(32):1.

[15]　DOWDLE W. The Principles of Disease Elimination and Eradication[J]. MMWR, 1999, 48 (SU01): 23.

[16]　DENG X, YANG J, WANG W, et al. Case Fatality Risk of the First Pandemic Wave of Coronavirus Disease 2019 (COVID-19) in China[J]. Clin Infect Dis, 2021, 73(1): e79.

[17]　ELLIOTT P. Spatial Epidemiology[M]. New York: Oxford University Press, 2000.

[18]　VYNNYCKY E, WHITE R G. An introduction to infectious disease modelling[M]. New York: Oxford University Press, 2010.

[19]　FENG L, WU J T, LIU X, et al. Clinical severity of human infections with avian influenza A (H7N9) virus, China, 2013/14[J]. Euro Surveill, 2014, 19(49): 20984.

[20]　FLETCHER R H, SUZANNE W F. Clinical epidemiology: The essentials[M]. 5th ed. Philadelphia: Lippincott Williams & Wilkins, 2014.

[21]　SMITH G D. Smoking and lung cancer: causality, Cornfield and an early observational meta-analysis[J]. International Journal of Epidemiology, 2009, 38(5): 1169.

[22]　GALLIN J I, OGNIBENE F P. Principles and Practice of Clinical Research[M]. 3rd ed. San Diego: Elsevier Science & Technology, 2012

[23]　GRODIS L. Epidemiology[M]. 4th ed. Philadelphia: W B Saunders Company, 2013.

[24]　GOODMAN L. Snowball sampling[J]. Annals of Mathematical Statistics, 1996, 32(1): 148-170.

[25]　GREENLAND S. Quantifying biases in causal models: classical confounding vs collider-stratification bias[J]. Epidemiology, 2003(14): 300.

[26]　HERBST A L, HUBBY M M, BLOUGH R R, et al. A comparison of pregnancy experience in DES-exposed and DES-unexposed daughters[J]. J Reprod Med, 1980, 24(2): 62.

[27]　HECKATHORN D D. Respondent-driven sampling: A new approach to the study of hidden population[J]. Social Problems, 1997, 44(2): 174.

[28]　HEATON D A, MILLWARD B A, GRAY I P, et al. Increased proinsulin levels as an early indicator of B-cell dysfunction in non-diabetic twins of type 1 (insulin-dependent) diabetic patients[J]. Diabetologia, 1988, 31(3): 182.

[29]　HE J, NEAL B, GU D, et al. International collaborative study of cardiovascular disease in Asia: design, rationale, and preliminary results[J]. Ethn Dis, 2004, 14(2): 260.

[30]　HERNÁN M A, COLE S R. Invited Commentary: Causal Diagrams and Measurement Bias[J]. American Journal of Epidemiology, 2009, 170(8): 959.

[31]　HERNÁN M A, HERNÁNDEZ-DÍAZ S, ROBINS J M. A structural approach to selection bias[J]. Epidemiology, 2004(15): 615.

[32]　HILLARY R F, MCCARTNEY D L, HARRIS S E, et al. Genome and epigenome wide studies of neurological protein biomarkers in the Lothian Birth Cohort 1936[J]. Nature communications, 2019, 10(1): 3160.

[33] KRÄMER A, KRETZSCHMAR M, KRICKEBERG K. Modern Infectious Disease Epidemiology: Concepts, Methods, Mathematical Models, and Public Health[M]. New York: Springer, 2010.

[34] LUDVIGSSON J F, MONTGOMERY S M, OLEN O, et al. Coeliac disease and risk of renal disease-a general population cohort study[J]. Nephrol Dial Transplant, 2006, 21(7): 1809.

[35] LICHTENSTEIN P, HOLM N V, VERKASALA P K, et al. Environmental and heritable factors in the causation of cancer[J]. N Engl J Med, 2000, 343(2): 78.

[36] LI Q, ZHOU L, ZHOU M, et al. Epidemiology of human infections with avian influenza A(H7N9) virus in China[J]. N Engl J Med, 2014, 370(6): 520.

[37] LI R L, CHAMBLESS L. Test for additive Interaction in Proportional Hazards models[J]. Ann Epidemiol, 2007, 17(3): 227.

[38] LASH T L, VANDERWEELE T J, HANEUSE S, et al. Modern Epidemiology[M]. 4th ed. Philadelphia: Wolters Kluwer, 2021.

[39] LI X, CHEN B, ZHANG J, et al. Association of dietary inflammatory potential with risk of overall and cause-specific mortality[J]. Br J Nutr, 2022, 127(12):1878-1887.

[40] LI X, TIMOFEEVA M, SPILIOPOULOU A, et al. Prediction of colorectal cancer risk based on profiling with common genetic variants[J]. International journal of cancer, 2020, 147(12): 3431.

[41] MICHIEL A, JAGER K J, ZOCCALI C, et al. Matching, an appealing method to avoid confounding[J]. Nephron Clin Pract, 2011, 118(4): c315.

[42] MUN D G, BHIN J, KIM S, et al. Proteogenomic Characterization of Human Early-Onset Gastric Cancer[J]. Cancer Cell, 2019, 35(1): 111.

[43] MARTIN R M, DONOVAN J L, TURNER E L, et al. Effect of a Low-Intensity PSA-Based Screening Intervention on Prostate Cancer Mortality: The CAP Randomized Clinical Trial[J]. JAMA, 2018, 319(9): 883.

[44] MOOLGAVKAR S H, LUEBECK E G, KREWSKI D, et al. Radon, cigarette smoke, and lung cancer: a re-analysis of the Colorado Plateau uranium miners'data[J]. Epidemiology, 1993, 4(3): 204.

[45] MCEVOY S P, STEVENSON M R, MCCARTT A T, et al. Role of mobile phones in motor vehicle crashes resulting in hospital attendance: a case-crossover study[J]. BMJ, 2005, 331(7514): 428.

[46] MENON U, GENTRY-MAHARAJ A, BURNELL M, et al. Ovarian cancer population screening and mortality after long-term follow-up in the UK Collaborative Trial of Ovarian Cancer Screening (UKCTOCS): a randomised controlled trial[J]. Lancet, 2021, 397(10290): 2182.

[47] NAIMI A I, VANDERWEELE T J. Explanation in causal inference: methods for mediation and interaction: Oxford University Press, 2015[J]. Eur J Epidemiol, 2016(31): 1065.

[48] National Lung Screening Trial Research Team, ABERLE D R, ADAMS A M, et al. Reduced lung-cancer mortality with low-dose computed tomographic screening[J]. N Engl J Med, 2011, 365(5): 395.

[49] PEDERSEN A B, MIKKELSEN E M, CRONIN-FENTON D, et al. Missing data and multiple imputation in clinical epidemiological research[J]. Clin Epidemiol, 2017(9): 157-166.

[50] PEREZ-CORNAGO A, CROWE F L, APPLEBY P N, et al. Plant foods, dietary fibre and risk of ischaemic heart disease in the European Prospective Investigation into Cancer and Nutrition (EPIC) cohort[J]. Int J Epidemiol, 2021, 50(1): 212.

[51] PATRÍCIO M, PEREIRA J, CRISÓSTOMO J, et al. Using Resistin, glucose, age and BMI to predict the presence of breast cancer[J]. BMC Cancer, 2018, 18(1): 29.

[52] PALACIOS R, BATISTA A P, ALBUQUERQUE C S N, et al. Efficacy and safety of a COVID-19 inactivated vaccine in healthcare 2 professionals in Brazil: The PROFISCOV study[J]. SSRN 2021. DOI: 10.2139/ssrn.3822780.

[53] QI Q B, CHU A Y, KANG J H, et al. Sugar-sweetened beverages and genetic risk of obesity[J]. N Engl J Med, 2012, 367(15): 1387.

[54] QI Q B, CHU A Y, KANG J H, et al. Fried food consumption, genetic risk, and body mass index: gene-diet interaction analysis in three US cohort studies[J]. BMJ, 2014(348): g1610.

[55] QIAO Y L, WU T, LI R C, et al. Efficacy, Safety, and Immunogenicity of an Escherichia coli-Produced Bivalent Human Papillomavirus Vaccine: An Interim Analysis of a Randomized Clinical Trial[J]. J Natl Cancer Inst, 2020, 112(2): 145.

[56] RICHARDSON D B. 0097 Matching and Counter-Matching on Propensity Scores in Nested Case-Control Studies[J]. Occupational and Environmental Medicine, 2014, 71(Suppl 1): A10.

[57] RICHARDSON D B, RAGE E, DEMERS P A, et al. Mortality among uranium miners in North America and Europe: the Pooled Uranium Miners Analysis (PUMA)[J]. Int J Epidemiol, 2021, 50(2): 633.

[58] RAGE E, RICHARDSON D B, DEMERS P A, et al. PUMA- pooled uranium miners analysis: cohort profile[J]. Occup Environ Med, 2020, 77(3): 194.

[59] ROTHMAN K J, GREENLAND S, LASH T L. Modern Epidemiology[M]. 3rd ed. Philadelphia: Wolters Kluwer Health/Lippincott Williams & Wilkins, 2008.

[60] RAHMAN N, DUNSTAN M, TEARE M D, et al. Ehlers-Danlos syndrome with severe early-onset periodontal disease (EDS-Ⅷ) is a distinct, heterogeneous disorder with one predisposition gene at chromosome 12p13[J]. Am J Hum Genet, 2003, 73(1): 198.

[61] RANZANI O, HITCHINGS M, DORION M, et al. Effectiveness of the CoronaVac vaccine in older adults during a gamma variant associated epidemic of covid-19 in Brazil: test negative case-control study[J]. BMJ, 2021(374): n2015.

[62] ROSCOE R J. An update of mortality from all causes among white uranium miners from the Colorado Plateau Study Group[J]. Am J Ind Med, 1997, 31(2): 211.

[63] ROSS R K, YUAN J M, YU M C, et al. Urinary aflatoxin biomarkers and risk of hepatocellular carcinoma[J]. Lancet, 1992, 339(8799): 943.

[64] SCHRODER F H, HUGOSSON J, ROOBOL M J, et al. Screening and prostate-cancer mortality in a randomized European study[J]. N Engl J Med, 2009, 360(13): 1320.

[65] STERNE J A, WHITE I R, CARLIN J B, et al. Multiple imputation for missing data in epidemiological and clinical research: potential and pitfalls[J]. BMJ, 2009(338): b2393.

[66] SCHULZ K F, ALTMAN D G, MOHER D, et al. CONSORT 2010 statement: updated guidelines for reporting parallel group randomised trials[J]. BMJ, 2010(340): c332.

[67] TAMHANE A R, WESTFALL A O, BURKHOLDER G A, et al. Prevalence odds ratio versus prevalence ratio: choice comes with consequences[J]. Stat Med, 2016, 35(30): 5730.

[68] TAO K, TZOU P L, NOUHIN J, et al. The biological and clinical significance of emerging SARS-CoV-2 variants[J]. Nature reviews Genetics, 2021, 22(12): 757.

[69] VAN DEN BROECK J, CUNNINGHAM S A, EECKELS R, et al. Data cleaning: detecting, diagnosing, and editing data abnormalities[J]. PLoS Med, 2005, 2(10): e267.

[70] VANDERWEELE T J. Mediation Analysis: A Practitioner's Guide[J]. Annu Rev Public Health, 2016(37): 17.

[71] VIRLOGEUX V, FENG L, TSANG T K, et al. Evaluation of animal-to-human and human-to-human transmission of influenza A (H7N9) virus in China, 2013-2015[J]. Sci Rep, 2018, 8(1): 552.

[72] WESTREICH D. Berkson's bias, selection bias, and missing data[J]. Epidemiology, 2012, 23(1): 159.

[73] WANG F, XU C, HE Q, et al. Genome-wide association identifies a susceptibility locus for coronary artery disease in the Chinese Han population[J]. Nat Genet, 2011, 43(4): 345.

[74] XING W, LIAO Q, VIBOUD C, et al. Hand, foot, and mouth disease in China, 2008-12: an epidemiological study[J]. Lancet Infect Dis, 2014, 14(4): 308.

[75] YANG W, SUI J, ZHAO L, et al. Association of Inflammatory and Insulinemic Potential of Diet and Lifestyle with Risk of Hepatocellular Carcinoma[J]. Cancer Epidemiol Biomarkers Prev, 2021, 30(4): 789.

[76] YU Y, LIEW Z, WANG A, et al. Mediating roles of preterm birth and restricted fetal growth in the relationship between maternal education and infant mortality: A Danish population-based cohort study[J]. PLoS Medicine, 2019, 16(6): e1002831.

[77] YUE Y, YUAN C, WANG D, et al. Reproducibility and validity of diet quality scores derived from food-frequency questionnaires[J]. Am J Clin Nutr, 2022, 115(3): 843.

[78] ZENG X, LI X, ZHANG Z, et al. A prospective study of carbohydrate intake and risk of all-cause and specific-cause mortality[J]. Eur J Nutr, 2022, 61(6): 3149-3160.

[79] ZHOU Y B, LIAN S, WANG Q X, et al. The geographic distribution patterns of HIV-, HCV- and co-infections among drug users in a national methadone maintenance treatment program in Southwest China[J]. BMC Infect Dis, 2014, 14(1): 134.

[80] ZHU Y, PENG Z, LU Y, et al. Higher dietary insulinaemic potential is associated with increased risk of liver steatosis and fibrosis[J]. Liver Int, 2022, 42(1): 69.

[81] ZHOU Y B, WANG Q X, LIANG S, et al. Geographical variations in risk factors associated with HIV infection among drug users in a prefecture in Southwest China[J]. Infect Dis Poverty, 2015(4): 38.

[82] 陈峰.医用多元统计分析方法 [M].3 版.北京：中国统计出版社，2018.

[83] 陈平雁.临床试验中样本量确定的统计学考虑 [J].中国卫生统计，2015, 32(4): 727.

[84] 冯国双，罗凤基.医学案例统计分析与 SAS 应用 [M].2 版.北京：北京大学医学出版社，2015.

[85] 凡玉杰，陈娟，张舒，等.epiR 软件包在肿瘤流行病学分层分析中应用 [J].中华肿瘤防治杂志，2020, 27(01): 8.

[86] 胡筱芸，王建华.反向配比设计在流行病学中的应用 [J].中华流行病学杂志，2005, 26(9): 723.

[87] 周艺彪，姜庆五，赵根明.空间流行病学中的偏倚与混杂 [J].中华流行病学杂志，2005, 26(2): 135.

[88] 郑英杰，赵耐青，何一宁.客观世界的因果关系：基于有向无环图的结构解析 [J].中华流行病学杂志，2018, 39(1): 90.

[89] 李辉章，杜灵彬.Joinpoint 回归模型在肿瘤流行病学时间趋势分析中的应用 [J].中华预防医学杂志，2020, 54 (08): 908-912.

[90] 李婧.同伴驱动抽样法和基于场所的抽样方法在女性性工作者中的比较研究 [D].北京：北京协和医学院，2011.

[91] 李立明.流行病学 [M].3 版.北京：人民卫生出版社，2015.

[92] 龙智平，王帆.多组学整合分析的设计及统计方法在肿瘤流行病学研究中的应用 [J].中华流行病学杂志，2020, 41(5): 788.

[93] 刘子言，吴小丽，解美秋，等.在因果推断中应用有向无环图识别和控制选择偏倚 [J].中华疾病控制杂志，2019, 263(3): 351.

[94] 秦雪英，陈大方，胡永华.孟德尔随机化方法在流行病学病因推断中的应用 [J].中华流行病学杂志，2006, 27(7): 630.

[95] 谭红专.现代流行病学 [M].3 版.北京：人民卫生出版社，2019.

[96] 覃青连，李峤，颜星星，等.四种因果图模型在观察性研究因果推断中的比较研究 [J].中国卫生统计，2020, 37(4): 496.

[97] 王慧，高雪，高倩，等.医学研究中交互作用综述 [J].中国卫生统计，2020, 37(4): 629.

[98] 王莉娜，ZHANG Z F.孟德尔随机化法在因果推断中的应用 [J].中华流行病学杂志，2017, 38(4): 547.

[99] 吴伟慎，李永刚，魏兆飞，等.天津市某百货大楼新型冠状病毒肺炎聚集性疫情调查分析 [J].中华流行病学杂志，2020(04): 489.

[100] 吴尊友.新型冠状病毒肺炎无症状感染者在疫情传播中的作用与防控策略 [J].中华流行病学杂志，2020, 41(06): 801.

[101] 徐飚.流行病学原理 [M].上海：复旦大学出版社，2007.

[102] 徐望红.肿瘤流行病学 [M].上海：复旦大学出版社，2017.

[103] 项永兵.肿瘤流行病学研究资料的统计分析 第一讲 发病死亡率的分析和比较 [J].中华流行病学杂志，1998, 19(3): 180.

[104] 许意清.青岛市大龄女性性工作者艾滋病 / 梅毒相关高危行为及社会支持网络研究 [D].济南：山东大学，2016.

[105] 应圣洁, 陈丽, 顾怡勤, 等. 低浓度一氧化碳对上海市闵行区居民心脑血管疾病死亡的影响 [J]. 环境与职业医学, 2020, 37(8): 6.

[106] 袁悦, 李楠, 任爱国, 等. 流行病学研究中相加和相乘尺度交互作用的分析 [J]. 现代预防医学, 2015, 42(6): 961.

[107] 杨召, 周家琛, 陈茹, 等. 肿瘤筛查研究中领先时间偏倚和病程长短偏倚的识别和校正 [J]. 中华预防医学杂志, 2019, 53(11): 1183.

[108] 中华人民共和国中央人民政府. 国务院应对新型冠状病毒感染肺炎疫情联防联控机制关于印发新冠病毒无症状感染者管理规范的通知 [EB/OL].(2020-4-6)[2022-10-25] . http://www.gov.cn/zhengce/content/2020-04/08/content_5500371.htm.

[109] 周场, 何勤英, 吴学庆, 等. 分子流行病学在追溯1例儿童HIV-1感染来源中的应用[J]. 中国艾滋病性病, 2021, 27(10): 1070.

[110] 周艺彪. 地理信息系统与公共卫生 [M]. 上海 : 复旦大学出版社, 2017.